# 儿科临床用药咨询实例手册

## ——首次以海量临床实例展现儿科药师药学服务

李智平　主编

 中国协和医科大学出版社

**图书在版编目（CIP）数据**

儿科临床用药咨询实例手册/李智平主编.—北京：中国协和医科大学出版社，2018.9

ISBN 978-7-5679-0941-0

Ⅰ.①儿… Ⅱ.①李… Ⅲ.①小儿疾病—用药法—手册 Ⅳ.① R720.5-62

中国版本图书馆 CIP 数据核字（2017）第 253103 号

**儿科临床用药咨询实例手册**

主　　　编：李智平
责 任 编 辑：许进力　高淑英
策 划 编 辑：林丽开　张晶晶

出 版 发 行：中国协和医科大学出版社
　　　　　　（北京东单三条九号　邮编 100730　电话 65260431）
网　　　址：www.pumcp.com
经　　　销：新华书店总店北京发行所
印　　　刷：北京文昌阁彩色印刷有限责任公司

开　　　本：880×1230　1/32 开
印　　　张：13
字　　　数：360 千字
版　　　次：2018 年 9 月第 1 版
印　　　次：2018 年 9 月第 1 次印刷
定　　　价：62.00 元

ISBN 978-7-5679-0941-0

# 儿科临床用药咨询实例手册
# 编写委员会

主　　编　李智平

副 主 编　卢金淼　李　琴

编　　委　（按姓氏拼音排序）

陈也伟　陈丽竹　丁　磊

黄怡蝶　李小霞　刘晓辰

李　静　王广飞　王栋栋

王　燕　朱　琳　朱逸清

张旭晖　郑　锋　张俊琦

# 内容提要

　　编者在面向医师、护士、医务人员、患儿及家属进行儿科临床用药咨询的过程中，收集了150余例典型咨询的实例汇编成此书。全书共18章，按照药物作用分类，罗列了相关的用药咨询问题以及对应专业的解答，并附科学参考依据文献。本书适合各级医务人员参考使用。

# 前　言

　　儿童是祖国的未来、民族的希望。儿童强，中国强，保障近3亿儿童健康成长，是每一位儿科医务工作者的心愿。儿科药师作为多学科治疗团队中的一员，除了参与制定药物治疗方案外，应以患儿为中心，从药学角度提供专业信息咨询，为临床合理用药保驾护航。

　　儿童作为特殊人群，被称作"治疗学的孤儿"。在临床药物治疗学领域，儿童用药信息常常匮乏。从不足一千克的早产儿到几十千克的青少年，患儿不但体重差异巨大，生理功能、器官发育亦呈现动态的变化，对药物处置、反应、耐受均不同，因此，儿童并不是"缩小版的成人"。再者，在临床治疗过程中，患儿的病程发展、特殊病理生理状态，使药物种类选择、给药方案确定、剂量调整更具挑战并需专业支持。

　　儿童用药安全是全社会非常关注的问题。儿童用药后发生不良事件时，判断用药是否合理、是否系不良反应、是否需要停药或调整剂量，儿科药师应结合患儿实际情况，给予相应的专业意见。

　　本书以临床实例为引，结合儿童专科药师的专业分析和解答，为儿科医务工作者在实际工作中遇到的药物用法用量、不良反应、药物相互作用等问题提供专业参考。开展临床用药咨询或药学门诊，是药师向"以患者为中心"的药学服务理念转型的积极尝试。由于医学信息日益发展更新，本书如有不足之处，敬请各位同道与读者批评指正。

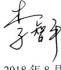

2018 年 8 月

# 目 录

第一章

# 抗感染用药

Clinical Practice in
Pediatric Medication
Consultation

## 案例 1  苄星青霉素用什么溶媒稀释

### ✎ 问题描述

苄星青霉素肌内注射用什么溶媒稀释？使用时需要注意什么？

### ❓ 问题来源

☐ 患儿　　☐ 家长　　☐ 医师　　☐ 药师　　☑ 护士　　☐ 其他

### 📦 问题种类

调配与溶媒选择

### ✉ 药物信息

【主要药名】苄星青霉素　　　　　　　【用药途径】肌内注射

【剂型 / 规格】注射剂 /120 万单位　　　【其他联用药物】无

### 🔊 药师建议

苄星青霉素对梅毒螺旋体等具有效果好、价格低等优点，因而在临床上应用广泛。通常采用灭菌注射用水或生理盐水稀释后肌内注射。由于苄星青霉素溶解性差，采用灭菌注射用水或者生理盐水肌内注射容易引起强烈疼痛和局部硬结。因此，对于不能耐受疼痛的患儿，可采用 0.2% 盐酸利多卡因注射液稀释后肌内注射，可显著缓解患儿疼痛感和局部硬结的形成。但值得指出的是，利多卡因禁用于新生儿和一岁以内儿童，而梅毒螺旋体主要见于新生儿，因此，药师建议苄星青霉素应用生理盐水稀释。

### 👥 药师分析

苄星青霉素（Benzathine Benzylpenicillin）又称为长效青霉素，是青霉素二苄基乙二胺盐与适量的缓冲剂以及混悬剂混合制成的无菌粉末，其抗菌活性成分为青霉素。苄星青霉素抗菌谱和青霉素类似，对革兰阳性球菌（链球菌、肺炎球菌、敏感的葡萄球菌）及革兰阴性球菌（脑膜炎球菌、淋球菌）的抗菌作用较强，对革兰阳性杆菌（白喉杆菌）、螺旋体（梅毒螺旋体、回归热螺旋体、钩端螺旋体）、梭状芽孢杆菌（破伤风杆菌、气性坏疽杆菌）、放线菌以及部分拟杆菌有抗菌作用。苄星青霉素是临床治疗早期梅毒的首选药物，也常用于预防风湿热复发和控制链球菌感染，因其价格低、疗效好、不良反应少、使用方便等优点而广泛应用于临床。苄星青霉素通过在体内水解为青霉素，抑制细菌细胞壁合成来达到杀菌作用。由于在体内水解、吸收缓慢，相比其他青霉素，其血浆浓度低，但作用时间长[1]。成人注射240万单位后，14天后的血清浓度为0.12mg/L；苄星青霉素血清蛋白结合率为60%，在组织和体液中分布良好。苄星青霉素体内水解为青霉素后，青霉素主要通过肾小管分泌排泄，新生儿和肾功能不全患儿中青霉素经肾小管排泄减少。需要注意的是丙磺舒、阿司匹林、吲哚美辛、保泰松和磺胺类等药物可以减少青霉素的肾小管分泌而延长其血清半衰期。此外，青霉素可增强华法林的抗凝作用。

苄星青霉素为白色结晶性粉末，颗粒大，微溶于水，临床上有三种溶剂可供稀释注射。第一种为说明书上写的注射用水，一般使用5ml溶解120万单位苄星青霉素，此方案会引起患儿比较强烈的疼痛感。第二种为生理盐水，一般推荐使用3~4ml溶解120万单位苄星青霉素，疼痛感较注射用水相对轻微。第三种为专供注射用青霉素类药物的止痛溶剂盐酸利多卡因注射液。用利多卡因稀释苄星青霉素性质稳定，无沉淀和配伍禁忌，注射后利多卡因可以阻断神经冲动的传导，因此可以显著降低注射时带来的疼痛感，且不容易产生局部硬结。有研究报道用生理盐水溶解苄星青霉素和0.5%利多卡因溶解苄星青霉素进行注射的疼痛评分[2]，结果见表1-1：

表1-1　用不同溶媒溶解苄星青霉素注射后疼痛评分比较（$\bar{x}\pm s$）

| 组别 | 例数 | 疼痛评分 |
| --- | --- | --- |
| 对照组 | 42 | $3.76\pm0.78$ |
| 观察组 | 42 | $0.74\pm0.24$ |

注：$t=14.76$，$P=0.04$

由表1-1可知：采用0.5%利多卡因溶液溶解苄星青霉素注射可显著降低患儿疼痛评分。目前国内已有制药厂生产专供注射用青霉素类药物溶解的盐酸利多卡因注射液溶液（如上海福达制药有限公司）[3]，用其作溶剂后患儿反应良好，有利于治疗计划的顺利推进。需要注意的是，利多卡因禁用于1周岁以下儿童。此外，由于利多卡因与苄星青霉素的混合物为混悬液，如果推注速度慢易堵塞针头，造成二次甚至三次注射，不仅会造成患儿痛苦、加大护理人员工作量，也会增加医疗成本。临床上推荐使用10ml 注射器 8 号针头注射，具体方法是：先安置患儿、选择注射部位、消毒皮肤，后溶解药物（针头沿着瓶壁慢慢注入使药物粉末充分溶解，避免剧烈摇动），再抽吸药液、排气，按三快法（进针快、推药快而均匀、拔针快）进行深部肌内注射，回抽注射器活塞无回血后一手匀速推注药液。实践发现，此法一次性注射成功率很高。

---

参考文献

[1] Product Information：Bicillin（R）L-A intramuscular injection suspension，penicilling benzathine intramuscular injection suspension. King Pharmaceuticals，Inc.（per FDA），Bristol，TN，2012.

[2] 王宁 . 两种注射苄星青霉素方法对疼痛影响的研究 [J]. 护理研究，2017，31（02）：247-249.

[3] 张涵 . 不同溶媒肌内注射苄星青霉素疼痛效果比较 [J]. 医学理论与实践，2014，27（01）：119.

## 案例 2　患儿服用阿莫西林后牙齿出现白色斑点

### 问题描述

5 岁患儿因幽门螺杆菌（Hp）感染，服用阿莫西林、奥美拉唑和克拉霉素。用药约 2 周后，患儿门牙及其他牙齿出现白色斑点，刷牙不能除去，门牙斑点显著，白色处显粗糙。阿莫西林是否可导致牙齿氟中毒？造成牙釉质损伤后是否需停药？

### 问题来源

□患儿　　□家长　　☑医师　　□药师　　□护士　　□其他

### 问题种类

不良反应

### 药物信息

【主要药名】阿莫西林　　　　　　　【用药途径】口服

【剂型 / 规格】片剂 /0.125g　　　　【其他联用药物】无

## ◀))　药师建议

　　阿莫西林作为一种应用广泛的广谱半合成抗菌药物，在临床上广泛用于溶血链球菌所致的中耳炎、鼻窦炎、咽炎、扁桃体炎等感染，大肠埃希菌等所致的泌尿生殖系统感染，葡萄球菌等所致的皮肤软组织感染，以及治疗幽门螺杆菌引起的胃十二指肠溃疡等。尽管国内尚无文献报道阿莫西林导致牙釉质损伤的病例，但据国外相关报道，婴幼儿期服用抗菌药物阿莫西林有可能与恒牙釉质损伤相关联，且在3~6个月婴儿的相对危险度（risk ratio, RR）值达到最大为1.85[5]。因此若婴幼儿服用阿莫西林出现牙齿异常白斑，应立即停用阿莫西林并改用其他抗菌药物。

## ▲　药师分析

　　阿莫西林（Amoxicillin）是常用的口服半合成青霉素类广谱 β - 内酰胺类抗菌药物之一。阿莫西林抗菌谱广，杀菌作用强，穿透细胞膜的能力强，对大多数致病的革兰阳性菌和革兰阴性菌（包括球菌和杆菌）均有强大的抑菌和杀菌作用，其中对肺炎链球菌、溶血性链球菌等链球菌属、不产青霉素酶葡萄球菌、粪肠球菌等需氧革兰阳性球菌，大肠埃希菌、奇异变形菌、沙门菌属、流感嗜血杆菌、淋病奈瑟菌等需氧革兰阴性菌的不产 β - 内酰胺酶菌株及幽门螺杆菌具有良好的抗菌活性。临床上阿莫西林为治疗幽门螺杆菌感染的一线用药，也可用于治疗链球菌性咽炎、肺炎、蜂窝织炎、泌尿系统感染与中耳炎等。口服后药物分子中的内酰胺基立即水解生成肽键，迅速和菌体内的转肽酶结合使之失活，切断了菌体依靠转肽酶合成糖肽用来生成细胞壁的唯一途径，使细菌细胞迅速膨胀为球形体而胀裂死亡。阿莫西林口服吸收迅速，血浆蛋白结合率为17%~20%，半衰期为1~1.3小时，药物在体内发挥作用后主要以原形通过肾脏清除，也有少量药物通过胆道排泄。阿莫西林可通过血液透析清除，但不能通过腹膜透析。牙齿在釉质形成期暴露于过量的氟化物可造成氟中毒，这是一种最常见的牙釉质损伤。临床体征由牙齿表面出现不明显的白色斑点发展为后来的凹陷和褐色瑕疵。

　　阿莫西林常见的不良反应包括恶心、呕吐、腹泻及假膜性肠炎等胃肠道反应，皮疹、药物热和哮喘等过敏反应，贫血、血小板减少、嗜酸性粒细胞增多等血液反应，以及血清转氨酶升高，轻微中枢神经系统症状。除此之外，目前国内尚无临床文献报道阿莫西林导致牙釉质损伤的病例，但有

第一章

抗感染用药

4篇报道美国的相关案例与研究成果[1-4]。根据美国医学会早年出版的系列丛刊《儿科学与青少年疾病文献集》报道，婴幼儿期服用抗菌药物阿莫西林有可能与恒牙釉质损伤相关。研究人员对氟化物的暴露、生物学、患儿行为以及儿童齿科卫生等因素进行了调查，并就其研究数据进行了前瞻性评估分析。他们每间隔3~4个月就对597名参试儿童进行问卷调查，随访调查期为儿童出生日至第32个月，调查内容包括氟化物摄取量和阿莫西林的使用信息。调查结果显示，儿童幼儿期使用阿莫西林似乎与第一恒磨牙和上颌中门牙的氟中毒关联，阿莫西林使用时间与早期出现氟斑恒牙的数量相关。调查显示，1岁儿童中约3/4者服用阿莫西林，而至32个月龄时用药者为91%；约有24%用药儿童的上颌中门牙出现氟中毒。研究人员指出，服用阿莫西林3~6个月即可造成牙氟中毒风险成倍增加。无论从哪个角度的统计学分析来看，发生氟斑恒牙的高风险均与幼年早期服用阿莫西林直接关联，即使对其他的潜在风险因素（如氟化物摄入量、中耳炎感染及母乳喂养等）加以控制，其关联性仍然存在。此外，Lianghong等[5]曾报道新生儿服用阿莫西林引起牙齿氟中毒的概率比未服用阿莫西林的概率高。

参考文献

[1] 闫志刚. 阿莫西林加甲硝唑治疗单纯性牙周炎30例分析 [J]. 中国误诊学杂志, 2007（24）: 5892-5893.

[2] 吴王喜. 阿莫西林"关照"牙釉质 [J]. 广东牙病防治, 2007（1）: 43.

[3] 于淑清. 婴幼儿期服用阿莫西林可能损伤牙釉质 [N]. 中国医药报, 2006-07-22（005）.

[4] 安然. 阿莫西林可能致氟斑牙 [N]. 健康时报, 2005-10-13（019）.

[5] Hong L, Levy SM, Warren JJ, et al. Association of amoxicillin use during early childhood with developmental tooth enamel defects[J]. Arch Pediatr Adolesc Med, 2005, 159（10）: 943-948.

## 案例3  患儿静脉滴注头孢唑林钠后仍发热怎么办

### 问题描述

5岁患儿静脉滴注头孢唑林钠（先锋5号）后发热至39.5℃，是否可服用退热药？患儿当日未使用退热针，前一日曾于药店自行购买并服用尼美舒利 1 次。（注：2011 年 5 月，国家食品药品监督管理局发布通知称，决定进一步加强尼美舒利口服制剂使用管理，并对尼美舒利口服制剂药品说明书做出四项修改，明确要求禁用于 12 岁以下儿童）。

### ❓ 问题来源
☐ 患儿　　☑ 家长　　☐ 医师　　☐ 药师　　☐ 护士　　☐ 其他

### 📦 问题种类
不良反应

### ✉ 药物信息
【主要药名】头孢唑林钠　　　　　　【用药途径】静脉滴注

【剂型 / 规格】粉针剂 /0.2g　　　　【其他联用药物】无

### 🔊 药师建议

　　头孢唑林钠作为第一代头孢类抗菌药物，目前仍广泛用于临床。尽管其引起药物热的概率比哌拉西林钠他唑巴坦钠等其他抗菌药物的概率小，但仍有一定的概率出现。出现药物热时使用常规退热药退热效果并不理想，若药物热情况轻微，则可继续使用头孢唑林钠治疗。若患儿持续高热，正确做法为停止使用头孢唑林钠，待患儿药物热情况改善后再考虑改用其他不易引起药物热的抗菌药物。另外，退热药尼美舒利已禁用于儿童退热，目前仅推荐布洛芬或对乙酰氨基酚。

### 👤 药师分析

　　头孢唑林钠（Cefazolin Sodium）为第一代头孢菌素，抗菌谱广。除肠球菌属、耐甲氧西林葡萄球菌属外，本品对其他革兰阳性球菌均有良好抗菌活性。肺炎链球菌和溶血性链球菌对本品高度敏感，白喉杆菌、炭疽杆菌、李斯特菌和梭状芽胞杆菌对本品也甚敏感。本品对部分大肠埃希菌、奇异变形杆菌和肺炎克雷伯菌具有良好抗菌活性，但对金黄色葡萄球菌的抗菌作用较差。伤寒杆菌、志贺菌属和奈瑟菌属对本品敏感，其他肠杆菌科细菌、不动杆菌和铜绿假单胞菌出现耐药。产酶淋球菌对本品耐药；流感嗜血杆菌仅中度敏感。对革兰阳性厌氧菌和某些革兰阴性厌氧菌效果较好，但对脆弱拟杆菌耐药。临床上用于治疗敏感细菌所致的中耳炎、支气管炎、肺炎等呼吸道感染、尿路感染、皮肤软组织感染、骨和关节感染、败血症、感染性心内膜炎、肝胆系统感染及眼耳鼻喉等感染；也可作为外科手术前的预防用药。不宜用于中枢神经系统感染；对慢性尿路感染，尤其伴有尿路解剖异常者的疗效较差；也不宜用于治疗淋病和梅毒。头孢唑林钠通常用于注射。肌内注射 1g，1 小时血药浓度为 64μg/ml；静脉注射 1g，30 分钟血药浓度为 106μg/ml。其半衰期较长（$t_{1/2}$=1.8 小时），有效血药浓度较持久。除脑组织外，在全身分布良好，在胆汁中的浓度较低（为血清药物浓度的 1/5~1/2）。在体内发挥作用后以原形通过肾脏排泄，肌内注射 500mg，6 小时内有 60%~80% 药物由尿液排出，尿药峰浓度可达 1000μg/ml。

头孢唑林钠常见的不良反应有肾功能异常、静脉炎、血清转氨酶升高、中性粒细胞减少、过敏反应与药物热等。药物热是指由用药所致的发热性过敏反应。出现药物热后应用各种退热措施（如退热药）效果不好；如停用致敏药物，有时即使不采取抗过敏措施，体温也能自行下降。药物热是 β－内酰胺类药物的常见不良反应，国内有不少相关文献报道，如哌拉西林钠他唑巴坦钠等引起的药物热[1-3]。尽管对于头孢唑林钠引起的药物热国内尚无文献报道，但国外 Homrighausen 等[4] 曾报道在患儿术后 0~60 小时给予头孢唑林钠后患儿出现了药物热，术后 60 小时后停止使用头孢唑林钠后患儿发热情况得到解决。由此可见，尽管少见，注射头孢唑林钠后也有可能出现药物热。

小儿在抗菌药物的用药方面和其他人群有明显不同。小儿在应用抗菌药物时应注意以下几点：

1. 氨基糖苷类：该类药物有明显耳、肾毒性，患儿应避免应用。临床有明确应用指征且又无其他毒性低的抗菌药物可供选用时，方可选用该类药物，并在治疗过程中严密观察不良反应。有条件者应进行血药浓度监测，根据结果个体化给药。

2. 糖肽类：该类药有一定肾、耳毒性，患儿仅在有明确指征时方可选用。在治疗过程中应严密观察不良反应，有条件者应进行血药浓度监测，个体化给药。

3. 四环素类：可导致牙齿黄染及牙釉质发育不良，不可用于 8 岁以下儿童。

4. 喹诺酮类：由于对骨骼发育可能产生不良影响，该类药物避免用于 18 岁以下未成年人。

布洛芬和对乙酰氨基酚为临床常用的退热药，其中，对乙酰氨基酚常用剂型为混悬液和栓剂。对乙酰氨基酚混悬液儿童用量见表 1-2：

表 1-2　对乙酰氨基酚混悬液儿童用量

| 年龄（岁） | 体重（kg） | 一次用量（g） |
|---|---|---|
| 1~3 | 12~15 | 0.096 |
| 4~6 | 16~21 | 0.16 |
| 7~9 | 22~27 | 0.256 |
| 10~12 | 28~32 | 0.32 |

　　栓剂用法用量为：1~6 岁儿童 0.125 克 / 次或 0.15 克 / 次，塞入肛门。若持续发热或疼痛，可间隔 4~6 小时重复用药 1 次，24 小时内不超过 0.6g。

　　布洛芬混悬液儿童用量见表 1-3：

表 1-3　布洛芬混悬液单次剂量表

| 年龄（岁） | 体重（kg） | 一次用量（ml） |
|---|---|---|
| 1~3 | 10~15 | 4 |
| 4~6 | 16~21 | 5 |
| 7~9 | 22~27 | 8 |
| 10~12 | 28~32 | 10 |

参考文献

[1] 毛孝钢，周华，张媛媛，等 . β - 内酰胺类抗菌药物致药物热的研究 [J]. 中国现代应用药学，2016，33（6）：822-824.

[2] 谢颖，赵宏，龙恩武 . 哌拉西林他唑巴坦钠致药物热 30 例临床分析 [J]. 中国药业，2015，24（13）：49-51.

[3] 周铎 . 抗菌药物相关性药物热的临床诊断与治疗 [J]. 医药导报，2015，34（1）：50-52.

[4] Homrighausen JK, Lazow SK, Berger JR. Drug-related fever due to cephazolin：a case report[J]. J Oral Maxillofac Surg, 1999, 57（9）：1141-1143.

## 案例 4　头孢他啶与哌拉西林钠 / 他唑巴坦钠冲配放置一段时间后是否可继续使用

### ✎ 问题描述

5 岁患儿感染用头孢他啶（复达欣）与哌拉西林钠他唑巴坦钠（邦达）联合治疗，两种药物冲配放置一段时间后可否继续使用？或放置过久是否仍能使用？

### ❓ 问题来源

☐ 患儿　☐ 家长　☐ 医师　☐ 药师　☑ 护士　☐ 其他

### 📦 问题种类

相互作用（联合用药、配伍禁忌）

### ✉ 药物信息

【主要药名】哌拉西林钠他唑巴坦钠　　【用药途径】静脉注射

【剂型 / 规格】注射剂 /4.5g　　　　【其他联用药物】无

### 🔊 药师建议

哌拉西林钠为广谱半合成青霉素类抗菌药物，他唑巴坦钠为新型不可逆竞争性 β - 内酰胺酶抑制剂，二者按照有效酸 8 : 1 的比例合用，具有较好的协同作用，可以显著提高哌拉西林对产酶耐药菌的抗菌活力，并扩大其抗菌谱。由于哌拉西林钠、他唑巴坦钠与头孢他啶均含有 β - 内酰胺环，与注射液配伍后稳定性下降，过久放置容易导致含量下降，影响药效与安全性，因此两者冲配放置一段时间后不宜使用，应重新冲配，若需短时间保存，则应于低温环境中保存。此外，哌拉西林钠 / 他唑巴坦钠与其他抗菌药物联用时不宜混合冲配使用，宜分开注射。

### 👤 药师分析

哌拉西林（Piperacillin）是一种广谱半合成青霉素，对于许多革兰阳性和革兰阴性的需氧菌及厌氧菌具有抗菌活性，它通过抑制细菌的隔膜和细胞壁的合成发挥杀菌作用。他唑巴坦又名三氮甲基青霉烷砜，它是

多种 β - 内酰胺酶的强效抑制剂。β - 内酰胺酶包括质粒和染色体介导的一些酶，常可引起细菌对青霉素类以及头孢菌素类药物（包括第三代头孢菌素）的耐药。哌拉西林/他唑巴坦的配方因他唑巴坦的存在，增强了哌拉西林的抗菌效应，同时扩展了抗菌谱，使之对许多原本对哌拉西林以及其他 β - 内酰胺类抗菌药物耐药的产 β - 内酰胺酶细菌有效。因此，哌拉西林/他唑巴坦复方制剂具备了广谱抗菌药物以及 β - 内酰胺酶抑制剂的双重特征。哌拉西林/他唑巴坦复方制剂对哌拉西林敏感的微生物以及对哌拉西林耐药的产 β - 内酰胺酶的微生物均有高度抗菌活性。注射后哌拉西林与他唑巴坦广泛分布于组织及体液中，包括胃肠道黏膜、胆囊、肺、女性生殖器官（子宫、卵巢、输卵管）、体液、胆汁。组织中药物浓度约为血浆浓度的 50%~100%。与其他青霉素类药物一样，脑膜非炎性病变时，脑脊液中哌拉西林、他唑巴坦浓度很低。头孢他啶为第三代广谱头孢菌素，能抑制细菌细胞壁的合成而起到杀菌作用。其抗菌谱与头孢噻肟相似，对革兰阳性菌的作用与第一代头孢相近或较弱，但对革兰阴性菌的作用较强，对铜绿假单胞菌的作用明显优于头孢磺吡啶和氨基糖苷类抗菌药物。

哌拉西林钠和他唑巴坦钠均含有 β - 内酰胺结构，在溶液中稳定性均随时间下降。有文献报道，注射用哌拉西林钠/他唑巴坦钠与临床上常用的四种溶媒（0.9% 氯化钠注射液、5% 葡萄糖注射液、葡萄糖氯化钠注射液和 10% 葡萄糖注射液）配伍的稳定性，结果表明，哌拉西林钠/他唑巴坦钠与 4 种输液配伍后含量均随时间有不同程度的下降，其中与 0.9% 氯化钠注射液配伍相对稳定，配伍后 4 小时含量仅下降 7.6%，而与 10% 葡萄糖配伍后 4 小时含量下降 13.8%，具体见表 1-4[1]。同时，20℃环境下哌拉西林钠/他唑巴坦钠的变质速度低于 37℃环境，提示在低温下有利于保存。其他类似研究也得到相近的结果[2-3]。因此，哌拉西林钠/他唑巴坦钠与注射液配伍后应立即使用，不宜过久保存。如需短时间保存，也应低温放置。

表 1-4　哌拉西林钠/他唑巴坦钠与四种溶媒配伍后的含量变化

| 溶媒 | 0h | | 0.5h | | 1h | | 2h | | 3h | | 4h | |
| --- | --- | --- | --- | --- | --- | --- | --- | --- | --- | --- | --- | --- |
| | 20℃ | 37℃ | 20℃ | 37℃ | 20℃ | 37℃ | 20℃ | 37℃ | 20℃ | 37℃ | 20℃ | 37℃ |
| 5% GS | 100.0 | 100.0 | 99.4 | 98.7 | 98.2 | 96.1 | 96.6 | 93.4 | 95.2 | 90.1 | 92.2 | 87.2 |

第
一
章

抗
感
染
用
药

**续 表**

| 输液名称 | 0h | | 0.5h | | 1h | | 2h | | 3h | | 4h | |
|---|---|---|---|---|---|---|---|---|---|---|---|---|
| | 20℃ | 37℃ | 20℃ | 37℃ | 20℃ | 37℃ | 20℃ | 37℃ | 20℃ | 37℃ | 20℃ | 37℃ |
| 10% GS | 100.0 | 100.0 | 99.1 | 98.4 | 97.3 | 96.1 | 96.2 | 93.7 | 94.1 | 90.4 | 91.3 | 86.6 |
| GNS | 100.0 | 100.0 | 99.7 | 98.9 | 97.1 | 96.8 | 97.4 | 94.4 | 95.8 | 92.1 | 94.1 | 89.2 |
| 0.9% NS | 100.0 | 100.0 | 99.8 | 99.0 | 99.5 | 97.8 | 99.1 | 95.0 | 98.6 | 93.5 | 97.6 | 92.4 |

参考文献

[1] 荣敏 . 注射用哌拉西林钠 / 他唑巴坦钠与四种临床常用溶媒配伍的稳定性研究 [J]. 中国医药指南，2012，10（23）：31-32.

[2] 武琳，郑建 . 注射用哌拉西林钠 / 他唑巴坦钠配伍稳定性 [J]. 现代医药卫生，2009，25（8）：1160-1161.

[3] 安岳平，蔡志波 . 注射用他唑巴坦钠 / 哌拉西林钠在 4 种输液中的稳定性考察 [J]. 中国药业，2002（7）：44.

## 案例 5　头孢呋辛与地塞米松是否可联用

✎ **问题描述**

头孢呋辛与地塞米松是否能联用？

❓ **问题来源**

☐ 患儿　　☐ 家长　　☑ 医师　　☐ 药师　　☐ 护士　　☐ 其他

📦 **问题种类**

相互作用

✉ **药物信息**

【主要药名】头孢呋辛　　　　　　　　【用药途径】静脉注射 / 静脉滴注

【剂型 / 规格】粉针剂 /0.75g　　　　　【其他联用药物】无

◄ **药师建议**

　　根据《抗菌药物临床应用指导原则》，抗菌药物和糖皮质激素不宜在常规预防中联合应用。虽然头孢呋辛与地塞米松在静脉输液的混合过程中并未观察到明显的性状改变，但是两者的化学性质和多项实验研究已经提示其存在配伍禁忌。此外，地塞米松可以掩盖头孢呋辛等抗菌药物过敏等不良反应，临床中应该尽量避免联合应用。

　　目前，国内专家对于抗菌药物的应用推荐序贯治疗，即初期采用胃肠外给药（静脉注射）2~3天，待临床症状基本稳定、病情改善后，改为口服药物治疗。序贯治疗可以极大程度地缩短静脉用药时间，节约个人的费用支出，同时减少了输液相关不良反应的发生。

　　关于发热及过敏：

　　1. 如果低热，药师建议可物理降温；如果高热，药师建议在退热药物的基础上进一步明确病因，不建议直接使用激素。

　　2. 关于使用抗菌药物过敏情况，药师建议静脉输液尽量在医院进行，以便发生过敏性休克时及时予以处理。

👥 **药师分析**

　　头孢呋辛（Cefuroxime）是临床常用的第二代头孢菌素，最初由英国葛兰素公司（GSK）研发并投入临床。头孢呋辛具有广谱抗菌作用，适应范围广，临床应用广泛，常用于敏感菌引起的呼吸道、泌尿系统等感染。地塞米松（Dexamethasone）作为一种高效低毒的糖皮质激素，在与多种药物（氧氟沙星、葡萄糖酸钙注射液等）混合输液时可产生浑浊、沉淀等化学物理反应，因此，其在实际临床应用中存在一定的配伍禁忌[1-3]。

　　但是，由于临床实践中头孢呋辛与地塞米松混合输液时，并未观察到明显的沉淀或溶液颜色改变的现象，目前对于头孢呋辛与地塞米松是否能联用存在一定的疑问。笔者在临床药学工作中，也时常收到临床医师关于两者是否能混合输液的药物信息咨询，下文就这一问题做详细探讨。

　　1. 酸碱性（pH）不同

　　头孢呋辛粉针剂常被制作为钠盐，在水中易溶。根据《中华人民共和国药典》附录，头孢呋辛钠加水制成溶液后测定 pH 6.0~8.5。地塞米松在临床中常用的剂型为地塞米松磷酸钠注射液，地塞米松磷酸钠在水中溶解后 pH 7.5~10.5。因此，头孢呋辛钠在水溶液中呈弱酸性，地塞米松呈弱碱性。酸碱平衡是化合物稳定性的重要因素，两者在同一水溶液中进行混合存在发生酸碱反应的可能。

**2. 存在氧化还原反应**

头孢呋辛钠的化学全名为（6R，7R）-7-[2-呋喃基（甲氧亚氨基）乙酰氨基 ]-3- 氨基甲酰氧甲基 -8- 氧代 -5- 硫杂 -1- 氮杂二环 [4.2.0] 辛 -2- 烯 -2- 甲酸钠盐。而地塞米松磷酸钠的化学全名为 $16\alpha$- 甲基 $-11\beta$，$17\alpha$，21- 三羟基 $-9\alpha$- 氟孕甾 -1，4- 二烯 -3，20- 二酮 -21- 磷酸酯二钠盐。从中可以看出，地塞米松含 2 个烯键，具有一定的还原性，而头孢呋辛钠含有多个亚氨基和酰氨基，具有一定的氧化性，两者混合可能发生氧化还原反应或聚合反应。

**3. 配伍禁忌有权威数据支持**

目前国内外有多种关于药物配伍禁忌和配伍相容性数据或参考书，但相对比较权威的是 Micromedex 的 TRESSEL'S 数据库。同时，Micromedex 数据库也是目前国外最常用的药学信息数据库。

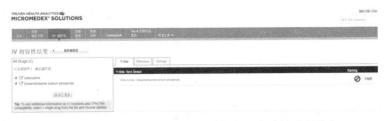

图 1-1　来自 MICROMEDEX 网站的 IV 相容性更新信息

（资料来源：www.micromedexsolutions.com）

对头孢呋辛与地塞米松在 Micromedex 中的药物的 IV 相容性进行查询后，结果显示，两者在 admixture 和 Syringe 的配伍结果均显示为未测试（代表结果未知；2017 年更新为不相容，详见图 1-1）。但是两者在选项 Y-Site 中的配伍结果为两者不相容，即存在配伍禁忌。Y-Site 中的结果来自于四项具体的物理相容性测试。其分别用 125mg/ml 的头孢呋辛钠和 12mg/ml 的地塞米松磷酸钠在生理盐水、5% 葡萄糖溶液、5% 葡萄糖生理盐水和 5% 葡萄糖 -0.45% 低渗生理盐水溶液，其结果均显示两者混合后会产生物理不相容，溶液浊度增加，同时发现微粒增加和颜色改变。但是，Y-Site 中地米和头孢呋辛的浓度都很高，远远高于实际输液时的药物浓度。因此，在实际输液两者都是低浓度的状态下，其如果发生类似反应则较难用肉眼或普通检测仪器观察到。

4. 快速退热与掩饰过敏

儿科输液时，经常见到抗菌药物与地塞米松混合后静脉滴注，这在成人患者用药中其实并不常见。因为对于大多数进医院治疗的患儿来说，其在输液治疗时往往存在发热甚至高热的情况，持续高热可能导致抽搐和昏迷等临床表现。此时，在应用抗感染药物的同时，加用一点皮质激素——地塞米松，通常就能立竿见影地控制高热。另一方面，地塞米松作为一种高效的糖皮质激素，对一般的药物过敏反应具有预防作用，但对于偶发的过敏性休克往往会延误诊断，从而错过最佳抢救时机。

参考文献

[1] 王柳. 地塞米松的临床用药配伍禁忌 [J]. 山西医药杂志（下半月刊），2010，39（9）：902.

## 案例 6　破伤风抗毒素是否可静脉注射

### ✎ 问题描述

破伤风抗毒素（Tetanus Antitoxin，TAT）可否用于静脉注射？

### ❓ 问题来源

☐ 患儿　　☐ 家长　　☐ 医师　　☐ 药师　　☑ 护士　　☐ 其他

### 📦 问题种类

用法用量、服药注意事项

### ✉ 药物信息

【主要药名】破伤风抗毒素（TAT）

【用药途径】皮下注射、肌内注射

【剂型/规格】注射液/预防用 1500 单位/支；治疗用 10 000 单位/支

【其他联用药物】无

## ◀》 药师建议

由于接种破伤风抗毒素容易出现严重过敏反应，临床上一般皮下或者肌内注射。皮下注射应在上臂三角肌附着处；若同时注射类毒素，注射部位须分开。肌内注射应在上臂三角肌中部或臀大肌外上部。只有经过皮下或肌内注射未发生反应者方可作静脉注射。静脉注射应缓慢，开始每分钟不超过 1ml，以后每分钟不宜超过 4ml。一次静脉注射不应超过 40ml，儿童每 1kg 体重不应超过 0.8ml，亦可将抗毒素加入葡萄糖注射液、氯化钠注射液等输液中静脉点滴。静脉注射前应将安瓿在温水中加热至接近体温，若注射中发生异常反应，应立即停止。

## 👤 药师分析

破伤风抗毒素（tetanus antitoxin）是由破伤风类毒素免疫马得到血浆，经胃酶消化后纯化制成的液体抗毒素球蛋白制剂，用于预防和治疗破伤风。已出现破伤风或其可疑症状时，应在进行外科处理及其他疗法的同时，及时使用破伤风抗毒素治疗。开放性外伤（特别是创口深、污染严重者）有感染破伤风的危险时，应及时进行预防。已接受破伤风类毒素免疫注射者，应在受伤后再注射 1 针类毒素加强免疫，不必注射抗毒素；未接受过类毒素免疫或免疫史不清者，须注射抗毒素预防，同时开始类毒素预防注射，以获得持久免疫[1-2]。

根据接种目的不一样，注射的量也应不同。预防破伤风：1 次皮下或肌内注射 1500~3000IU，儿童与成人用量相同；伤势严重者可增加用量 1~2 倍。5~6 日后，如破伤风感染危险未消除，应重复注射。治疗破伤风：第 1 次肌内或静脉注射 50 000~200 000IU，儿童与成人用量相同；以后视病情决定注射剂量与间隔时间，同时还可以将适量的抗毒素注射于伤口周围的组织中。新生儿破伤风，24h 内分次肌内或静脉注射 20 000~100 000IU。接种破伤风抗毒素常见的不良反应为血清病，主要症状为荨麻疹、发热、淋巴结肿大、局部水肿，偶有蛋白尿、呕吐、关节痛，注射部位可出现红斑、瘙痒及水肿。一般在注射后 7~14 天发病，称为延缓型；亦有注射后 2~4 天发病，称为加速型。血清病应对症治疗：可使用钙剂或抗组胺药物，一般数日至十数日即可痊愈。要详细了解患儿的病史和伤口类型，若患儿存在破伤风免疫的指征应及时使用，具体见表 1-5：

表 1-5　破伤风预防的推荐

| 免疫接种史（破伤风类毒素） | 清洁小伤口 | 其他伤口 |
| --- | --- | --- |
| 不详或小于连续 3 次接种 | 破伤风类毒素 | 破伤风类毒素和免疫球蛋白 |
| 接种 3 次或以上且最后 1 次 5 年内 | 不需预防 | 不需预防 |
| 接种 3 次或以上且最后 1 次 10 年内 | 不需预防 | 破伤风类毒素 |
| 接种 3 次或以上且最后 1 次超过 10 年 | 破伤风类毒素 | 破伤风类毒素和免疫球蛋白 |

　　预防破伤风梭菌感染的关键是伤口彻底清创，防止形成厌氧微环境，并早期、足量使用破伤风抗毒素。对于未接受破伤风免疫、存在破伤风高危因素且转运延迟的患儿，可给予青霉素类抗菌药物口服，有可能延缓破伤风的临床发作，此法常用于对破伤风类毒素过敏的患儿。抗菌药物可选用青霉素 G、甲硝唑、四环素、红霉素等。

　　此外，在接种破伤风抗毒素时有一定概率出现过敏性休克，可在注射中或注射后数分钟至数十分钟内突然发生。患儿表现为突然沉郁或烦躁、脸色苍白或潮红、胸闷或气喘、出冷汗、恶心或腹痛、脉搏细速、血压下降、重者神志昏迷虚脱，如不及时抢救可迅速死亡。轻者注射肾上腺素后即可缓解；重者需输液输氧，使用升压药维持血压，并使用抗过敏药物及肾上腺皮质激素等进行抢救。因此在接种破伤风抗毒素前需进行过敏试验。具体步骤为：用氯化钠注射液将抗毒素稀释 10 倍（0.1ml 抗毒素加 0.9ml 氯化钠注射液），在前掌侧皮内注射 0.05ml，观察 30 分钟。注射部位无明显反应者，即为阴性，可在严密观察下直接注射抗毒素。如注射部位出现皮丘增大、红肿、浸润，特别是形似伪足或有痒感者，为阳性反应，必须采用脱敏法注射。如注射局部反应特别严重或伴有全身症状，如荨麻疹、鼻咽刺痒、喷嚏等，则为强阳性反应，应避免使用破伤风抗毒素。如必须使用时，则应采用脱敏法注射，并做好抢救准备，一旦发生过敏休克，立即抢救。无过敏史者或过敏反应阴性者，也并非没有发生过敏休克的可能。为慎重起见，可先注射小量于皮下进行试验，观察 30 分钟，无异常反应，再将全量注射于皮下或肌内。脱敏注射法：首先用氯化钠注射液将抗毒素稀释 10 倍，分小量数次作皮下注射，每次注射后观察 30 分钟。第 1 次可注射 10 倍稀释的抗毒素 0.2ml，观察无发绀、气喘或显著呼吸短促、脉搏加速时，即可注射第 2 次 0.4ml，如仍无反应则可注射第 3 次 0.8ml，如仍无反应即可将安瓿中未稀释的抗毒素全量作皮下或肌内注射。有过敏史或过敏试验强阳性者，应将第 1 次注射量和以后的递增量适当减少，分多次注射，以免发生剧烈反应。此外，门诊患儿注射抗毒素后需观察 30 分钟方可离开[2]。

参考文献

[1] 余超，徐玉茗，徐瑾，等. 破伤风抗毒素临床应用及安全性研究进展 [J]. 中国药物警戒，2016，13（1）：36–41.
[2] 黄群兴，黄少娟. 破伤风抗毒素迟发过敏反应患者的特点分析及对策 [J]. 护理学报，2010，17（15）：67–69.

## 案例 7　哌拉西林他唑巴坦钠的抗菌谱及用法用量

### ✎ 问题描述

哌拉西林他唑巴坦钠（邦达）的抗菌谱及用法用量。

### ❓ 问题来源

☐ 患儿　　☐ 家长　　☑ 医师　　☐ 药师　　☐ 护士　　☐ 其他

### 📦 问题种类

用法用量

### ✉ 药物信息

【主要药名】哌拉西林他唑巴坦钠　　　【用药途径】静脉注射

【剂型 / 规格】注射剂 /4.5g　　　　　【其他联用药物】无

### 🔊 药师建议

哌拉西林为广谱半合成青霉素类抗菌药物，他唑巴坦钠为新型不可逆竞争性 β - 内酰胺酶抑制剂，二者按照有效酸 8:1 的比例合用，具有较好的协同作用，可以显著提高哌拉西林对产酶耐药菌的抗菌活力，并扩大其抗菌谱。哌拉西林钠他唑巴坦对多种革兰阳性菌、革兰阴性菌与厌氧菌均有良好的抗菌活性。对于正常肾功能（肌酐清除率 ≥ 90ml/min）患儿，推荐用量为成人及 12 岁以上儿童每次 3.375g（含哌拉西林钠 3g 和他唑巴钠 0.375g）静脉滴注，每 6 小时 1 次。治疗医院内肺炎时，起始量为每次 3.375g，每 4 小时 1 次。对于肾功能不全者宜酌情调整剂量。12 岁以下儿童的剂量尚未正式确定，应慎用。

## 👤 药师分析

  哌拉西林（Piperacillin）是一种广谱半合成青霉素，对于许多革兰阳性和革兰阴性的需氧菌及厌氧菌具有抗菌活性，它通过抑制细菌的胞膜和细胞壁的合成发挥杀菌作用。他唑巴坦又名三氮甲基青霉烷砜，它是多种 β-内酰胺酶的强效抑制剂。β-内酰胺酶包括质粒和染色体介导的一些酶，常可引起细菌对青霉素类以及头孢菌素类药物（包括第三代头孢菌素）的耐药。哌拉西林/他唑巴坦的配方因他唑巴坦的存在，增强了哌拉西林的抗菌效应，同时扩展了抗菌谱，使之对许多原先对哌拉西林以及其他 β-内酰胺抗菌药物耐药的产 β-内酰胺酶细菌有效。因此，哌拉西林/他唑巴坦复方制剂具备了广谱抗菌药物以及 β-内酰胺酶抑制剂的双重特征。哌拉西林/他唑巴坦复方制剂对哌拉西林敏感的微生物以及对哌拉西林耐药的产 β-内酰胺酶的微生物均有高度抗菌活性[1]。注射后哌拉西林与他唑巴坦广泛分布于组织及体液中，包括胃肠道黏膜、胆囊、肺、女性生殖器官（子宫、卵巢、输卵管）、体液、胆汁。组织中药物浓度约为血浆浓度的 50%~100%[1]。与其他青霉素类药物一样，用于脑膜炎性病变时，脑脊液中哌拉西林、他唑巴坦浓度很低。

  哌拉西林钠他唑巴坦对大肠杆菌、克雷伯菌属（催产克雷伯菌、肺炎克雷伯菌）、变形杆菌属（奇异变形杆菌、普通变形杆菌）、沙门菌属、志贺菌属、淋病奈瑟菌、脑膜炎双球菌、莫根杆菌属、嗜血杆菌属（流感和副流感嗜血杆菌）、多杀巴氏杆菌、耶尔森菌属、弯曲菌属、阴道加特纳菌、弗劳地枸橼酸菌、产异枸橼酸菌、普鲁威登斯菌属、莫根杆菌、沙雷菌属（黏质沙雷菌、液压沙雷菌）、铜绿假单胞菌和其他假单胞菌属（洋葱假单胞菌、荧光假单胞菌）、嗜麦芽假单胞菌、不动杆菌属等革兰阴性菌，链球菌属（肺炎链球菌、酿脓链球菌、牛链球菌、无乳链球菌、绿色链球菌、C 族和 G 族链球菌）、肠球菌属（粪肠球菌、屎肠球菌）、金黄色葡萄球菌（不包括 MRSA）、腐生葡萄球菌、表皮葡萄球菌（凝固酶阴性葡萄球菌）、棒状杆菌属、单核细胞增多性李斯特菌、奴卡菌属等革兰阳性菌以及拟杆菌属（二路拟杆菌、二向拟杆菌、多毛拟杆菌、产黑色素拟杆菌、口腔拟杆菌）、脆弱拟杆菌属（脆弱拟杆菌、普通拟杆菌、卵圆拟杆菌、多形拟杆菌、单形拟杆菌、不解糖拟杆菌）、消化链球菌属、梭状芽胞杆菌属（难辨梭菌、产气荚膜杆菌）、韦荣球菌属、放线菌属等厌氧菌[2-4]。蒋昭丹[5]比较了哌拉西林钠他唑巴坦与阿莫西林克拉维酸钾治疗铜绿假单胞菌感染效果，发现哌拉西林钠他唑巴坦效果优于阿莫西林克拉维酸钾，见表1-6：

表1-6　两组患儿治疗后疗效比较及总有效率情况 [n（%）]

| 组别 | 例数 | 无效 | | 有效 | | 总有效 |
| | | 无效 | 进步 | 显效 | 治愈 | |
| --- | --- | --- | --- | --- | --- | --- |
| 对照组 | 96 | 8（8.3） | 16（16.7） | 40（41.7） | 32（22.9） | 72（75.0） |
| 治疗组 | 96 | 2（2.1） | 6（6.3） | 41（42.7） | 47（48.9） | 88（91.7） |
| Z 值 | | | | 2.980 | | |
| P 值 | | | | 0.003 | | |

对于正常肾功能（肌酐清除率 ≥ 90ml/min）患儿，推荐用量为成人及12 岁以上儿童每次 3.375g（含哌拉西林钠 3g 和他唑巴坦钠 0.375g）静脉滴注，每 6 小时 1 次。治疗医院内肺炎时，起始量为每次 3.375g，每 4 小时 1 次，同时合并使用氨基糖苷类药物；如果未分离出绿脓假单胞菌可根据感染程度及病情考虑停用氨基糖苷类药物。

对于肾功能不全患儿，推荐的用量见表1-7：

表1-7　对不同肌酐清除率推荐用量

| 肌酐清除率（ml/min） | 用量 |
| --- | --- |
| >40~90 | 每次 3.375g，每 6 小时 1 次，每日总量 12g/1.5g |
| 20~40 | 每次 2.25g，每 6 小时 1 次，每日总量 8g/1.0g |
| <20 | 每次 2.25g，每 8 小时 1 次，每日总量 6g/0.75g |

对于血透患儿，每次最大剂量为 2.25g，每 8 小时 1 次，并在每次血透后可追加 0.75g。12 岁以下患儿剂量尚未正式确定，应慎用。

参考文献

[1] Kim A, Sutherland CA, Kuti JL, et al. Optimal Dosing of Piperacillin - Tazobactam for the Treatment of Pseudomonas aeruginosa Infections：Prolonged or Continuous Infusion?[J]. Pharmacotherapy，2007，27（11）：1490-1497.

[2] 张英，安翠平，梁国瑞，等 . 哌拉西林钠及哌拉西林钠 – 他唑巴坦对肠杆菌的体外抗菌作用 [J]. 临床误诊误治，2014，27（4）：63-65.

[3] 尹翠英，任炜，时萍 . 哌拉西林钠与他唑巴坦钠的药理研究与临床应用 [J]. 中国药业，2006（14）：59-60.

[4] 于国英，朱莉，李飞 . 哌拉西林钠与他唑巴坦钠联合应用的抗菌活性研究进展 [J]. 齐鲁医学杂志，2003（3）：356-357.

[5] 蒋昭丹 . 哌拉西林钠 / 他唑巴坦钠治疗支气管扩张合并铜绿假单胞菌感染效果 [J]. 中国继续医学教育，2017，9（15）：156-158.

## 案例 8　患儿误服过量头孢丙烯如何处理

### ✎ 问题描述

3 岁患儿重 12kg，应服用头孢丙烯 0.125g，tid，结果一次服用了 0.8g，应如何处理？

### ❓ 问题来源

☐ 患儿　　☑ 家长　　☐ 医师　　☐ 药师　　☐ 护士　　☐ 其他

### 📦 问题种类

毒性反应和过量

### ✉ 药物信息

【主要药名】头孢丙烯　　　　　　　【用药途径】口服

【剂型 / 规格】片剂 /0.25g　　　　　【其他联用药物】无

第
一
章

抗
感
染
用
药

## 🔊 药师建议

　　头孢丙烯为第二代口服头孢菌素，具有广谱抗菌作用，抗菌谱较头孢克洛或头孢呋辛广，尤其对革兰阳性菌有较强的抑制作用。临床用于敏感菌所致上呼吸道感染（如咽炎、扁桃体炎）、下呼吸道感染（急性支气管炎、慢性支气管炎急性发作、肺炎）、无合并症的皮肤及软组织感染等。头孢丙烯安全性较好，偶尔过量服用对患儿身体影响或有限。但应暂停联合用药，并根据实际情况酌情考虑洗胃、大量喝水与输液来降低头孢丙烯可能带来的毒性，并密切关注病情，也可建议患儿先做肝、肾功能检查。

## 👤 药师分析

　　头孢丙烯（Cefprozil）为第二代头孢类抗菌药物，临床上一般用于治疗呼吸道、皮肤软组织感染。头孢丙烯作用机制与其他头孢菌素类药物相似，主要通过阻碍细菌细胞壁合成而起抗菌作用。头孢丙烯作用特点是抗革兰阴性杆菌活性和对 β‐内酰胺酶的稳定性均比第一代头孢菌素强。头孢丙烯对革兰阳性需氧菌中的金黄色葡萄球菌（包括产 β‐内酰胺酶菌株）、肺炎链球菌、化脓性链球菌有较好的抗菌活性；对坚韧肠球菌、单核细胞增生李斯特菌、表皮葡萄球菌、腐生葡萄球菌、无乳链球菌、链球菌 CDFG 组和草绿色链球菌也具有一定抗菌活性。头孢丙烯对革兰阴性需氧菌中的嗜血流感杆菌（包括产 β‐内酰胺酶菌株）、卡他莫拉菌（包括产 β‐内酰胺酶菌株）具有很强的抗菌活性；对枸橼酸菌、大肠杆菌、肺炎克雷伯杆菌、淋病奈瑟菌（包括产 β‐内酰胺酶菌株）、奇异变形杆菌、沙门菌属、志贺菌和弧菌也有一定抗菌活性。头孢丙烯对厌氧菌中的黑色素类杆菌、艰难梭杆菌、产气荚膜杆菌、梭杆菌属、消化链球菌和痤疮丙酸杆菌具有一定抗菌活性。头孢丙烯对耐甲氧西林葡萄球菌和粪肠球菌、多数脆弱杆菌、不动杆菌、肠杆菌属、摩氏摩根菌属、普通变形杆菌、普罗威登斯菌属、假单胞菌的多数菌株无抗菌活性[1-2]。刘学理[3]曾报道使用头孢丙烯治疗儿童急性呼吸道感染，总有效率达 92.9%，其中治愈率达 69.7%，如表 1-8：

表1-8 头孢丙烯治疗儿童急性呼吸道感染的疗效 [n（%）]

| 疾病 | 例数 | 治愈 | 显效 | 有效 | 无效 |
|---|---|---|---|---|---|
| 化脓性扁桃体炎 | 59 | 42（71.2） | 9（15.3） | 5（8.5） | 3（5.1） |
| 咽炎 | 51 | 39（76.5） | 7（13.7） | 3（5.9） | 2（3.9） |
| 支气管炎 | 25 | 16（64.0） | 4（16.0） | 2（8.0） | 3（12.0） |
| 支气管肺炎 | 20 | 11（55.5） | 4（20.0） | 2（10.0） | 3（15.0） |
| 合计 | 155 | 108(69.7) | 24（15.5） | 12（7.7） | 11（7.1） |

　　头孢丙烯安全性较好，但与一些药物存在潜在的相互作用，不宜同服。如与丙磺舒合用可致头孢丙烯排泄时间延长，血药浓度升高；与呋塞米、布美他尼、依他尼酸等利尿剂，多黏菌素E、万古霉素、多黏菌素B以及氨基糖苷类药同用可增加对肾脏的毒性。此外，头孢丙烯与氯霉素同用可能有相互拮抗作用，与伤寒活疫苗同用会降低伤寒活疫苗的免疫效应等。服用头孢丙烯常见的不良反应包括腹泻、恶心、呕吐、腹痛等胃肠道症状，以及皮疹、荨麻疹等过敏反应，此外，少数患儿用药后偶致头晕、发热、关节痛、口腔溃疡、手足震颤、异常淤血或出血等症状。头孢丙烯口服给药后迅速吸收，服药1~2小时后可达血药浓度峰值，药物吸收后分布广泛，大部分药物以原形经肾随尿液排泄，清除半衰期为1~2小时。头孢丙烯可经血液透析清除，血液透析清除率约为每分钟87ml。经3小时的透析，约有55%的药物可从血浆中清除[4]。头孢丙烯治疗窗较宽，临床上并未出现有报道服用头孢丙烯过量出现明显不良反应的案例。此外，家兔、小鼠和大鼠分别经口给予人用最大剂量（1000mg）的0.8、8.5、18.5倍（以 mg/ $m^2$ 计算）亦未发现对胎儿的影响。综合考虑头孢丙烯的安全性与药代动力学性质，患儿一次过量服用头孢丙烯（0.8g）能带来的不良反应或有限。但若条件允许，且患儿身体状况可耐受洗胃，则可在头孢丙烯被吸收前洗胃。若头孢丙烯已被吸收，则应大量喝水或者输液，促进药物的排泄。需要注意的是不能通过服用利尿剂来加速排泄，也不宜同服其他药物，否则可加重肾毒性。同时应紧密观察患儿病情与肝肾功能，如出现明显不良反应则应积极对症治疗。

参考文献

[1] 凌海军，张霞，杨鹏辉，等．3种头孢丙烯制剂在健康人体的药代动力学及生物等效性 [J]．中国临床药理学杂志，2008（1）：43-46.

[2] 王明贵，张婴元，汪复，等 . 头孢丙烯治疗呼吸道感染的临床研究 [J]. 中国新药与临床杂志，2002（6）：345–348.

[3] 刘学理 . 头孢丙烯治疗儿童急性呼吸道感染的临床疗效观察 [J]. 中国医药指南，2012，10（27）：499–500.

[4] Liu M，Ma JY，Zhang Y，et al. An LC - MS/MS method for simultaneous determination of cefprozil diastereomers inhuman plasma and its application for the bioequivalence study of two cefprozil tablets inhealthy Chinese volunteers[J].Biomed Chromatogr，2016，30（3）：288–293.

## 案例 9　头孢西丁是否可用注射用水稀释

### 问题描述

头孢西丁说明书注明"肌内注射需用利多卡因稀释"。若利多卡因药房无货，可否用注射用水代替？

### 问题来源

□ 患儿　　□ 家长　　□ 医师　　□ 药师　　☑ 护士　　☑ 其他

### 问题种类

用法用量、调配与溶媒选择

### 药物信息

【主要药名】头孢西丁　　　　　　　【用药途径】肌内注射

【剂型 / 规格】注射剂 /0.1g；0.2g　　【其他联用药物】无

### 药师建议

头孢西丁作用与第二代头孢菌素类似。对革兰阴性菌的作用较强。药敏试验大多数临床检出的革兰阴性杆菌和阳性球菌，除铜绿假单胞菌、不动杆菌、产气肠杆菌和肠球菌外，均对此药物敏感，对于常见致病菌的感染是有效而安全的抗菌药物。头孢西丁常用的溶媒包括 0.5% 盐酸利多卡因注射液、0.9% 氯化钠溶液、5% 葡萄糖溶液、木糖醇溶液等。头孢西丁用于静脉注射时可以使用注射用水稀释，但用于肌内注射或者静脉滴注时则不宜用注射用水稀释。

## 🛇 药师分析

　　头孢西丁（Cefoxitin）是头霉素类抗菌药物。它是由链霉菌（Streptomyces Lactamdurans）产生的头霉素（Cephamycin），经半合成制得的一种新型抗菌药物。其母核与头孢菌素相似，抗菌性能类似，习惯上被列入第二代头孢菌素。头孢西丁抗菌作用机制是通过与细菌细胞一个或多个青霉素结合蛋白（PBPs）结合，抑制细菌分裂中活跃的细胞胞壁合成，从而起到抗菌作用。头孢西丁抗菌作用特点是对革兰阴性杆菌产生的β-内酰胺酶稳定，对大多数革兰阳性球菌和革兰阴性杆菌具有抗菌活性。头孢西丁对甲氧西林敏感葡萄球菌、溶血性链球菌、肺炎链球菌及其他链球菌等革兰阳性球菌、大肠杆菌、肺炎克雷伯杆菌、流感嗜血杆菌、淋球菌（包括产酶株）、奇异变形杆菌、摩根菌属、普通变形杆菌、普罗威登斯菌属等革兰阴性杆菌及消化球菌、消化链球菌、梭菌属、脆弱拟杆菌等厌氧菌均有良好抗菌活性。头孢西丁对耐甲氧西林葡萄球菌、肠球菌属、铜绿假单胞菌及多数肠杆菌属无抗菌活性。临床上常用于治疗敏感菌所致的下呼吸道感染、泌尿生殖系统感染、预防感染（包括腹膜炎、胆道感染）、败血症以及骨关节、皮肤软组织感染，也适用于预防腹腔或盆腔手术后感染。头孢西丁口服不吸收，静脉或肌内注射后吸收迅速。健康成人静脉注射头孢西丁1g，约5分钟后达血药浓度峰值，约为24μg/ml。肌内注射头孢西丁1.0g，30分钟后达血药浓度峰值，约为110μg/ml，4小时后血药浓度降至1.0μg/ml。头孢西丁表观分布容积为0.13L/kg。药物吸收后可广泛分布于内脏组织、皮肤、肌肉、骨、关节、痰液、腹腔积液、胸腔积液、羊水及脐带血中。内脏器官中以肾、肺含量较高。药物在胸腔液、关节液和胆汁中均可达有效抗菌浓度。头孢西丁极少向乳汁移行，也不易透过脑膜，但可透过胎盘屏障进入胎儿血循环。头孢西丁血清蛋白结合率约为70%。药物在体内几乎不发生生物代谢。肌内注射，半衰期为41~59分钟；静脉注射，半衰期为63.8分钟。给药24小时后，80%~90%药物以原形随尿液排泄，极少量从胆汁排出。肌内注射1g后，尿中药物浓度>3000mg/L[1]。

　　头孢西丁常用的溶媒包括0.5%盐酸利多卡因注射液、0.9%氯化钠溶液、5%葡萄糖溶液、木糖醇溶液等，既往曾报道头孢西丁用不同溶媒溶解后含量随时间的变化，结果显示将头孢西丁分别溶于0.9%氯化钠溶液、5%葡萄糖溶液、葡萄糖氯化钠溶液与木糖醇溶液在室温下均能在12小时内保持稳定[2]，见表1-9：

表 1-9　不同时间点配伍溶液头孢西丁钠的含量（%，$\bar{x} \pm s$）

| 放置时间（h） | 0.9% 氯化钠溶液 | 5% 葡萄糖溶液 | 葡萄糖氯化钠溶液 | 木糖醇溶液 |
|---|---|---|---|---|
| 1 | 99.1 ± 0.7 | 98.5 ± 1.0 | 97.7 ± 0.8 | 97.9 ± 1.0 |
| 2 | 98.6 ± 0.6 | 98.0 ± 1.2 | 98.6 ± 0.6 | 96.4 ± 0.5 |
| 4 | 98.9 ± 0.3 | 97.1 ± 0.6 | 96.5 ± 1.0 | 96.4 ± 0.5 |
| 6 | 96.7 ± 0.8 | 96.6 ± 0.4 | 96.0 ± 0.7 | 96.1 ± 1.0 |
| 8 | 95.7 ± 0.6 | 95.4 ± 0.7 | 94.4 ± 0.8 | 95.0 ± 0.9 |
| 12 | 94.4 ± 0.8 | 93.3 ± 1.3 | 94.1 ± 0.6 | 94.2 ± 10.1 |

其他研究[2-3]也报道了类似结果。山西仟源制药有限公司生产的注射用头孢西丁钠说明书中写明本品用于肌内注射，每克溶于 0.5% 盐酸利多卡因 2ml；静脉注射时，每克溶于 10ml 灭菌注射用水；静脉滴注时，1~2g 头孢西丁钠溶于 50ml 或 100ml 0.9% 氯化钠注射液或 5% 或 10% 葡萄糖注射液中。可见，头孢西丁若用于静脉注射，是可以用注射用水稀释的，但用于肌内注射时会引起剧烈疼痛，故不宜使用注射用水稀释。

参考文献

[1] Moine P, Mueller SW, Schoen JA, et al, Pharmacokinetic and Pharmacodynamic Evaluation of a Weight-Based Dosing Regimen of Cefoxitin for Perioperative Surgical Prophylaxis in Obese and Morbidly Obese Patients[J]. Antimicrob Agents Chemother, 2016, 60（10）: 5885-5893.

[2] 张俐. 头孢西丁钠在 4 种输液中的稳定性考察 [J]. 儿科药学杂志, 2008,（1）: 31-32.

[3] 仲宇慧, 曾庆涛. 头孢西丁钠在不同溶液中的稳定性考察 [J]. 黑龙江医药, 2010, 23（3）: 355-356.

[4] 赵晓杰, 李见雨. 头孢西丁与 5 种常用输液的配伍稳定性研究 [J]. 中国医药指南, 2010, 8（28）: 38-39.

## 案例 10　头孢丙烯干混悬剂与复方锌布颗粒是否间隔 2 小时服用

### ✎ 问题描述

头孢丙烯干混悬剂与双歧杆菌三联活菌散（培菲康）医嘱需间隔 2 小时服用，头孢丙烯干混悬剂与复方锌布颗粒（臣功再欣）是否也需间隔 2 小时再服用？其安全性如何？

### ❓ 问题来源

☐ 患儿　☑ 家长　☐ 医师　☐ 药师　☐ 护士　☐ 其他

### 📦 问题种类

用法用量

### ✉ 药物信息

【主要药名】头孢丙烯干混悬剂　　　【用药途径】口服

【剂型 / 规格】干混悬剂 /15g：0.75g　【其他联用药物】无

### 🔊 药师建议

头孢丙烯干混悬剂为第二代口服头孢菌素，具有广谱抗菌作用，抗菌谱较头孢克洛或头孢呋辛广，尤其对革兰阳性菌有较强的抑制作用。临床用于敏感菌所致上呼吸道感染（如咽炎、扁桃体炎）、下呼吸道感染（急性支气管炎、慢性支气管炎急性发作、肺炎）、无合并症的皮肤及软组织感染等。由于头孢丙烯的广谱抗菌作用，因此与活菌剂联合用药时两者需间隔使用，以免使活菌剂药效丧失。但复方锌布颗粒为常见的缓解感冒症状的药物，与头孢丙烯无相互作用文献报道，因此可以同服。不过由于两者都有胃肠道不良反应，服用时需谨慎。

### 👤 药师分析

头孢丙烯（Cefprozil）干混悬剂为第二代头孢菌素类抗菌药物，具有广谱抗菌作用。该药的杀菌机制是通过与细菌细胞膜上的青霉素结合蛋白（PBPs）结合，阻碍细菌细胞壁的合成，从而导致细菌的溶解死亡。体外实验证明，头孢丙烯对革兰阳性需氧菌中的金黄色葡萄球菌（包括产 β-内酰胺酶菌株）、肺炎链球菌、化脓性链球菌作用明显；对坚韧肠球菌、单核细胞增多性李斯特菌、表皮葡萄球菌、腐生葡萄球菌、Warnei 葡萄球菌、无乳链球菌、链球菌 CDFG 组和草绿色链球菌有抑制作用；对耐甲氧西林葡萄球菌和粪肠球菌无效；对革兰阴性需氧菌的流感嗜血杆菌（包括产 β-内酰胺酶菌株）、卡他莫拉菌（包括产 β-内酰胺酶菌株）高度敏感；可抑制 Diversus 枸橼酸菌大肠杆菌、肺炎克雷伯菌、淋病奈瑟菌（包括产 β-内酰胺酶菌株）、奇异变形杆菌、沙门菌属、志贺菌和弧菌的生长繁殖；对不动杆菌属、肠杆菌属、摩氏摩根菌属、普通变形杆菌、普罗威登斯菌属、假单胞菌属的多数菌株无抗菌作用；对厌氧菌中的产黑色素类杆菌、艰难梭杆菌、产气荚膜杆菌、梭杆菌属、消化链球菌和痤疮丙酸杆菌具有一定抑制作用；对多数脆弱杆菌株无抗菌作用[1-2]。临床上一般用于呼吸道、皮肤软组织感染。刘学理[3] 曾报道使用头孢丙烯治疗儿童急性呼吸道感染，总有效率达 92.9%，其中治愈率达 69.7%。临床试验表明受试者空腹口服头孢丙烯，约 95% 的给药量可被吸收。在健康者的平均血浆半衰期为 1.3 小时，稳态分布容积约 0.23L/kg。总清除率和肾清除率分别为 3ml/（min·kg）和 2.3ml/（min·kg）左右[4]。

头孢丙烯安全性较好，在沙门菌或大肠杆菌中进行的 Ames 试验和中国仓鼠卵巢细胞中进行的染色体畸变试验均未发现致突变作用。在鼠骨髓微核试验中口服给予人用最高剂量的 30 倍以上（以 $mg/m^2$ 计算）未发现染色体畸变。雄性或雌性大鼠经口给予头孢丙烯剂量达人用最高剂量 18.5 倍（以 $mg/m^2$ 计算）未发现对生殖能力的损害。

双歧杆菌活菌散为双歧杆菌活菌制剂，服用后双歧杆菌与其他厌氧菌一起共同占据肠黏膜的表面，形成一个生物屏障，阻止病菌的定植与入侵，产生乳酸与醋酸，降低肠道内 pH 值，抑制致病菌的生长。人体患病或长期服用抗菌药物后，常引起菌群失调，有害细菌大量繁殖而引起腹泻，本品能达到重建人体肠道内正常微生态系统而调整肠道菌群以止泻。头孢丙烯具有较强的抗菌能力，如果在服用头孢丙烯干混悬剂的同时服用双歧杆菌活菌散则头孢丙烯会使双歧杆菌活菌散失效。因此，头孢丙烯干混悬剂与双歧杆菌三联活菌散（培菲康）需间隔一段时间服用，以免活菌剂失效。头孢丙烯在健康者中的血浆半衰期为 1.3 小时，在肝功能损害患儿中半衰期可延长至 2 小时。因此，头孢丙烯干混悬剂与双歧杆菌活菌剂间隔 2 小时服用可最大程度避免活菌剂药效的损失。复方锌布颗粒主要成分为葡萄糖酸锌，布洛芬与马来酸氯苯那敏，临床上用于缓解普通感冒或流行性感冒引起的发热、头痛、四肢酸痛、鼻塞、流涕、打喷嚏等症状。临床上尚无头孢丙烯干混悬剂与复方锌布颗粒的药物相互作用或者毒性反应的报道。因此，一般情况下两者可以同服。但需要注意的是，头孢丙烯干混悬剂与复方锌布颗粒均容易引起胃肠道不良反应，同时服用有加重胃肠道不良反应的风险，需随时注意。

参考文献

[1] 凌海军，张霞，杨鹏辉，等. 3 种头孢丙烯制剂在健康人体的药代动力学及生物等效性 [J]. 中国临床药理学杂志，2008（1）：43-46.

[2] 王明贵，张婴元，汪复，等. 头孢丙烯治疗呼吸道感染的临床研究 [J]. 中国新药与临床杂志，2002（6）：345-348.

[3] 刘学理. 头孢丙烯治疗儿童急性呼吸道感染的临床疗效观察 [J]. 中国医药指南，2012，10（27）：499-500.

[4] Liu M，Ma JY，Zhang Y，et al. An LC - MS/MS method for simultaneous determination of cefprozil diastereomers inhuman plasma and its application for the bioequivalence study of two cefprozil tablets inhealthy Chinese volunteers[J]. Biomed Chromatogr，2016，30（3）：288-293.

## 案例 11 头孢噻肟钠是否可肌内注射

### 🖉 问题描述

头孢噻肟钠（凯福隆）可否肌内注射？

### ❓ 问题来源

□ 患儿　　□ 家长　　□ 医师　　□ 药师　　☑ 护士　　□ 其他

### 📦 问题种类

用法用量

### ✉ 药物信息

【主要药名】头孢噻肟钠（凯福隆）　　【用药途径】静脉注射 / 静脉滴注

【剂型 / 规格】注射剂 /1g　　　　　　【其他联用药物】无

## ◅ 药师建议

> 头孢噻肟为第三代头孢菌素，是一种广谱抗菌药物。头孢噻肟治疗血液病合并感染的患儿，疗效最佳，杀菌作用时间维持较长，但对铜绿假单胞菌和阴沟肠杆菌作用较差。成人使用头孢噻肟钠可以静脉注射或者肌内注射，但由于肌内注射容易引起强烈痛觉，因此婴幼儿不宜肌内注射。对于可以使用头孢噻肟的患儿，可用氯化钠注射液或葡萄糖注射液稀释，但不可与碳酸氢钠注射液混合。肌内注射液：1g溶于4ml 1%或2%利多卡因注射液中，深部肌内注射，可避免疼痛；或0.5g、1g、2g分别用2ml、3ml、5ml灭菌注射用水溶解，作肌内注射。

## ☻ 药师分析

头孢噻肟钠（Cefotaxime Sodium）为第三代头孢菌素，抗菌谱广，对大肠埃希菌、奇异变形杆菌、克雷伯菌属和沙门菌属等革兰阴性肠杆菌科细菌有强大活性；对普通变形杆菌和枸橼酸杆菌属亦有良好作用。此外，对流感杆菌、淋病奈瑟菌（包括产β-内酰胺酶株）、脑膜炎奈瑟菌和卡他莫拉菌与溶血性链球菌、肺炎链球菌等革兰阳性球菌等亦有强大作用。头孢噻肟钠对阴沟肠杆菌、产气肠杆菌、铜绿假单胞菌和产碱杆菌、金黄色葡萄球菌与肠球菌属等细菌抗菌活性较差。对其他的革兰阳性菌效果较第一第二代头孢菌素抗菌效果差。

头孢噻肟钠临床上常用于敏感菌所致的呼吸道、泌尿道、骨和关节、皮肤和软组织、腹腔、胆道、消化道、五官、生殖器等部位的感染，对烧伤、外伤引起的感染以及败血症、中枢感染也有效。头孢噻肟钠与庆大霉素或妥布霉素合用，对铜绿假单胞菌有协同作用；与阿米卡星合用，对大肠杆菌、肺炎克雷伯杆菌有协同作用；与氨基糖苷类、其他头孢菌素或强利尿剂合用，可能增加肾毒性；与丙磺舒合用，可抑制本品在肾脏的排泄，提高血药浓度及延长血浆半衰期。头孢噻肟钠常见的不良反应有过敏反应（可致皮疹、发热、瘙痒等）；消化系统出现食欲缺乏、恶心、呕吐、腹泻等；肝功能异常；一过性血尿素氮和肌酸酐增高；偶见白细胞、中性粒细胞、血小板减少，嗜酸性粒细胞增多；长期用药可致二重感染，如念珠菌病、假膜性肠炎等。

头孢噻肟钠用于成人一般感染，每次1g，每12小时1次；中度和重度感染，每次 1~2g，每 8 小时 1 次；败血症等严重感染，每次 2g，每6~8 小时 1 次。淋病，肌内注射 1g（只用 1 次）。小儿（1 月龄至 12 岁）：每日 50~180mg/kg，分 4~6 次给予。肾功能不足者：肌酐清除率 <20ml/min 者，用量减半[1]。配制肌内注射液时，0.5g、1.0g 或 2.0g 的头孢噻肟分别加入 2ml、3ml 或 5ml 灭菌注射用水。供静脉注射的溶液，加至少10~20ml 灭菌注射用水于上述不同量的头孢噻肟钠，于 5~10min 内缓缓注入。静脉滴注时，将静脉注射液再用适当溶剂稀释至 100~500ml。肌内注射剂量超过 2g 时，应分不同部位注射。由于肌内注射会引起强烈疼痛感，因此婴幼儿不宜肌内注射。

参考文献

[1] Koedijk JB, Valk-Swinkels CH, Rijpstra TA, et al. Pilot Study of the Pharmacokinetics of Cefotaxime in Critically Ill Patients with Acute Kidney Injury Treated with Continuous Renal Replacement Therapy[J]. Antimicrob Agents Chemother, 2016, 60（6）: 3587-3590.

## 案例 12　注射用头孢孟多酯钠有何不良反应

### ✒ 问题描述

5 岁患儿使用头孢孟多酯钠第二剂后出现皮疹，次日仍未退，为头面部皮疹，且患儿眼神不活。注射用头孢孟多酯钠有何不良反应？过量会引起什么反应？

### ❓ 问题来源

□ 患儿　　☑ 家长　　□ 医师　　□ 药师　　□ 护士　　□ 其他

### 📦 问题种类

不良反应

### ✉ 药物信息

【主要药名】注射用头孢孟多酯钠　　【用药途径】肌内注射 / 静脉注射

【剂型 / 规格】注射剂 /0.5g　　　　　【其他联用药物】无

## ◀» 药师建议

头孢孟多甲酸酯钠为半合成第二代头孢菌素，杀菌力强，抗菌谱广。对革兰阴性杆菌作用优于第一代头孢菌素，但不及第三代头孢菌素。对革兰阳性球菌的作用与第一代头孢菌素相似或略差，但比第三代头孢菌素强。临床多用于敏感菌所致的尿路感染等。和其他多数头孢菌素一样，头孢孟多酯钠有恶心、呕吐，皮炎以及中枢神经损害等不良反应。如使用期间不良反应轻微而抗菌效果好，则可以考虑继续使用药物，但如果不良反应严重，则应考虑停止使用，待不良反应消失更换其他抗菌药物。

## ◢ 药师分析

头孢孟多酯钠（Cefamandole Nafate）适用于敏感细菌所致的肺部感染、尿路感染、胆道感染、皮肤软组织感染、骨和关节感染以及败血症、腹腔感染等。具体敏感细菌所致的感染如下：下呼吸道感染（包括肺炎）：肺炎链球菌、流感嗜血杆菌、克雷伯菌属、金黄色葡萄球菌（包括耐青霉素酶和不耐青霉素酶）、β-溶血链球菌、奇异变形杆菌。泌尿系统感染：大肠埃希菌、变形杆菌属（包括吲哚基革兰阳性菌和吲哚基革兰阴性菌）、肠杆菌属、克雷伯菌属、D群链球菌、表皮葡萄球菌。腹膜炎：大肠埃希菌和肠杆菌属。败血症：大肠埃希菌、金黄色葡萄球菌（包括耐青霉素酶和不耐青霉素酶）、肺炎链球菌、化脓性链球菌、流感嗜血杆菌、克雷伯菌属引起的流行性感冒引起的。皮肤和软组织感染：金黄色葡萄球菌（包括耐青霉素酶和不耐青霉素酶）、化脓性链球菌、流感嗜血杆菌、大肠埃希菌、肠杆菌属、奇异变形杆菌。骨和骨关节感染：金黄色葡萄球菌（包括耐青霉素酶和不耐青霉素酶）。临床微生物学显示，女性的非淋病菌盆腔炎、下呼吸道感染以及皮肤感染都是由需氧菌和厌氧菌所引起的。头孢孟多可通过使细菌裂解治愈这些疾病，大多数类杆菌体内耐药，但对头孢孟多敏感株所引起的感染，头孢孟多仍有较好的疗效。本品在治疗β-溶血性链球菌感染时疗程不得少于10天。预防性治疗应用本品能够减少术前、术中、术后感染或潜伏感染（如胃肠手术，剖宫产、子宫切除，高危胆囊切除患儿如急性胆囊炎、黄疸或胆结石）。

头孢孟多酯钠常见的不良反应包括以下部分：

1.胃肠道反应：治疗期间或治疗后可能产生伪膜性结肠炎的症状。此外偶有恶心及呕吐的报道。与一些青霉素及其他头孢菌素相同，偶有暂时性肝炎及胆汁淤积性黄疸的报道。

2. 过敏性反应：斑丘疹状红疹、荨麻疹、嗜酸性粒细胞增多和药物热均有报道。患儿原有过敏性病史，尤其是对青霉素呈过敏者，更易发生过敏反应。

3. 血液常规指标异常：血小板减少，中性粒细胞减少比较罕见。

4. 此外，有些患者，在头孢菌素治疗期间，会出现直接 Coomb's 阳性；肝毒性：会有暂时性 AST、ALT 及碱性磷酸酶升高；肾毒性：会有肌酐清除率降低，特别是肾功能差的患儿。50 岁以上的患者发生频率会随之增加，同时伴有轻微血清肌酐值的升高。大剂量给药时，头孢菌素会引起癫痫发作，此外患者的肾脏会受到损害。陈敏[2] 分析统计了 36 例头孢孟多酯钠的不良反应，如表 1-10。陈惠娟等[3] 也做了类似分析。

表 1-10 头孢孟多酯钠不良反应主要累及器官系统及临床表现

| 累及器官系统 | 临床表现 | $n$ | 构成比（%） |
| --- | --- | --- | --- |
| 皮肤及附件损害 | 全身红色斑丘疹，其中 1 例伴体温升高、咽部充血 | 6 | 16.67 |
| 与饮酒相关双硫仑样损害 | 面部潮红、头晕、胸闷、气短、喉头水肿、恶心、呕吐、呼吸困难、心率加快、血压下降等 | 9 | 25.00 |
| 泌尿系统损害 | 血尿 | 3 | 8.33 |
| 中枢及外周神经系统损害 | 精神异常 | 3 | 8.33 |
| 全身性损害 | 迟发型变态反应、过敏性休克、呼吸困难及寒战、多器官功能衰竭 | 15 | 41.67 |
| 合计 | | 36 | 100.00 |

参考文献

[1] He F, Wang Y, Yin Q, et al. Effect of polymorphism on thermodynamic properties of cefamandole nafate[J]. Fluid Phase Equilibria, 2016, 422: 56-65.

[2] 陈敏 . 36 例头孢孟多酯钠不良反应的文献分析 [J]. 海峡药学 , 2017, 29（8）: 257-259.

[3] 陈惠娟 , 郑刚 , 刘斌 . 头孢孟多酯钠所致不良反应近况文献概述 [J]. 中国药物滥用防治杂志 , 2015, 21（5）: 292, 306.

## 案例 13　先天梅毒患儿是否可使用氨苄西林钠舒巴坦钠注射液

### ✎ 问题描述

先天性梅毒患儿可否使用注射用氨苄西林钠舒巴坦钠（优立新）代替青霉素 G 治疗 ?

### ❓ 问题来源

☐ 患儿　　☐ 家长　　☑ 医师　　☐ 药师　　☐ 护士　　☐ 其他

### 📦 问题种类

药品对比与选用

### ✉ 药物信息

【主要药名】注射用氨苄西林钠舒巴坦钠　　【用药途径】静脉注射

【剂型 / 规格】注射剂 /0.75g　　　　　　 【其他联用药物】无

### 🔊 药师建议

先天性梅毒患儿主要采用青霉素 G 治疗 , 每个疗程总量为 30 万单位 / 千克体重 , 分 2 周肌内注射 , 共用 2 个疗程 , 中间间隔 2 周。对症状严重的患儿 , 应从小剂量开始 , 以免发生赫氏反应（因大量杀灭梅毒螺旋体所释放出的特异性蛋白所引起的脑及心血管损害加重）。在此后的 2、4、6、9、12 个月复查血清。若治疗及时则多不留后遗症。对于青霉素过敏者 , 有条件者可行脱敏疗法 , 无条件者可换用红霉素 , 剂量为 20~30mg/（kg·d）疗程 10~14 天或头孢曲松（头孢三嗪）80mg/（kg·d）, 肌内注射疗程 10 天。不建议使用氨苄西林钠舒巴坦钠治疗先天性梅毒患儿。

## 👤 药师分析

　　细菌游离细胞系统生化研究结果显示，舒巴坦是青霉素耐药菌株产生的大多数重要 β - 内酰胺酶的不可逆性抑制剂。舒巴坦仅对奈瑟菌科、醋酸钙不动杆菌、类杆菌属、卡他莫拉菌和洋葱假单胞菌具有明显的抗菌活性。用耐药菌株进行的整体细菌研究结果证实，舒巴坦可有效防止耐药菌破坏青霉素类和头孢菌素类抗菌药物，且舒巴坦钠与青霉素类和头孢菌素类抗菌药物合用时表现出明显的协同作用。由于舒巴坦还能与某些青霉素结合蛋白结合，因此一些对单用 β - 内酰胺类抗菌药物敏感的菌株对舒巴坦复方制剂变得更为敏感。氨苄西林钠舒巴坦钠的杀菌成分为氨苄西林。同其他苄基青霉素一样，氨苄西林通过在敏感细菌活动繁殖期抑制其细胞壁黏肽的生物合成而发挥作用。注射用氨苄西林钠舒巴坦钠对多种革兰阳性和革兰阴性细菌有效，包括金黄色葡萄球菌和表皮葡萄球菌（包括耐青霉素和某些耐甲氧西林的菌株）；肺炎链球菌，粪链球菌及其他链球菌属；流感嗜血杆菌和副流感嗜血杆菌（包括 β - 内酰胺酶阳性和阴性菌株）；卡他莫拉菌，厌氧菌，包括脆弱类杆菌及有关菌属；大肠杆菌，克雷伯杆菌属，变形杆菌属（吲哚阳性和阴性菌株），摩氏摩根菌，枸橼酸菌属，肠杆菌属，脑膜炎球菌和淋球菌[1]。

　　先天梅毒（Congenitalsyphilis）又称胎传梅毒（Prenatalsyphilis），病原体在母体内通过胎盘途径感染胎儿，可引起死产、早产。妊娠梅毒对胎儿的有害风险较正常孕妇高 2.5 倍，妊娠合并梅毒其围产儿病死率高达 50%，先天梅毒是一种严重影响婴幼儿身心健康的疾病，治疗应在专业医师指导下进行，治疗原则是：早期、系统、药物足量，且对所有确诊病例及疑似病例都要进行治疗。治疗药物包括水剂青霉素、普鲁卡因青霉素及苄星青霉素。治疗方案的选择取决于以下四方面的因素：①生母是否确诊梅毒；②生母梅毒治疗是否合理；③新生儿是否有感染梅毒的相关临床、实验室或放射科的证据；④生母与新生儿非梅毒螺旋体试验滴度的比较。不同情况下的治疗方案不同[2]，表 1-11。若对青霉素过敏，则可以使用红霉素治疗，或者使用青霉素之前先对患儿进行脱敏治疗。也有文献报道使用头孢曲松治疗[3]，但无临床文献报道使用氨苄西林钠舒巴坦钠治疗。

第一章

抗感染用药

表 1-11　先天梅毒治疗方法（根据 2006 美国 CDC 指南制作）

| 分类 | | 判断条件 | 治疗方案 |
|---|---|---|---|
| 确诊或高度疑似病例 | | 1. 有先天梅毒的临床表现<br>2. 非梅毒螺旋体抗体试验滴度是母亲的 4 倍或以上<br>3. 梅毒暗视野 / 免疫荧光检查阳性 | 水剂青霉素或普鲁卡因青霉素 |
| 仅表现为非梅毒螺旋体抗体阳性，滴度不高于母亲 4 倍或低于母亲滴度 | 母亲治疗不规范或者不及时 | 1. 母亲从未接受正规治疗<br>2. 母亲用非青霉素治疗<br>3. 母亲接受治疗时间在分娩前 4 周之内 | 水剂青霉素或普鲁卡因青霉素或苄星青霉素 |
| | 母亲妊娠期及时正规治疗 | 母亲在妊娠期间接受正规治疗，而且治疗在分娩前 4 周，没有证据显示母亲重新感染梅毒或梅毒复发 | 苄星青霉素 |
| | 妊娠前接受正规治疗 | 母亲在妊娠前接受正规梅毒治疗，且在妊娠期间非梅毒螺旋体滴度维持稳定（VDRL<1∶2；RPR<1∶4）或进一步降低 | 不治疗或者苄星青霉素 |

参考文献

[1] Zalts R，Neuberger A，Hussein K，et al. Treatment of carbapenem–resistant Acinetobacter baumannii ventilator–associated pneumonia：retrospective comparison between intravenous colistin and intravenous ampicillin‐sulbactam[J]. Am J Ther，2016，23（1）：e78-e85.

[2] 杨立刚，杨斌. 先天梅毒的诊断及治疗 [J]. 皮肤性病诊疗学杂志，2010，17（2）：157-159.

[3] 高艳青，鲁俊峰，郭彩萍，等. 先天梅毒 28 例临床分析及治疗探讨 [J]. 中国皮肤性病学杂志，2008，22（12）：736-737.

## 案例 14　新生儿是否可用洗必泰做皮肤清洗

### ✎ 问题描述

新生儿是否可用洗必泰（双氯苯双胍己烷，氯己定）做皮肤清洗?

**❓ 问题来源**

☐ 患儿　　☐ 家长　　☑ 医师　　☐ 药师　　☐ 护士　　☐ 其他

**📦 问题种类**

药品对比与选用

**✉ 药物信息**

【主要药名】洗必泰　　　　　　　　【用药途径】外用

【剂型 / 规格】外用洗剂 /200ml/ 瓶　　【其他联用药物】无

**🔊 药师建议**

新生儿皮肤薄嫩，尤其是腋窝、腹股沟及皮肤皱褶处，容易汗液浸渍，发生糜烂，加之新生儿非特异性及特异性免疫功能不完善，糜烂面成为感染的重要途径。感染后易扩散造成新生儿败血病。应用低浓度洗必泰溶液为新生儿沐浴，既可清洁皮肤，清除汗渍，又可杀灭细菌，减少糜烂发生机会，有效地切断感染途径，从而减少感染机会。临床观察结果表明，低浓度的洗必泰溶液用作新生儿沐浴液，既经济方便，又安全可靠，是值得临床推广使用的新方法。

**👤 药师分析**

洗必泰是一种毒性、腐蚀性和刺激性较低的安全消毒剂，是一种阳离子活性物质。洗必泰阳离子分子为氯己定分子，容易将细胞膜上的磷脂分子相互作用并吸附在一起，从而破坏微生物的细胞膜，将细菌杀死。因此它是一种广谱抗菌药物，对多种革兰阳性菌或阴性菌都有强大的杀菌作用。用不同溶剂稀释成不同比例可以有多种用途。如以 1：5000（醋酸洗必泰）泡手 3 分钟可以很好地对手进行消毒；用 0.5% 洗必泰（70%）醇溶液，其效力约与碘酊相等，但无皮肤刺激，亦不染色，因而适用于面部、会阴部，特别是儿童的术前准备；1：2000 水溶液可以用作冲洗创口；以 1：5000 溶液漱口，对咽喉炎及口腔溃疡有效；此外，它能与唾液糖蛋白结合，使牙面吸附蛋白减少，干扰菌斑形成。还可与细菌细胞外多糖结合，使细菌不易吸附到获得膜上，达到预防和减少牙周病和龋病的目的。洗必泰和氟化物合并使用可有协同作用。2% 浓度的洗必泰杀菌残留活性持续时间长，带来的后续疗效好。除此之外，洗必泰还广泛用于烧、烫伤治疗，分娩时外阴及周围皮肤消毒[1]；医疗器械、家具消毒等。洗必泰安全性较高，局部刺激性及过敏反应都很少见。每日口服2g，连服1周，亦未见明显的毒性反应。

2011年美国《导管相关性血流感染防控指南》中指出，氯己定在<2个月婴儿中的应用安全性和有效性尚无推荐意见（未明确）。复旦大学附属儿科医院目前只有复方氯己定漱口液，浓度0.12%，其中还含有浓薄荷水、乙醇。新生儿各系统发育不完善，免疫功能差，容易受细菌侵袭。新生儿出生时经过产道或腹部切口时，往往沾有血迹，而血液又是细菌的良好培养基，增加了新生儿皮肤感染的机会。临床上常应用低密度洗必泰溶液为新生儿沐浴，预防皮肤感染，增加皮肤的抗菌能力。李丹等[2]曾报道使用洗必泰给新生儿沐浴用来预防皮肤感染，将2562例新生儿分组研究，对照组1281例新生儿使用温开水（38~40℃）沐浴，观察组1281例使用0.002%洗必泰溶液沐浴。一段时间后发现观察组新生儿皮肤感染率低于对照组（$P<0.05$），且未出现不良反应，见表1-12。

表1-12　两组新生儿皮肤感染情况比较

| 组别 | 观察例数 | 脓疱疮 | | 皮肤感染 | |
|---|---|---|---|---|---|
| | | 例数 | % | 例数 | % |
| 观察组 | 1281 | 6 | 0.47 | 30 | 2.34 |
| 对照组 | 1281 | 48 | 3.25 | 69 | 5.39 |

注：与对照组比较，$P<0.05$（$\chi^2$检验）

使用洗必泰给新生儿沐浴不仅安全，而且可以降低新生儿皮肤感染率。雷淑珍等[3]、吴菁等[4]、Climo等[5]也有类似报道。

参考文献

[1] Shukla N，Saha S，Singh S. Effect of Chlorhexidine with Fluoride Mouthrinse on Plaque Accumulation，Plaque pH-A Double Blind Parallel Randomized Clinical Trial[J]. J Clin and Diagn Res，2016，10（7）：62-65.

[2] 李丹，渠银平，彭守秀. 洗必泰新生儿沐浴预防皮肤感染的临床观察 [J]. 中国城乡企业卫生，2008（6）：77.

[3] 雷淑珍，胡恬. 洗必泰对预防新生儿皮肤感染的分析 [J]. 中国社区医师（医学专业），2013，15（4）：72.

[4] 吴菁，金飞，况莉. 葡萄糖酸氯己定治疗新生儿毒性红斑的护理 [J]. 护士进

修杂志，2010，25（4）：385.

[5] Climo MW, Yokoe DS, Warren DK, et al. Effect of daily chlorhexidine bathing onhospital– acquired infection[J]. N Engl J Med, 2013, 368（6）: 533–542.

## 案例 15 患儿使用头孢呋辛钠注射液后出现腹泻

### ✎ 问题描述

3 岁患儿因呕吐被当地诊断为"胃肠型感冒"，使用头孢呋辛钠注射液（明可欣）静脉滴注，静脉滴注期间出现黄色水样腹泻。今又因感冒医嘱静脉滴注头孢呋辛钠注射液。问是否可尝试该药？

### ❓ 问题来源

☐ 患儿　☑ 家长　☐ 医师　☐ 药师　☐ 护士　☐ 其他

### 🗄 问题种类

不良反应

### ✉ 药物信息

【主要药名】头孢呋辛注射液　　　【用药途径】静脉滴注

【剂型 / 规格】注射剂 /0.75g　　　【其他联用药物】无

### 🔊 药师建议

抗菌药物相关性腹泻是与抗菌药物使用密切相关的一类疾病，特别是广谱抗菌药物的广泛使用，抗菌药物相关性腹泻的发病人数也一直在增长。头孢呋辛钠作为抗菌谱广的二代头孢菌素在临床广泛使用，有文献报道其引发的抗菌药物相关性腹泻发病率也相对较高。患儿注射头孢呋辛钠后出现腹泻有可能是由于头孢呋辛钠引起抗菌药物相关性腹泻。药师建议确诊腹泻的原因是头孢呋辛引起的抗菌药物相关性腹泻后，更换抗菌谱窄、不容易引起抗菌药物相关性腹泻的抗菌药物治疗，或者在注射头孢呋辛钠同时服用双歧杆菌活菌制剂来保持胃肠道菌群的正常。

## 👤 药师分析

头孢呋辛（Cefuroxim）为第二代头孢菌素类抗菌药物，其作用机制是通过结合细菌蛋白，CBP抑制细菌细胞壁的合成。头孢呋辛对于病原菌具有较广的抗菌活性，并对许多 β-内酰胺酶稳定，尤其是对肠杆菌科中常见的质粒介导酶稳定。体外试验和临床感染治疗中证实，头孢呋辛对金黄色葡萄球菌（包括产 β-内酰胺酶菌）、肺炎链球菌、化脓性链球菌等需氧革兰阳性菌以及大肠埃希菌、流感杆菌（包括产 β-内酰胺酶菌）、副流感嗜血杆菌、肺炎克雷伯菌、卡他莫拉菌（包括产 β-内酰胺酶菌）、淋病奈瑟菌（包括产 β-内酰胺酶菌）等革兰阴性菌抗菌活性较好。对粪肠球菌、耐甲氧西林金黄色葡萄球菌、艰难梭菌和脆弱拟杆菌的大部分菌株抗菌活性较弱。临床上适用于对本品敏感的，产或不产 β-内酰胺酶的病原菌所致的中重度感染（下呼吸道感染，肺炎，慢性支气管炎急性发作，急性支气管炎，肺脓肿和其他肺部感染；泌尿系统感染，急性肾盂肾炎，慢性肾盂肾炎急性发作，复杂性尿路感染，腹腔感染，腹膜炎，胆囊炎，胆管炎和其他腹腔内感染，盆腔感染，盆腔炎等其他感染），败血症，脑膜炎，皮肤和软组织感染。头孢呋辛的用法成人为每天3次，每次0.75g或每天2次，每次1.5g，肌内注射或静脉注射，较严重的感染则应增至每天3次，每次1.5g。若有必要，肌内注射或静脉注射的频度可增至每6小时1次。每天总量约可达3~6g。婴儿和儿童：每天每千克体重30~100mg，分3~4次给药。每天每千克体重60mg的剂量适用于大部分感染。新生儿：每天每千克体重30~100mg，分2~3次给药。出生后第一周，头孢呋辛的血清半衰期为成人的3~5倍[1]。

头孢呋辛的不良反应不常发生，即使发生，也较温和且短暂。曾报道有过敏反应，这包括皮疹（斑丘疹和荨麻疹），药物热和十分罕见的过敏性反应。与其他抗菌药物一样，长期使用可导致念珠菌等非敏感性细菌的过度生长，胃肠功能失调，出现抗菌药物相关性腹泻（antibiotic-associated diarrhea，AAD）。抗菌药物相关性腹泻是指应用抗菌药物后发生的、与抗菌药物有关的腹泻，它的出现伴随着抗菌药物的使用而发生，且无法用其他原因解释。目前有700多种药物可引起腹泻，其中25%为抗菌药物。AAD的发病率因人群及抗菌药物种类的差异而不同，一般为5%~25%。AAD的病因比较复杂，目前尚未完全清楚，一般认为与肠道菌群失调、抗菌药物干扰糖和胆汁酸代谢等有关。婴幼儿胃液酸度低，免疫系统发育不完善，血清免疫球蛋白和胃肠分泌型IgA较低，补体水平低，对外界环境变化耐受力差，使用抗菌药物后容易发生AAD。低胎龄、低体重、低日龄为导致住院新生儿发生AAD的危险因素。此外，抗菌药物的种类、剂量、使用时间以及基础疾病也是发生 AAD 的重要影响因素。彭淑峰等[2]报道了某院儿科 2010 年抗菌药物相关性腹泻临床分析，发现相比儿童其他年龄段，婴儿发生 AAD 的概率相对更高，见表 1-13。且头孢呋辛引起 AAD 的概率要高于头孢曲松和克林霉素，见表 1-14。梅忠卓等[3]也报道了头孢呋辛发生 AAD 的概率要相对较高。本案例中，患儿之前使用头孢呋辛钠注射液后出现腹泻，有可能是 AAD。可以考虑在用头孢呋辛钠的同时服用活菌散剂，恢复体内肠道正常菌群。陈凤玉等[4]曾报道使用双歧杆菌三联活菌散剂可以预防 AAD。如果服用活菌剂情况没有缓解，则可以考虑换一种抗菌谱窄、对胃肠道菌群影响较小的抗菌药物治疗。如果有条件，可以去医院做针对继发细菌感染的特定检查。

表 1-13 抗菌药物相关性腹泻各年龄组发病情况

| 年龄 | 治疗例数 | AAD 例数 | AAD 发生率（%） |
| --- | --- | --- | --- |
| 新生儿 | 228 | 12 | 5.3 |
| 婴儿 | 600 | 108 | 18.0 |
| 幼儿 | 335 | 24 | 7.2 |
| 儿童 | 277 | 12 | 4.3 |
| 合计 | 1440 | 156 | 10.8 |

表 1-14 几种抗菌药物 AAD 发病情况

| 抗菌药物 | 治疗例数 | AAD 例数 | AAD 发生率（%） |
| --- | --- | --- | --- |
| 头孢呋辛 | 904 | 109 | 12.1 |
| 头孢曲松 | 212 | 17 | 8.5 |
| 克拉霉素 | 151 | 11 | 7.3 |
| 两联以上 | 173 | 19 | 11.0 |

参考文献

[1] Vree TB, Hekster YA. Pharmacokinetics and tissue concentrations of cefuroxime[J]. Pharm Weekbl Sci, 1990, 12（6A）：262-266.

[2] 彭淑峰，王芸，张晓红. 某院儿科 2010 年抗菌药物相关腹泻临床分析 [J]. 吉林医学，2011, 32（15）：3003-3005.

第
一
章

抗
感
染
用
药

[3] 梅忠卓. 婴幼儿抗菌药物相关性腹泻临床分析 [J]. 药物流行病学杂志，2006
（5）：272-273.

[4] 陈凤玉. 双歧杆菌三联活菌散剂预防小儿抗菌药物相关腹泻38例的疗效观
察 [J]. 福建医药杂志，2013，35（1）：97-99.

## 案例 16　头孢丙烯分散片与复方福尔可定是否可混在一起冲服

### 问题描述

头孢丙烯分散片与复方福尔可定是否可混在一起冲服？

### 问题来源

□患儿　☑家长　□医师　□药师　□护士　□其他

### 问题种类

相互作用（联合用药、配伍禁忌）

### 药物信息

【主要药名】头孢丙烯分散片 + 复方福尔可定　　【用药途径】口服

【剂型 / 规格】片剂 /0.25g；口服液 /5ml　　【其他联用药物】无

### 药师建议

　　头孢丙烯分散片与复方福尔可定口服液是临床上常用的治疗呼吸道感染、缓解感染症状的药物，两者安全性较好，主要不良反应轻微。临床上未有头孢丙烯与复方福尔可定口服液联合用药的安全性评价报道，考虑到两者安全性均较高，两者同服问题不大。但为保证安全，刚开始两者可以错开一段时间（半小时）服用，如无不良反应或者药物相互作用，则以后可以同时服用。不过两者均有可能引起胃肠道不良反应，两者同服应注意胃肠道不良反应的加重。

### 药师分析

　　头孢丙烯（Cefprozil）为第二代头孢类抗菌药物，临床上一般用于治疗呼吸道、皮肤软组织感染。头孢丙烯作用机制与其他头孢菌素类药相似，主要通过阻碍细菌细胞壁生物合成而起抗菌作用。头孢丙烯作用特点是抗革兰阴性杆菌活性和对革兰阴性杆菌 β-内酰胺酶的稳定性均比第一代头孢菌素强。头孢丙烯对革兰阳性需氧菌中的金黄色葡萄球菌（包括产β-内酰胺酶菌株）、肺炎链球菌、化脓性链球菌有较好的抗菌活性；对坚韧肠球菌、单核细胞增生李斯特菌、表皮葡萄球菌、腐生葡萄球菌、无乳链球菌、链球菌 CDFG 组和草绿色链球菌也具有一定抗菌活性。头孢丙烯对革兰阴性需氧菌中的嗜血流感杆菌（包括产β-内酰胺酶菌株）、卡他莫拉菌（包括产β-内酰胺酶菌株）具有很强的抗菌活性；对枸橼酸菌、大肠杆菌、肺炎克雷伯杆菌、淋病奈瑟菌（包括产β-内酰胺酶菌株）、奇异变形杆菌、沙门菌属、志贺菌和弧菌也有一定抗菌活性。头孢丙烯对厌氧菌中的黑色素类杆菌、艰难梭杆菌、产气荚膜杆菌、梭杆菌属、消化链球菌和痤疮丙酸杆菌具有一定抗菌活性。头孢丙烯对耐甲氧西林葡萄球菌和粪肠球菌、多数脆弱杆菌、不动杆菌、肠杆菌属、摩氏摩根菌属、普通变形杆菌、普罗威登斯菌属、假单胞菌的多数菌株无抗菌活性[1-2]。刘学理[3]曾报道使用头孢丙烯治疗儿童急性呼吸道感染，总有效率达 92.9%，其中治愈率达 69.7%。

复方福尔可定为复方制剂，有效成分包括福尔可定、盐酸苯丙烯啶、盐酸伪麻黄碱、愈创木酚甘油醚、海葱流浸膏与远志流浸膏。其中福尔可定具有中枢性镇咳作用，其成瘾性比可待因小，在人体内也不会代谢产生吗啡。盐酸苯丙烯啶是有中枢镇静作用的抗过敏药物。盐酸伪麻黄碱为拟肾上腺素药，可收缩鼻黏膜血管，减轻鼻塞、流涕症状。愈创木酚甘油醚为恶心祛痰剂，通过刺激胃黏膜，引起轻微的恶心而反射性地使呼吸道腺体分泌增加，痰液稀释而易于咳出。海葱流浸膏为草本植物提取液，有催吐化痰作用。远志流浸膏为草本植物提取液，具有反射中枢神经作用，使肺部小支气管扩大，使痰顺利吐出，有化痰作用。福尔可定口服吸收良好，生物利用度约为 40%，血浆蛋白结合率约为 10%，血消除半衰期（$t_{1/2}$）为 37 小时。苯丙烯啶吸收后代谢为羧酸脂类衍生物、约 50% 随尿液排泄，$t_{1/2}$ 为 3~5 小时。盐酸伪麻黄碱大部分以原形从尿液排泄。愈创木酚甘油醚口服后约 15 分钟达到血药峰浓度（$C_{max}$），$t_{1/2}$ 为 1 小时。复方福尔可定口服液安全性较好，主要不良反应为轻微的中枢神经不良反应与胃肠道不适。临床上未有头孢丙烯与复方福尔可定口服液联合用药的安全性评价报道，考虑到两者安全性均较高，两者同服问题不大。但为确保安全，刚开始两者可以错开一段时间（半小时）服用，如无不良反应或者药物相互作用，则以后可以同时服用。不过两者均有可能引起胃肠道不良反应，两者同服应注意胃肠道不良反应的加重。

参考文献

[1] Leysen J，De Witte L，Sabato V，et al. IgE - mediated allergy to pholcodine and cross–reactivity to neuromuscular blocking agents：Lessons from flow cytometry[J]. Cytometry B Clin Cytom，2013，84（2）：65–70.

[2] 王明贵，张婴元，汪复，等 . 头孢丙烯治疗呼吸道感染的临床研究 [J]. 中国新药与临床杂志，2002（6）：345–348.

[3] 刘学理 . 头孢丙烯治疗儿童急性呼吸道感染的临床疗效观察 [J]. 中国医药指南，2012，10（27）：499–500.

## 案例 17　肝衰竭患儿氨苄西林舒巴坦钠与头孢他啶是否需调剂量

### 问题描述

5 岁患儿肝衰竭，ALT 600IU/L，AST 4000IU/L（升高），直接胆红素 36.3μmol/L，总胆红素 209μmol/L，AFP 319μg/L；肾功能，Cr 54μmol/L、BUN 6.6mmol/L，使用注射用氨苄西林钠舒巴坦钠（优立新）与头孢他啶（复达欣）抗感染，是否需调整剂量？

### 问题来源

□患儿　　□家长　　☑医师　　□药师　　□护士　　□其他

### 问题种类

用法用量

### 药物信息

【主要药名】注射用氨苄西林钠舒巴坦钠

【用药途径】肌内注射、静脉注射

【剂型 / 规格】注射剂 /0.75g　　　　【其他联用药物】头孢他啶

### 药师建议

　　氨苄西林钠与舒巴坦钠联合应用，不仅可保护 β - 内酰胺类抗菌药物（氨苄西林）免受酶的水解破坏，增强其抗菌作用，而且还扩大了抗菌谱，增强了抗菌活性，具有广谱、耐酶的特点。头孢他啶对于由多种耐药革兰阴性杆菌引起的免疫缺陷者感染、医院内感染以及革兰阴性杆菌或铜绿假单胞菌所致中枢神经系统感染效果显著。这两种药物均不会在肝脏中代谢，而是发挥作用后以原形直接由肾脏排泄，因此肝脏对两药的代谢和排泄影响不大。尽管患儿肝功能衰竭，但是其肾功能基本正常，不会有蓄积毒性风险，故无需调整剂量。

## 药师分析

氨苄西林钠舒巴坦钠（Ampicillin Sodium and Sulbactam Sodium）是由属于 β-内酰胺酶抑制剂的舒巴坦和属于 β-内酰胺类抗菌药物的氨苄西林共同组成的混合物，重量（效价）比为 1：2，临床上供注射用药。氨苄西林为半合成的广谱青霉素，属氨基青霉素类。其抗菌作用机制与青霉素 G 相同，系通过与细菌主要青霉素结合蛋白（PBPs）结合，干扰细菌细胞壁的合成而起抗菌作用。其作用特点是广谱，不耐青霉素酶。舒巴坦为半合成的 β-内酰胺酶抑制剂。它除对淋球菌和不动杆菌属有抗菌活性外，不具有其他抗菌活性，但它对金黄色葡萄球菌和多数革兰阴性菌所产生的 β-内酰胺酶有很强的不可逆的竞争性抑制作用。当药物进入细菌体后，舒巴坦与细菌体内的 β-内酰胺酶（或胞外酶）产生不可逆的结合，可保护 β-内酰胺类抗菌药物不受 β-内酰胺酶水解，增强 β-内酰胺类抗菌药物抗菌作用。氨苄西林钠与舒巴坦钠联合应用对包括产酶菌株在内的葡萄球菌、链球菌属、肺炎球菌、肠球菌属、流感杆菌、卡他莫拉菌、大肠杆菌、克雷伯菌属、奇异变形杆菌、普通变形杆菌、淋球菌、梭杆菌属、消化球菌属、消化链球菌属及包括脆弱拟杆菌在内的拟杆菌属均具抗菌活性。头孢他啶（Ceftazidime）为第三代头孢菌素类抗菌药物，可用于敏感革兰阴性杆菌所致败血症、下呼吸系感染、腹腔胆系感染、复杂性尿路感染和严重皮肤软组织感染等。对于由多种耐药革兰阴性杆菌引起的免疫缺陷者感染、医院内感染以及革兰阴性杆菌或铜绿假单胞菌所致中枢神经系统感染尤为适用。

静脉给予 2g 氨苄西林，1g 舒巴坦后，血药浓度峰值分别为 109~150μg/ml 和 44~88μg/ml。肌内注射 1g 氨苄西林，0.5g 舒巴坦后的血药浓度峰值分别为 8~37μg/ml 和 6~24μg/ml。两者在组织、体液中分布良好。其中，在胆汁中药物浓度较高，在脑脊液中药物浓度较低。多数情况下药物不能很好渗透进脑脊液，但在脑膜炎患儿的脑脊液中能达到可检出的程度。舒巴坦与氨苄西林的血浆蛋白结合率分别为 38% 和 28%；血清半衰期分别为 0.75 小时与 1 小时。成人单次静脉滴注和静脉注射头孢他啶 1g 后，血药峰浓度分别可达 70~72mg/L 和 120~146mg/L。血消除半衰期约为 1.5~2.3 小时。给药后在多种组织和体液中分布良好，也可透过血–脑脊液屏障，脑膜有炎症时，脑脊液内药物浓度可达同期血浓度的 17%~30%。血浆蛋白结合率为 5%~23%。氨苄西林钠舒巴坦钠和头孢他啶均主要以原形经肾随尿液排泄，其中氨苄西林钠舒巴坦钠给药后 8 小时两者 75%~85% 以原形随尿液排出，另有部分经胆汁排泄（氨苄西林 2.8%、舒巴坦 1%）。头孢他啶静脉给药后 24 小时内以原形自尿中排出给药量的 84%~87%，胆汁中排出量少于给药量的 1%。因此中、重度肾功能损害者这三种药物的消除半衰期均延长 [1-3]。施耀国等 [4] 比较了不同抗菌药在老年人和年轻人中的药代动力学，如表 1-15。

表 1-15　头孢唑啉和头孢他啶在老年组和年轻组的药动学参数

| 组别 | | $C_{max}$ (mg/L) | $t_{1/2\beta}$ (h) | $V_d$ (L) | $CL_r$ (ml/min) | $AUC_{0-\infty}$ (h·mg/L) | UER* (%) |
|---|---|---|---|---|---|---|---|
| 头孢唑啉 (1g) | 老年组 ($n$=10) | $157.7\pm$ $22.8^a$ | $2.5\pm$ $0.4^b$ | $10.64\pm$ $1.8^a$ | $34.7\pm7.1^b$ | $380.71\pm61.4^a$ | $77.1\pm6.4^b$ |
| | 年轻组 ($n$=8) | $158.5\pm$ $18.9$ | $1.9\pm$ $0.3$ | $8.57\pm$ $1.3$ | $44.5\pm11.0$ | $339.56\pm79.9$ | $86.3\pm4.2$ |
| 头孢他啶 (1g) | 老年组 ($n$=10) | $101.4\pm$ $20.0^a$ | $2.4\pm$ $0.3^b$ | $15.0\pm$ $3.3^a$ | $62.9\pm19.2^b$ | $244.3\pm61.5^a$ | $68.8\pm5.1^a$ |
| | 年轻组 ($n$=8) | $105.7\pm$ $12.0$ | $1.7\pm$ $0.1$ | $17.7\pm$ $3.1$ | $105.3\pm17.2$ | $139.8\pm17.2$ | $86.7\pm6.2$ |

注：*24 小时内尿中累积排出率；与年轻组相比；$^aP>0.05$；$^bP<0.05$

老年人组由于肾功能衰退，对头孢他啶的清除率显著低于年轻组。因此对于肾功能不全者，注射氨苄西林钠舒巴坦钠和头孢他啶需要酌情减小给药剂量，延长给药时间间隔。但由于这几种抗菌药物不经过肝脏代谢直接以原形清除，且临床上无此类相关报道，因此肝功能衰竭患儿如果没有特殊情况无须调整给药剂量。

参考文献

[1] Zhanel GG, Lawson CD, Adam H, et al. Ceftazidime-avibactam: a novel cephalosporin/β-lactamase inhibitor combination[J]. Drugs, 2013, 73 (2): 159-177.
[2] Trotman RL, Williamson JC, Shoemaker DM, et al. Antibiotic dosing in critically ill adult patients receiving continuous renal replacement therapy[J]. Clin

Infect Dis，2005，41（8）：1159–1166.

[3] Rains CP，Bryson HM，Peters DH. Ceftazidime. An update of its antibacterial activity, pharmacokinetic properties and therapeutic efficacy[J]. Drugs, 1995, 49( 2 ): 577–617.

[4] 施耀国，张婴元，张菁，等 . 抗菌药物在老年人的药代动力学 [J]. 中国抗感染化疗杂志，2001（1）：3–6.

## 案例18　头孢地尼、柴桂退热颗粒及清热止痰口服液致患儿干呕

### ✒ 问题描述

5 岁患儿患支气管炎，服用头孢地尼分散片、柴桂退热颗粒及清热止痰口服液，首次服用未出现不良反应，第 2 顿服用时，餐后出现干呕，持续10~20 分钟自行好转。出现该现象的原因是什么？

### ❓ 问题来源

☐ 患儿　　☑ 家长　　☐ 医师　　☐ 药师　　☐ 护士　　☐ 其他

### 🗃 问题种类

不良反应

### ✉ 药物信息

【主要药名】头孢地尼　　【用药途径】口服

【剂型 / 规格】片剂 /0.1g　【其他联用药物】柴桂退热颗粒、清热化痰口服液

### 🔊 药师建议

首先，呕吐可能为咳嗽引发。注意观察咳嗽减轻呕吐现象是否会好转。其次，所附 3 种药均在剂量范围内。抗菌药物较常见恶心呕吐等消化道不良反应。因此，除咳嗽这一因素，可能为头孢地尼引发的消化道不耐受，也可能由柴桂退热颗粒或者清热止痰口服液引起。该患儿的药物均在餐后 30 分钟后给药。考虑到上述不良反应，药师建议在餐后立即给予头孢地尼，减少药物对胃肠刺激，或者尝试停用头孢地尼，换用其他清热止痰中成药，或者换用其他抗菌药物等。若情况没有缓解甚至加重，应去医院诊断治疗。

第
一
章

抗
感
染
用
药

## 🧑‍⚕️ 药师分析

头孢地尼（Cefdinir）的抗菌机制为阻止细菌细胞壁的合成，具有广泛的抗菌作用，对革兰阳性、阴性的需氧菌和厌氧菌有广谱抗菌活性。与现有的其他口服头孢类抗菌药物相比，本品对葡萄球菌、链球菌、消化链球菌、丙酸杆菌的抗菌活性强。一项1433例病例的临床试验（每次100mg，每天3次）结果表明，本品对各种感染的有效率为：浅表性化脓性疾病89.2%，外科感染90%，急性呼吸系统感染82.8%，慢性呼吸系统感染63.1%，尿路感染82.8%，妇科感染88.4%，眼科感染94.3%，耳鼻喉科感染75%。对革兰阳性菌的细菌清除率为91.9%，对革兰阴性菌的细菌清除率为91.4%[1]。临床上常用于对头孢地尼敏感的葡萄球菌属、链球菌属、肺炎球菌、消化链球菌、丙酸杆菌、淋病奈瑟菌、卡他莫拉菌、大肠埃希菌、克雷伯菌属、奇异变形杆菌、普鲁威登斯菌属、流感嗜血杆菌等菌株所引起的呼吸道感染、泌尿系统感染、外伤或者手术伤口的继发感染，以及中耳炎、鼻窦炎、毛囊炎、疖、疖肿、痈、传染性脓疱病、丹毒、蜂窝织炎、淋巴管炎、甲沟炎、皮下脓肿、粉瘤感染、慢性脓皮症等[2]。口服头孢地尼后约4小时达到血药峰浓度。吸收后在患儿痰液、扁桃体、上颌窦黏膜组织、中耳分泌物、皮肤组织和口腔组织等均有分布，尚不知是否在乳汁中有分泌。头孢地尼主要经肾脏排泄，人体血液、尿及粪便中未发现有抗菌活性的代谢产物。柴桂退热颗粒为一种中成药，主要成分为柴胡、桂枝、葛根、浮萍、黄芩、白芍、蝉蜕，临床上用于小儿外感发热。症状为发热，头身痛，流涕，口渴，咽红，溲黄，便干等。清热化痰口服液主要成分为黄芩、鱼腥草、川贝母、瓜蒌、莱菔子、胆南星、半夏、苦杏仁等，临床上用于清热化痰，宣肺止咳等。现代药理学研究证明，黄芩含黄芩苷，对肺炎球菌、金黄色葡萄球菌等致病菌有显著的抑制作用，对流感病毒有抑制作用；半夏含β-谷甾醇，对咳嗽有抑制作用；川贝母含贝母碱，可短时间抑制呼吸急促。毒理学试验表明：本品对动物主要脏器无不良反应。经临床验证表明：本品7天治愈率为65.4%，10天治愈率为76%，对患儿心、肝、肾等主要脏器及造血系统无严重不良反应，使用安全、有效。

头孢地尼常见的不良反应包括皮肤过敏（荨麻疹、瘙痒、发热、水肿等），嗜酸性粒细胞增多，中性粒细胞减少，肾功能异常（血尿素氮增多，急性肾衰竭等），肝损害（暴发性肝炎、肝功能异常、黄疸等），间质性肺炎与胃肠道不良反应（结肠炎、腹泻、腹痛、恶心、呕吐等）等。柴桂退热颗粒说明书中并没有不良反应与使用禁忌的描述，文献也报道不多，刘晶等[3]在分析山西省儿童医院现有中成药不良反应中选中的中成药包含柴桂退热颗粒，不良反应包括皮肤及附件副反应（荨麻疹、局部红肿等），全身性反应（包括发热、寒战、惊厥等），消化系统（食欲缺乏、恶心、呕吐及腹泻等），神经系统（烦躁不安、头晕、头痛等）。

清热化痰口服液说明书中未说明不良反应及药物相互作用，临床也未见相关报道。患儿服用头孢地尼、柴桂退热颗粒及清热化痰口服液之后出现干呕有可能是由这三种药物中某种药物单独或者两种以上药物联合产生的不良反应。可以视患儿病情更换抗菌药物或者暂停某一种或者某些药物，观察干呕情况有无改善，或者更换其他清热、止咳中成药。如情况没有改善，则需要去医院做进一步检查诊治。

参考文献

[1] 蒋春晖. 国内头孢地尼临床应用文献综述 [J]. 中国药师，2013，16（2）：302-304.

[2] Murphy TK，Parker-Athill EC，Lewin AB，et al. Cefdinir for recent-onset pediatric neuropsychiatric disorders：A pilot randomized trial[J].J Child Adolesc Psychopharmacol，2015，25（1）：57-64.

## 案例 19　患儿口服头孢地尼与庆大霉素后出现关节疼痛

### ✎ 问题描述

患儿，男，3.5 岁，14.7kg，诊断为细菌性肠炎，口服头孢地尼颗粒（全泽复）复发皮疹，经咨询后停药，但腹泻症状反复，再次就诊后，口服庆大霉素抗感染。服用庆大霉素 2 天后，临床症状改善，大便成形，但出现关节疼痛现象，问是否与用药有关？

### ❓ 问题来源
□ 患儿　　☑ 家长　　□ 医师　　□ 药师　　□ 护士　　□ 其他

### 📦 问题种类
不良反应

### ✉ 药物信息
【主要药名】头孢地尼胶囊　　　　　　【用药途径】口服

【剂型/规格】胶囊/0.1g　　　　　　【其他联用药物】庆大霉素

第一章

抗感染用药

#### 🔊 药师建议

庆大霉素为小单孢菌产生的多组分混合物，是目前临床用于抗革兰阴性菌感染的主要抗菌药物之一，庆大霉素应用广泛，常用于大肠杆菌、痢疾杆菌、肺炎克雷伯杆菌、变形杆菌、铜绿假单胞菌等革兰阴性菌引起的系统或局部感染。肾毒性与耳毒性是庆大霉素最常见不良反应，但也有包括关节炎在内的其他不良反应的报道。因此若服用庆大霉素后出现关节炎症状，应先停药，并根据不良反应严重情况对症治疗，待不良反应得到缓解后再换其他抗菌药物治疗。

#### 👤 药师分析

头孢地尼（Cefdinir）是优秀的第三代口服头孢菌素品种之一，对 β -内酰胺酶高度稳定，抗菌谱广、抗菌活性高、毒性低、不良反应小。头孢地尼对甲氧西林敏感的金葡菌、化脓性链球菌和肺炎球菌等革兰阳性菌具有很强的抗菌活性，高于头孢克肟、头孢克洛和头孢氨苄。对耐甲氧西林金葡菌（MRSA）和粪链球菌也有中等活性。健康成人空腹单次口服头孢地尼 50mg、100mg 和 200mg 后的血药浓度与剂量有关，均于 4 小时左右达血药峰浓度。头孢地尼主要以原形由尿和粪便中排泄，未发现有活性代谢产物出现，亦未见积蓄性。头孢地尼的血清蛋白结合率为 73%。主要不良反应为：消化道症状，如腹泻或腹痛；皮肤症状，如皮疹或瘙痒。主要的实验室数据异常包括谷丙转氨酶和谷草转氨酶升高，嗜酸性粒细胞增多。庆大霉素（Gentamicin）是一种氨基糖苷类抗菌药物，对大肠杆菌、产气杆菌、克雷伯杆菌、奇异变形杆菌、某些吲哚变形杆菌、铜绿假单胞菌、部分奈瑟菌、部分无色素沙雷杆菌和志贺菌等革兰阴性菌有抗菌作用；革兰阳性菌中，对金黄色葡萄球菌敏感[1-2]。庆大霉素能与细菌核糖体 30S 亚基结合，阻断细菌蛋白质合成。该品口服可用于肠道感染或结肠手术前准备，也可用该品肌内注射合并克林霉素或甲硝唑以减少结肠手术后感染率。庆大霉素从胃肠吸收很少，口服吸收率约为 0.2%，通常肌内或静脉注射给药从肌肉部位吸收迅速，注射后约 1 小时达高峰浓度，肾功能正常者血浆 $t_{1/2}$ 约为 2 小时，血浆蛋白结合率低，约为 30%。

庆大霉素的不良反应与其他氨基糖苷类抗菌药物相似，主要有过敏反应，可引起荨麻疹、药疹、血管神经性水肿、过敏性休克，甚至死亡；损害第八对脑神经，耳毒性的发生率约为 2.3%，耳毒性的发生与血清庆大霉素浓度有直接关系；对肾脏损害较轻，肾毒性的发生率约为2%~10%，损害常为可逆的；其他如手术后使用庆大霉素及庆大霉素气雾剂治疗，易引起呼吸抑制；重症肌无力者使用庆大霉素治疗，可导致呼吸肌麻痹与视力障碍；大剂量和较长时间使用庆大霉素，可引起电解质紊乱，发生低血钾和低血镁症；婴儿可因庆大霉素治疗发生脑红素脑病（核黄疸）；少数病例在庆大霉素治疗过程中可出现肝功能异常，如血清谷丙转氨酶（SGPT）升高等。庆大霉素的胃肠道反应主要有恶心呕吐、食欲缺乏及腹泻等，一般都能耐受。周华等[3]分析总结了69例服用庆大霉素引起的不良反应，包括全身性损害并可累及泌尿系统、听觉系统、血液系统、消化系统、皮肤黏膜、肌肉骨骼系统与神经系统等，如表1-16：

表1-16 庆大霉素致不良反应涉及器官或系统及主要临床表现

| 累及器官/系统 | 例数 | 构成比（%） | 临床表现 |
|---|---|---|---|
| 全身性损害 | 25 | 36.2 | 过敏性休克，面色苍白或潮红、寒战、呼吸困难、恶心、呕吐、头晕、口唇发绀等全身反应 |
| 泌尿系统 | 16 | 23.2 | 双肾区绞痛、双下肢水肿、少尿、无尿、蛋白尿、血尿等 |
| 听觉系统 | 9 | 13 | 眩晕、耳鸣及听力减退 |
| 血液系统 | 2 | 2.9 | 急性溶血、血小板减少 |
| 消化系统 | 5 | 7.2 | 腹部绞痛、恶心、呕吐 |
| 皮肤黏膜 | 7 | 10.1 | 各种皮疹如荨麻疹、剥落性皮炎、多形性皮疹、发疹性脓疱病等 |
| 肌肉骨骼系统 | 2 | 2.9 | 肌无力 |
| 神经系统 | 3 | 4.3 | 精神分裂样反应及失语等精神症状 |

此外，庆大霉素也有可能引起其他不良反应，如郝庆荣等[4]曾报道庆大霉素致急性关节炎的临床案例。在此病例中，患儿注射庆大霉素后心肺未见异常，出现双侧肘、腕、掌指及膝关节肿胀。实验室检查肝、肾功能正常，尿常规正常。血清抗链球菌溶血素O阴性，血清类风湿因子阴性。双膝、双肘关节正侧位X线片：未见关节间隙及邻近骨质异常改变。停用

第一章

抗感染用药

庆大霉素，肌内注射异丙嗪 25mg，每日 3 次，次日关节疼痛减轻，关节炎症渐愈。4 天后再次肌内注射同量庆大霉素（产地、批号同前），3 次 / 天，又复发上述症状，并出现皮疹，说明系该药所致变态反应性关节炎。此案例提示服用庆大霉素有可能引起关节炎。

参考文献

[1] 姜丹，蒋伟光 . 庆大霉素联合氨茶碱、糜蛋白酶雾化吸入治疗喘息性肺疾病的疗效分析 [J]. 中国医药指南，2017，15（16）：76.

[2] Bennett-Guerrero, E, Berry SM, Bergeseet SD, et al. A randomized, blinded, multicenter trial of agentamicin vancomycingel（DFA-02）in patients undergoing abdominal surgery[J]. Am J Surg, 2017, 213（6）: 1003-1009.

[3] 周华，吉三宝，沈南平 . 庆大霉素致儿童不良反应 69 例文献分析 [J]. 药物流行病学杂志，2009，18（4）：264-266.

[4] 郝庆荣，樊广渊，李丰年，等 . 庆大霉素致急性关节炎 1 例 [J]. 内科急危重症杂志，1997（3）：107.

## 案例 20　患儿服用头孢克肟颗粒后出现皮疹是否需停药

### ✎ 问题描述

患儿上呼吸道感染，自行服用 2 次头孢克洛干混悬剂，症状未缓解。就诊后遵医嘱服用头孢克肟颗粒（世福素）。现口服头孢克肟颗粒共计 4 顿，期间发生皮疹，遇热明显，1 小时后隐退，共计 2 次。未见其他不良反应，头孢克肟颗粒为首次服用。问是否需停药？是否可换头孢克洛干混悬剂继续治疗？

### ❓ 问题来源

□ 患儿　　☑ 家长　　□ 医师　　□ 药师　　□ 护士　　□ 其他

### 📦 问题种类

不良反应

### ✉ 药物信息

【主要药名】头孢克肟颗粒　　　　　【用药途径】口服

【剂型 / 规格】混悬颗粒 /50mg　　　【其他联用药物】无

## ◀) 药师建议

　　服用头孢克肟出现不良反应应停药，待不良反应缓解消失后改用头孢克洛干混悬剂治疗。尽管头孢克肟为第三代头孢类抗菌药物，对革兰阴性杆菌产生的 β-内酰胺酶高度稳定，对革兰阴性杆菌抗菌作用强于第一代和第二代头孢菌素，总体治疗效果和安全性优于第二代的头孢克洛，但小儿服用头孢克肟出现不良反应而服用头孢克洛干混悬剂未出现不良反应，因此可换用头孢克洛干混悬剂。头孢克洛在临床上治疗敏感菌所致的呼吸道感染效果亦不差，因此在无明显不良反应前提下可放心服用，但也应注意皮疹情况。

## ▲ 药师分析

　　头孢克肟（Cefixime）为口服用的第三代头孢菌素类抗菌药物，适用于对头孢克肟敏感的链球菌属（肠球菌除外）、肺炎球菌、淋球菌、卡他布兰汉球菌、大肠杆菌、克雷伯杆菌属、沙雷菌属、变形杆菌属及流感杆菌等引起的支气管炎、支气管扩张症（感染时）、慢性呼吸系统感染疾病的继发感染，肺炎；肾盂肾炎、膀胱炎、淋球菌性尿道炎；胆囊炎、胆管炎；猩红热；中耳炎、鼻窦炎等。作用机制为阻止细菌细胞壁的合成，其作用点因细菌的种类而异，与青霉素结合蛋白（PBP）中1（1a，1b，1c）以及3有较高亲和性。头孢克肟对革兰阴性杆菌产生的 β-内酰胺酶高度稳定，对革兰阴性杆菌抗菌作用强于第一代和第二代头孢菌素，对革兰阳性球菌抗菌作用不如第一代和第二代头孢菌素[1-2]。正常成人空腹口服一次50、100、900mg（效价），约4小时后血清浓度达到峰值，分别为0.69、1.13、1.95μg/ml，血清浓度半衰期为2.3~2.5小时。肾功能正常的小儿患儿口服一次1.5、3.0、6.0mg/kg后，3~4小时血清浓度达到峰值，分别为1.14、2.01、3.97μg/ml，血清浓度半衰期为3.2~3.7小时。服用头孢克肟后在患儿痰液，扁桃组织，上颌窦黏膜组织，中耳分泌物，胆汁，胆囊组织等的渗透性良好。主要经肾脏排泄，正常成人（空腹时）口服50、100、200mg（效价），尿中排泄率（0~12小时）约为20%~25%，最高尿中浓度分别为42.9μg/ml（4~6小时）、62.9μg/ml（4~6小时）、82.7μg/ml（4~6小时）。另外，肾功能正常的小儿患儿经口服用1.5、3.0、6.0 mg/kg后尿中排泄率

（0~12 小时）约为 13%~90%。排泄物中未发现具有抗菌活性的代谢产物。

头孢克肟主要不良反应包括腹泻等消化道反应（0.87%）、皮疹等皮肤症状（0.23%），临床检查值异常，包括 ALT 升高（0.61%）、AST 升高（0.45%）、嗜酸性粒细胞增多（0.20%）等；具体如下。

1.休克：有引起休克（<0.1%）的可能性，应密切观察，如有出现不适感、口内异常感、哮喘、眩晕、便意、耳鸣、出汗等现象，应停止给药，采取适当处置。

2.过敏性症状：有出现过敏样症状（包括呼吸困难、全身潮红、血管神经性水肿、荨麻疹等，<0.1%）的可能性，应密切观察，如有异常发生时停止给药，采取适当处置。

3.皮肤病变：重症多形红斑（史－约综合征，0.1%），中毒性表皮坏死症（即 Lyell 综合征，<0.1%），应密切观察，如发生发热、头痛、关节痛、皮肤或黏膜红斑、水疱、皮肤紧张感、灼热感、疼痛等症状，应停止给药，采取适当处置。

4.血液障碍：粒细胞缺乏症（<0.1%，早期症状：发热、咽喉痛、头痛、倦怠感等）、溶血性贫血（<0.1%，早期症状：发热、血红蛋白尿、贫血等症状）、血小板减少（<0.1%，早期症状：点状出血、紫斑等），且也有同其他头孢类抗菌药物一样的造成全血细胞减少的报告，因此应密切观察，例如进行定期检查等，有异常发生时应停止给药，采取适当处置。

5.肾功能障碍：有引起急性肾功能不全等严重肾功能障碍（<0.1%）的可能性，因此应密切观察，如定期进行检查等，如有异常发生时，应停止给药，采取适当处置。

6.结肠炎：可能引起伴有血便的严重大肠炎（如假膜性结肠炎等）（<0.1%）的可能性。如有腹痛、反复腹泻出现时，应立即停止给药，采取适当处置。

7.有发生间质性肺炎（发热、咳嗽、呼吸困难、胸部 X 线异常、嗜酸性粒细胞增多等症状）及 PIE 综合征（均 <0.1%）等的可能性，如有上述症状发生应停止给药，采取给予糖皮质激素等适当处置。

8.其他不良反应，包括维生素 K 缺乏症、头晕、头痛、恶心、呕吐、腹泻、腹痛、食欲缺乏、便秘等。

龙敏等[3]回顾分析了服用头孢克肟后不良反应发生的年龄和性别分布，发现 3 周岁以下的儿童和 50 周岁以上的成人发生不良反应的概率大于 3 岁以上 50 岁以下的患者。

头孢克洛（Cefaclor）为第二代头孢菌素类抗菌药物，其抗菌谱与头孢羟氨苄相似，但抗菌性能较后者强。对肺炎球菌、溶血性链球菌、金黄色葡萄球菌、大肠杆菌、肺炎杆菌、奇异变形杆菌、流感杆菌均有作用；不动杆菌属、普通变形杆菌、沙雷菌属和铜绿假单胞菌对本品耐药。口服后迅速从肠道吸收，分布于全身组织中，在中耳脓液中可达到足够的浓度。临床上常用于敏感菌所致的呼吸道、泌尿道和皮肤、软组织感染，以及中耳炎等。虽然头孢克肟效果优于头孢克洛，但头孢克洛在临床上治疗呼吸道感染亦取得不错效果。患儿服用头孢克肟颗粒后出现不良反应，则应该及时停药，待不良反应缓解消失后，尝试服用无不良反应的头孢克洛。

参考文献

[1] Unemo M, Golparian D, Nicholas R, et al.High-level cefixime-and ceftriaxone-resistant Neisseriagonorrhoeae in France：novel penA mosaic allele in a successful international clone causes treatment failure[J]. Antimicrob Agents Chemother, 2012, 56（3）: 1273-1280.

[2] Allen VG, Mitterni L, Seah C, et al. Neisseriagonorrhoeae treatment failure and susceptibility to cefixime in Toronto, Canada[J]. JAMA, 2013, 309（2）: 163-170.

[3] 龙敏，张丹，陈蓉. 头孢克肟致药品不良反应分析 [J]. 中国药房，2012，23（6）: 561-562.

## 案例 21　美罗培南用量误增 10 倍应如何增加排泄

### ✎ 问题描述

4 岁 15kg 女童，外院单次美罗培南（美平）用量误增 10 倍，实际用量 100mg/kg，来院急诊就诊，应如何增加排泄，降低药物毒性？

### ❓ 问题来源

☐ 患儿　　☐ 家长　　☑ 医师　　☐ 药师　　☐ 护士　　☐ 其他

### 📦 问题种类

用法用量

## ✉ 药物信息

【主要药名】美罗培南　　　　　　【用药途径】静脉给药

【剂型/规格】注射剂/0.25g　　　　【其他联用药物】无

## ◀) 药师建议

美罗培南穿透性高，除金属 β-内酰胺酶以外，其对大多数 β-内酰胺酶（包括由革兰阳性菌及革兰阴性菌所产生的青霉素酶和头孢菌素酶）的水解作用具有较强的稳定性。美罗培南主要经肾排泄（70%），患儿目前尚无不良反应出现。由于美罗培南安全浓度范围较大，且无特效解毒剂，药师建议多喝水以及加大输液量，同时临床复查肝肾功能，观察尿量，若出现肾损伤或尿量减少，应予以利尿、碱化尿液（美罗培南 pH 4~6）处理，必要时可以通过血液透析来清除药物。发现患儿肝、肾功能结果均在正常范围，继续观察；若有指标异常，则应积极对症治疗。

## 👤 药师分析

美罗培南（Meropenem）属于碳青霉烯类抗菌药物，通过抑制细菌细胞壁的合成而产生抗菌作用，美罗培南容易穿透大多数革兰阳性和阴性细菌的细胞壁，从而到达其作用靶点青霉素结合蛋白（PBP）。除金属 β-内酰胺酶以外，其对大多数 β-内酰胺酶（包括由革兰阳性菌及革兰阴性菌所产生的青霉素酶和头孢菌素酶）的水解作用具有较强的稳定性。美罗培南不宜用于治疗甲氧西林耐药的葡萄球菌感染，有时对其他碳青霉烯类的耐药菌株亦表现出交叉耐药性。体外试验显示，对一些铜绿假单胞菌的分离菌株，美罗培南与氨基苷类抗菌药物合用可产生协同作用。美罗培南适用于成人和儿童由单一或多种对美罗培南敏感的细菌引起的子宫内膜炎、肺炎（包括院内获得性肺炎）、尿路感染、妇科感染（如子宫内膜炎和盆腔炎等）、皮肤软组织感染、脑膜炎、败血症等。此外，对粒细胞减少症伴发热患儿，可单独应用本品或联合抗病毒药或抗真菌药使用。美罗培南单用或与其他抗微生物制剂联合使用也可用于治疗复数菌感染[1-2]。美罗培南严重不良反应少见，临床试验中可见下列不良反应：

1. 过敏反应：主要有皮疹、瘙痒、药热等过敏反应；偶见过敏性休克。
2. 消化系统：主要有腹泻、恶心、呕吐、便秘等胃肠道症状。
3. 肝脏：偶见肝功能异常、胆汁淤积型黄疸等。

4.肾脏：偶见排尿困难和急性肾衰竭。

5.中枢神经系统：偶见失眠、焦虑、意识模糊、眩晕、神经过敏、感觉异常、幻觉、抑郁、痉挛、意识障碍等中枢神经系统症状。另有报道，称该药用后偶可诱发癫痫发作。

6.血液系统：偶见胃肠道出血、鼻出血和腹腔积血等出血症状。

7.注射给药时可致局部疼痛、红肿、硬结，严重者可致血栓性静脉炎。

美罗培南成人给药剂量和时间间隔应根据感染类型、严重程度及具体情况而定[1]。肺炎、尿路感染、妇科感染（如子宫内膜炎）、皮肤或软组织感染，每8小时给药1次，每次500mg，静脉滴注。院内获得性肺炎、腹膜炎、中性粒细胞减少的合并感染、败血症的治疗，每8小时给药1次，每次1g，静脉滴注。脑膜炎患者，推荐每8小时给药1次，每次2g。张红等[2]比较了特殊人群患者与健康志愿者美罗培南药动学参数，如表1-17。

表1-17 特殊人群患者与健康志愿者美罗培南药动学参数比较

（$mean \pm SD$）

| 分组 | $t_{1/2}$（h） | $AUC_{0-24}$（h·mg/L） | $V_d$（L） | CL（L/h） | $C_{max}$（mg/L） |
|---|---|---|---|---|---|
| 健康志愿受试者 | 1.20±0.18 | 70.50±10.30 | 13.48±12.40 | 19.68±5.70 | 51.60±6.50 |
| 老年受试者 | 2.60±1.70 | 129.08±89.44 | 28.97±13.42 | 39.34±5.94 | 55.74±18.60 |
| 新生儿给药30分钟 | 3.40±0.90 | 0.74±0.67 | 0.54±0.83 | 0.05±0.02 | 89.30±32.70 |
| 新生儿给药4小时 | 3.30±1.70 | 0.68±0.12 | 0.68±0.17 | 0.06±0.03 | 54.50±19.00 |
| 肥胖患者 | 3.10±0.70 | 58.10±23.90 | 37.40±14.70 | 10.20±5.00 | 28.80±7.80 |

新生儿给药方案：20mg/kg，q12h静脉输注；肥胖患者：BMI ≥ 40kg/m²

肌酐清除率 <51ml/min 患儿应酌情减小剂量，且美罗培南不应与其他药物混合使用。儿童：年龄3个月至12岁的儿童，根据感染类型的严重程度、致病菌敏感性和患儿的具体情况，每8小时按规定剂量10~20mg/kg给药，体重超过50kg的儿童，按成人剂量给药。脑膜炎患儿的治疗，剂量按每8小时40mg/kg给药。目前尚无儿童肝肾功能不全的使用经验。

婴幼儿：年龄 3 个月以下婴幼儿，本品疗效和耐受性不清楚，因此，年龄在 3 个月以下的婴幼儿，不推荐使用美罗培南。毒理研究表明，大鼠给予美罗培南，剂量达 1000mg/（kg·d），猕猴剂量达 360mg/（kg·d）（以 AUC 比较，分别相当于人每 8 小时 1g 剂量时暴露量的 1.8 及 3.7 倍），未见有生殖毒性，也未发现对生育力和胎儿的损害，但大鼠剂量 ≥ 250 mg/（kg·d）（以 AUC 比较，分别相当于人每 8 小时 1g 剂量时暴露量的 0.4 倍）时，胎仔体重出现轻微异常改变。美罗培南在体内主要以原形从尿液中排出。因此，若服用过量，则应大量喝水或者输液来促进美罗培南的排泄。对肾功能正常患儿，可适当使用利尿剂以及碱化尿液（美罗培南 pH 4~6）来促进药物排泄。此外，亦可通过血液透析将药物清除。由于丙磺舒可以竞争性激活肾小管分泌，抑制肾脏排泄，减缓美罗培南的排泄，因此禁止美罗培南和丙磺舒合用。在服用药物过量后，也应及时监测肝肾心脑等重要器官功能，若指标异常，应对症治疗。

---

参考文献

[1] 田丁，苏力，冀冰心，等. 美罗培南在血液系统疾病合并感染时的应用 [J]. 中国抗生素杂志，2004，29（8）：462-464.

[2] 张红，金路，葛卫红，等. 不同生理病理状态下美罗培南药动学 / 药效学差异性研究进展 [J]. 中国感染与化疗杂志，2016，16（1）：92-98.

## 案例 22   红霉素肠溶胶囊拆开囊壳使用是否影响肠溶效果

### ✎ 问题描述

红霉素肠溶胶囊（上海信谊）在新生儿中使用时需拆开胶囊壳，是否会影响肠溶效果？

### ❓ 问题来源

□患儿　　□家长　　☑医师　　□药师　　□护士　　□其他

### 📦 问题种类

用法用量

### ✉ 药物信息

【主要药名】红霉素肠溶胶囊　　　【用药途径】口服

【剂型 / 规格】胶囊剂 /0.25g　　　【其他联用药物】无

**第一章 抗感染用药**

## ◈ 药师建议

红霉素是由链球菌（Streptomyces erythreus）所产生的一种碱性抗菌药物，属大环内酯类。红霉素系抑菌剂，但在高浓度时对高度敏感的细菌也具有杀菌作用。其作用机制是可透过细菌细胞膜，在接近供位（"P"位）与细菌核糖体的 50S 亚基成可逆性结合，阻断转移核糖核酸（tRNA）结合至"P"位上，同时也阻断多肽链自受位（"A"位）至"P"位的位移，使细菌蛋白质合成受到抑制，从而起抗菌作用。红霉素仅对分裂活跃的细菌有效。红霉素抗菌谱广，对大多数革兰阳性菌、部分革兰阴性菌及一些非典型致病菌有效。红霉素肠溶胶囊的肠溶效果来自于硬胶囊里面的肠溶微丸，而不是硬胶囊，因此对成人而言红霉素肠溶胶囊拆开囊壳使用并不会影响其肠溶效果。但是，对于新生儿而言，其胃液偏碱性，可能使药物提前释放，应当采用同功能的注射剂剂型药品替代。

## ◈ 药师分析

红霉素（Erythromycin）肠溶胶囊属大环内酯类抗菌药物，通过与敏感细菌核糖体 50S 亚基结合，抑制肽酰基转移酶，影响核糖核蛋白体的移位过程，妨碍肽链增长，从而抑制细菌蛋白质合成。红霉素肠溶胶囊抗菌谱和青霉素相近，特点是对青霉素产生耐药的菌株对本品敏感，对葡萄球菌属（耐甲氧西林菌株除外）、各组链球菌和革兰阳性杆菌均具抗菌活性。化脓性链球菌、A 组溶血性链球菌、葡萄球菌、肺炎链球菌、脑膜炎双球菌、淋病双球菌、百日咳杆菌等也对红霉素肠溶胶囊敏感。红霉素对除脆弱拟杆菌和梭杆菌属以外的各种厌氧菌亦具抗菌作用，对肺炎支原体、衣原体、军团菌属、梅毒螺旋体、钩端螺旋体、胎儿弯曲菌也有抑制作用。非临床毒理研究：对大鼠长期（2 年）研究，口服红霉素无致癌、致基因突变的证据；对于雄性和雌性大鼠的研究未发现其对生殖方面的影响。口服红霉素碱吸收入血后，主要与血浆蛋白结合，并很快广泛分布于体液中。红霉素不易透过血脑脊液屏障，但当脑膜有炎症时，则可进入脑脊液。红霉素可透过胎盘屏障，但浓度较低。红霉素可以通过乳汁分泌。肝功能正常情况下，红霉素集中在肝脏中从胆汁中排泄，但肝功能异常时，胆汁的排泄情况不详。红霉素主要经胆汁排泄，部分在肠道中被吸收。通常情况下，约 5% 红霉素以活性形式从尿中排泄。

红霉素肠溶胶囊为肠溶微丸胶囊，口服后硬胶囊在胃中溶解，而微丸在小肠上端溶解、释放药物并被吸收，避免了红霉素碱在胃酸中的降解和失活。由于其颗粒较小且有肠溶包衣，微丸很易通过胃部进入小肠溶液、吸收。口服红霉素肠溶胶囊 500mg 后 2.9 小时左右，血药浓度可达高峰（2.517mg/ml），半衰期约为 1.7 小时。饮食对红霉素肠溶胶囊的吸收无明显影响 [1-2]。陈挺等 [3] 研究了采用 TEC 和 PEG-4000 两种增塑剂在不同 pH 条件下红霉素肠溶微丸的体外释放度，见表 1-18。

表 1-18　红霉素肠溶微丸的体外释放度

| 介质 pH 值 | TEC | | | PEG-4000 | | |
|---|---|---|---|---|---|---|
| | 1 | 2 | 3 | 1 | 2 | 3 |
| pH 1.2（2h） | 6.56 | 5.84 | 5.77 | 5.02 | 4.83 | 3.94 |
| pH 6.8（0.5h） | 93.27 | 93.12 | 93.39 | 94.70 | 94.54 | 95.55 |
| 累积释药量（%） | 99.83 | 98.96 | 99.16 | 99.72 | 99.37 | 99.49 |

由表 1-18 可知，采用 TEC 和 PEG-4000 为增塑剂时，包衣微丸均具有良好的肠溶效果，在 pH 1.2 盐酸介质中释放量 <10%，而在 pH 6.8 的磷酸盐缓冲液中 30 分钟内微丸迅速崩解释放完全。因此成人使用红霉素肠溶胶囊拆开囊壳使用不会影响其肠溶效果。但对新生儿而言，其胃内环境偏碱性，并且个体差异大，建议使用注射剂剂型，不采用口服制剂。

参考文献

[1] Somogyi AA, Bochner F, Hetzel D, et al. Evaluation of the intestinal absorption of erythromycin in man: absolute bioavailability and comparison with enteric coated erythromycin[J]. Pharmaceutical research, 1995, 12（1）: 149-154.
[2] McDonald PJ, MATHER LE, Story MJ. Studies on absorption of a newly developed enteric - coated erythromycin base[J]. The Journal of Clinical Pharmacology, 1977, 17（10）: 601-606.
[3] 陈挺，张焱，陈庆华，等. 水性包衣工艺制备红霉素肠溶微丸的研究 [J]. 中国药学杂志，2002（6）: 34-36.

## 案例23 胎儿期弓形虫感染新生儿如何选择治疗药物

### 📝 问题描述

胎儿期弓形虫感染，选择何种药物治疗？孕期感染如何治疗？

### ❓ 问题来源

☐ 患儿　　☐ 家长　　☑ 医师　　☐ 药师　　☐ 护士　　☐ 其他

### 📦 问题种类

适应证

### ✉ 药物信息

【主要药名】螺旋霉素　　　　　【用药途径】口服

【剂型/规格】胶囊剂/0.25g　　【其他联用药物】乙胺嘧啶、阿奇霉素

### 🔊 药师建议

弓形虫病或弓形体病是由弓形虫所致的一种人、畜共患的寄生虫性传染病，广泛分布于世界各地，严重危害人、畜健康。先天性感染远较后天性感染严重，这种感染是全身性的，主要表现为全身感染中毒症状和中枢神经系统及眼部等多器官病变。对确诊为先天性弓形虫病，不管有无症状，均应给予治疗。目前常用的治疗药物为磺胺嘧啶、乙胺嘧啶、螺旋霉素和阿奇霉素。乙胺嘧啶排泄极慢，易引起中毒不建议使用；螺旋霉素能通过胎盘，且对胎儿无不良影响，适用于妊娠期治疗预防新生儿先天性弓形虫感染。

### 👤 药师分析

弓形虫（Toxoplasma gondii）也叫三尸虫，是细胞内寄生虫。寄生于细胞内，随血液流动，到达全身各部位，破坏大脑、心脏、眼底，致使人的免疫力下降，患各种疾病。它是专性细胞内寄生虫，球虫亚纲，真球虫目，等孢子球虫科、弓形虫属。先天性弓形虫病又称弓形体病，是由刚地弓形虫所引起的人畜共患病。猫和其他猫科动物是弓形虫的终宿主，它寄生在这些动物的小肠上皮细胞内，形成囊合子（许多文章称作"卵囊"，

不够准确）随粪便排出，其他哺乳动物和鸟进食后发生感染，在它们身体的组织内发育成为包囊，如图 1-2。囊合子和包囊是弓形虫的不同发育阶段。虽然弓形虫并不"挑剔"，但是除了终宿主以外，在其他动物体内只能进行无性繁殖，不能向外界散播它的后代。弓形虫在人体多为隐性感染，主要侵犯眼、脑、心、肝、淋巴结等。孕妇受染后，病原可通过胎盘感染胎儿，直接影响胎儿发育，致畸严重。本病临床表现复杂，诊断较难。临床上若出生后，呈现小头畸形、小眼症等，在新生儿或婴儿期出现黄疸持续不退、肝脾大、视网膜脉络膜炎等，再结合流行病学资料，如母亲有流产、早产、死产史，与猫密切接触史或进食未熟的肉类、蛋类、奶类史，临床要考虑本病，确诊须靠实验室检查 [1]。

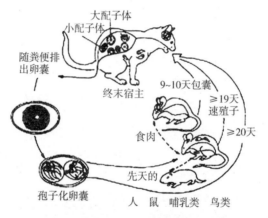

图 1-2　弓形虫的传播

对确诊为先天性弓形虫病，不管有无症状，均应给予治疗。目前首选乙胺嘧啶和磺胺嘧啶联合用药。乙胺嘧啶是二氢叶酸还原酶抑制剂，磺胺嘧啶能竞争二氢叶酸合成酶使二氢叶酸合成减少，两药均使虫体核酸合成障碍而抑制其生长，故两药联用具有协同作用。乙胺嘧啶、磺胺嘧啶口服联用疗程最短 1 个月，超过 4 个月疗效较佳。乙胺嘧啶有骨髓抑制作用，故应同时加服叶酸。螺旋霉素可与弓形虫核糖核酸结合抑制转运核糖核酸（tRNA），使蛋白合成障碍，产生抗虫体作用。螺旋霉素在脏器和胎盘中的浓度高，无致畸作用，具有安全、不良反应小，且能有效的控制弓形虫经胎盘播散，目前已广泛用于妊娠期获得性急性弓形虫病。与螺旋霉素同类的阿奇霉素亦有类似效果。克林霉素（氯林可霉素）可渗入眼组织中，浓度较高，治疗眼弓形虫病疗效较好。常用治疗方案主张采用诱导维持疗法，即首先采用 4~6 周多种有效的抗弓形虫药物的大剂量联合治疗，以进行诱导强化治疗，而后减少用药种类和减小药物剂量，进行抗弓形虫药物的长期维持治疗。一般维持治疗药物的用量是诱导强化时药物用量的 $1/2^{[2-5]}$。

参考文献

[1] Hendrik Wilking, Michael Thamm, Klaus Stark, et al. Prevalence, incidence estimations, and risk factors of Toxoplasma gondii infection ingermany: a representative, cross-sectional, serological study[J]. Sci Rep, 2016, 6: 22551.

[2] 黎春玲 . 新生儿先天性弓形虫病 18 例临床分析 [J]. 现代医药卫生,2008（1）: 58-59.

[3] 白桂琴 . 失天性弓形虫病的防治现状 [J]. 国外医学·妇幼保健分册, 1999 （3）: 131-133.

[4] 齐静姣 . 先天性弓形虫病 [J]. 河南医学研究, 1997（4）: 96-97.

[5] 吕元聪 . 先天性弓形虫病 [J]. 中国实用内科杂志, 1994（3）: 164-166.

## 案例 24  后天弓形虫感染用何种药物治疗

### ✒ 问题描述

西藏地区为牧区，孕妇及新生儿弓形虫感染较多见，应如何选择药物进行治疗？

### ❓ 问题来源

☐ 患儿　　☐ 家长　　☑ 医师　　☐ 药师　　☐ 护士　　☐ 其他

### 📦 问题种类

药品对比与选用

### ✉ 药物信息

【主要药名】乙胺嘧啶 + 磺胺嘧啶　　　　　【用药途径】口服

【剂型 / 规格】片剂 /6.25mg+ 片剂 /0.5 g　　【其他联用药物】无

## 🔊 药师建议

　　弓形虫（Toxoplasma gondii）也叫三尸虫，是细胞内寄生虫。寄生于细胞内，随血液流动，到达全身各部位，破坏大脑、心脏、眼底，致使人的免疫力下降，患各种疾病。它是专性细胞内寄生虫，球虫亚纲，真球虫目，等孢子球虫科、弓形虫属。及时和恰当的治疗可使弓形虫病得到控制或治愈。传统的抗弓形虫药物是磺胺嘧啶和乙胺嘧啶，现也可采用螺旋霉素、氯林可霉素、阿奇霉素等药物治疗。弓形虫病的治疗必须在有经验的医师指导下进行，以确定合宜的药物配伍、剂量和疗程，并防止药物不良反应的发生。

## 👤 药师分析

　　乙胺嘧啶对某些恶性疟及间日疟原虫的红外期有抑制作用，对红内期的抑制作用仅限于未成熟的裂殖体阶段，能抑制滋养体的分裂。疟原虫红内期不能利用环境中出现的叶酸，而必须自行合成，乙胺嘧啶是二氢叶酸还原酶的抑制剂，使二氢叶酸不能还原为四氢叶酸，进而影响嘌呤及嘧啶核苷酸的生物合成，最后使核酸合成减少，使细胞核的分裂和疟原虫的繁殖受到抑制。疟原虫的DNA合成主要发生在滋养体阶段，在裂殖体期合成甚少，故乙胺嘧啶主要作用于进行裂殖增殖的疟原虫，对已发育完成的裂殖体则无效[1]。口服乙胺嘧啶后在肠道吸收较慢但完全，6小时内血浆浓度达高峰，它的抗叶酸作用可持续48小时以上。主要分布于红、白细胞及肺、肝、肾、脾等器官中。乙胺嘧啶能通过胎盘，经肾脏缓慢排出。服药后5~7日内约有10%~20%的原形物自尿中排出，可持续30日以上。乙胺嘧啶也可由乳汁排出，从粪便仅排出少量。$t_{1/2\beta}$为80~100小时。血浆浓度为10~100mg/L时，能抑制恶性疟原虫敏感株的血内裂殖体。

　　磺胺嘧啶属中效磺胺类，对非产酶金黄色葡萄球菌、化脓性链球菌、肺炎链球菌、大肠埃希菌、克雷伯菌属、沙门菌属、志贺菌属等肠杆菌科细菌、淋病奈瑟菌、脑膜炎奈瑟菌、流感嗜血杆菌具有抗菌作用，此外，在体外对沙眼衣原体、星形奴卡菌、疟原虫和弓形虫也有抗微生物活性。磺胺嘧啶的抗菌活性同磺胺甲噁唑。但近年来细菌对磺胺嘧啶的耐药性增高，尤其是链球菌属、奈瑟菌属以及肠杆菌科细菌，可与PABA竞争性作用于细菌体内的二氢叶酸合成酶，从而阻止PABA作为原料合成细菌所需的叶酸，减少具有代谢活性的四氢叶酸，而后者则是细菌合成嘌呤、胸腺嘧啶核苷和脱氧核糖核酸（DNA）的必需物质，因此抑制细菌的生长繁殖。磺胺嘧啶口服吸收快，约可吸收给药量的 70% 以上，单次口服 2g 后游离血药峰浓度（$C_{max}$）约为 30~60 mg/L。磺胺嘧啶在体内的分布与磺胺异噁唑相仿，可透过血－脑脊液屏障，脑膜无炎症时，脑脊液中药物浓度约为血药浓度的 50%，脑膜有炎症时，脑脊液中药物浓度约可达血药浓度的 50%~80%。该药的血消除半衰期（$t_{1/2}$）在肾功能正常者约为 8~13 小时，肾衰竭者消除半衰期（$t_{1/2\beta}$）延长，给药后 48~72 小时内以原形自尿中排出给药量的 60%~85%。药物在尿中溶解度低，易发生结晶尿。腹膜透析不能排出磺胺嘧啶，血液透析仅中等强度清除该药。磺胺嘧啶的蛋白结合率为 38%~48%。有研究[2-3]总结了不同条件下弓形虫感染的治疗方法，如表 1-19。

表 1-19　弓形虫病的治疗方法

| 临床表现 | 治疗方法 |
| --- | --- |
| 急性，无临床症状的患儿<br>急性感染伴发淋巴结肿大、发热或者免疫能力正常的患儿<br>全身乏力，血清学检测呈阳性，但无临床症状的隐性感染的患儿 | 目前没有合理有效的治疗方案 |
| 免疫功能正常的成人伴有严重的临床症状<br>实验室感染弓形虫速殖子<br>免疫缺陷的患儿伴发活动性疾病<br>孕妇在妊娠期间感染 | 乙胺嘧啶<br>磺胺嘧啶<br>亚叶酸（叶酸） |
| 妊娠期前 18 周，通过羊膜穿刺术检测出胎儿未感染且无其他异常临床表现 | 螺旋霉素 |
| 胎儿确诊感染或者在妊娠 24 周以后被感染 | 乙胺嘧啶，磺胺嘧啶，亚叶酸（叶酸）。妊娠期前 14 周禁止服用乙胺嘧啶 |
| 婴儿患有先天性弓形虫感染 | 乙胺嘧啶，磺胺嘧啶，亚叶酸（叶酸）。当患儿脑脊液蛋白 ≥ 10mg/L，或者患有脉络膜视网膜炎并对视力造成影响时，偶尔可服用皮质类固醇（泼尼松） |

续　表

| 临床表现 | 治疗方法 |
|---|---|
| 大龄儿童或成年人患有脉络膜视网膜炎 | 乙胺嘧啶,磺胺嘧啶,亚叶酸(叶酸)。如果患有视网膜黄斑或后极部异常或玻璃体炎并对视力造成影响时,可服用皮质类固醇(泼尼松) |
| 弓形虫感染伴发的脉络膜新生血管膜炎 | 乙胺嘧啶,磺胺嘧啶,亚叶酸(叶酸) |

参考文献

[1] Maegawagh B, Tropak M, Buttner J, et al. Pyrimethamine as a potential pharmacological chaperone for late-onset forms of GM2 gangliosidosis[J]. Journal of Biological Chemistry, 2007, 282(12): 9150-9161.

[2] 王大为, 郭晓改, 司海洋, 等. 弓形虫感染治疗方法的研究进展[J]. 黑龙江畜牧兽医, 2016(5): 54-57, 61.

[3] 魏姗姗. 弓形虫感染治疗药物效果的 meta 分析[A]// 中华预防医学会医学寄生虫分会, 广东省寄生虫学会.2013年全国寄生虫学与热带医学学术研讨会论文集[C]. 中华预防医学会医学寄生虫分会、广东省寄生虫学会, 2013.

## 案例 25　患儿误服阿奇霉素过量如何处理

### 问题描述

7 岁患儿体重 25kg, 医嘱阿奇霉素 0.25g qd, 家长不慎予 0.25g tid, 服用 3 次后才发现, 问是否会出现不良反应?

### 问题来源
□患儿　　□家长　　☑医师　　□药师　　□护士　　□其他

### 问题种类
毒性反应和过量

### 药物信息
【主要药名】阿奇霉素　　　　　　【用药途径】口服

【剂型 / 规格】干混悬剂 /100mg　　【其他联用药物】无

#### ◄）药师建议

　　阿奇霉素是大环内酯类抗菌药物，于 1980 年被发现，1981 年推出。与红霉素等药物作用机制相同，也是通过抑制细菌蛋白质合成产生抑菌作用，其对革兰阳性及革兰阴性菌、厌氧菌等均有较好抗菌效应。阿奇霉素是一种在临床上使用非常普遍的抗菌药物，常用于治疗耳部疾病、鼻窦炎、肺炎、咽喉感染等。2013 年 3 月 12 日，美国食品和药物管理局发布警告说，目前广泛使用的抗菌药物阿奇霉素有引发心脏病的风险，但该患儿目前无疑似药物不良反应的表现。阿奇霉素可首剂加倍，故嘱其随访观察，如出现异常变化，来医院就诊

#### 🧍 药师分析

　　阿奇霉素（Azithromycin，AZM）为氮杂内酯类抗菌药物，其作用机制是通过与敏感微生物的 50S 核糖体的亚单位结合，从而干扰其蛋白的合成（不影响核酸的合成）。体外实验和临床研究均表明，阿奇霉素对多种致病菌有效，包括革兰阳性需氧微生物：金黄色葡萄球菌、酿脓链球菌、肺炎链球菌、溶血性链球菌。阿奇霉素对于耐红霉素的革兰阳性菌有交叉耐药性。大多数粪链球菌（肠球菌属）以及耐甲氧西林的葡萄球菌对阿奇霉素耐药，革兰阴性需氧微生物：流感嗜血杆菌、卡他莫拉菌、沙眼支原体。体外试验和临床研究提示，阿奇霉素可预防鸟胞内分枝杆菌复合体（由鸟胞内分支杆菌和胞内分支杆菌组成）引起的疾病。产 β - 内酰胺酶的菌株对阿奇霉素无效。

　　阿奇霉素峰浓度为 0.4~0.45 mg/L，在体内分布广泛，在各组织内浓度可达同期血浓度的 10~100 倍，在巨噬细胞及成纤维细胞内浓度高，前者能将阿奇霉素转运至炎症部位[1-2]。阿奇霉素单剂给药后的血消除半衰期（$t_{1/2\beta}$）为 35~48 小时，给药量的 50% 以上原形经胆道排出，给药后 72 小时内约 4.5% 以原形经尿排出。阿奇霉素的血清蛋白结合率随血药浓度的增加而减低，当血药浓度为 0.02μg/ml 时，血清蛋白结合率为 15%；当血药浓度为 2μg/ml 时，血清蛋白结合率为 7%。阿奇霉素一般耐受性良好，不良反应发生率较低，多为轻到中度可逆性反应。常见不良反应见下表 1-20。服用过量产生不良反应和推荐剂量一样，如服用过量，则密切观察患儿病情，如出现明显不良反应则暂停服用，并根据病情给予对症与支持治疗。

表 1-20　阿奇霉素常见不良反应

| 累及器官/不良反应类型 | 临床表现 |
| --- | --- |
| 消化系统 | 腹泻、恶心、腹痛、稀便、呕吐等 |
| 神经系统 | 头痛、嗜睡等 |
| 过敏反应 | 关节痛、血管神经性水肿、荨麻疹、光过敏 |
| 心血管系统 | 心律不齐、室性心动过速等 |
| 泌尿生殖系统 | 间质性肾炎、急性肾衰竭 |

侯春阳等[3]报道1例患儿口服阿奇霉素过量致肌张力不全的案例。患儿，男，11岁1月，因"咳嗽2天，姿势异常半天"入院。入院前2天，患儿无明显诱因出现咳嗽，不伴发热。家人自行予患儿服用过量阿奇霉素胶囊，0.5g，3次/天。连续2天后出现肌张力不全的表现，病程中未服用其他药物，经山莨菪碱处理后很快缓解，精神反应好，再未出现类似的发作，头颅CT及脑电图均正常，排除颅内病变可能，故可肯定阿奇霉素所致的药源性肌张力不全。该例患儿未见其他不良反应，如胃肠道症状、肝肾功能损害、药疹等。口服阿奇霉素对儿童是安全的，但要注意严格掌握用药指征，避免滥用和超剂量长期应用，以免造成意外的躯体和经济损害。

参考文献

[1] 陈嘉慧，印根权，余嘉璐，等.红霉素与阿奇霉素治疗小儿肺炎支原体肺炎的临床研究 [J].中国临床药理学杂志，2015，31（8）：587-589.

[2] 梁景林.阿奇霉素序贯疗法治疗小儿支原体肺炎的分析 [J].当代医学，2012，18（26）：135-136.

[3] 侯春阳，钟敏.口服阿奇霉素过量致肌张力不全1例 [J].儿科药学杂志，2010，16（3）：66.

## 案例 26　阿奇霉素注射液是否可用葡萄糖氯化钠溶液配置

✎ **问题描述**

阿奇霉素注射液可否用葡萄糖氯化钠溶液配置？

❓ **问题来源**

□患儿　　□家长　　□医师　　□药师　　☑护士　　☑其他

#### ❒ 问题种类

调配与溶媒选择

#### ✉ 药物信息

【主要药名】阿奇霉素注射液　　　　【用药途径】静脉滴注

【剂型/规格】注射剂/2ml∶0.2g　　　【其他联用药物】无

#### 🔊 药师建议

　　阿奇霉素是大环内酯类抗菌药物，于 1980 年被发现，1981 年推出。又翻译作阿红霉素、阿齐红霉素。与红霉素等药物作用机制相同，也是通过抑制细菌蛋白质合成产生抑菌作用，其对革兰阳性及革兰阴性菌、厌氧菌等均有较好抗菌效应。阿奇霉素是一种在临床上使用非常普遍的抗菌药物，常用于治疗耳部疾病、鼻窦炎、肺炎、咽喉感染等。已有大量文献报道阿奇霉素可以与包括葡萄糖氯化钠溶液在内的常用溶媒配伍使用，因此阿奇霉素注射液在临床上以葡萄糖氯化钠溶液做溶媒是稳定安全的。

#### 👤 药师分析

　　阿奇霉素（Azithromycin）为氮杂内酯类抗菌药物，其作用机制是通过与敏感微生物的 50S 核糖体的亚单位结合，从而干扰其蛋白的合成（不影响核酸的合成）。体外试验和临床研究均表明，阿奇霉素对以下多种致病菌有效。革兰阳性需氧微生物：金黄色葡萄球菌、酿脓链球菌、肺炎链球菌、溶血性链球菌。阿奇霉素对于耐红霉素的革兰阳性菌有交叉耐药性。大多数粪链球菌（肠球菌）以及耐甲氧西林的葡萄球菌对阿奇霉素耐药。革兰阴性需氧微生物：流感嗜血杆菌、卡他莫拉菌、沙眼支原体。体外试验和临床研究提示，阿奇霉素可预防鸟胞内分枝杆菌复合体（由鸟胞内分枝杆菌和胞内分枝杆菌组成）引起的疾病。产 β - 内酰胺酶的菌株对阿奇霉素无效。对以下微生物已有体外研究结果，但是其临床意义尚不清楚，包括链球菌属（C、F、G）、草绿色链球菌、百日咳杆菌、杜克嗜血杆菌、嗜肺性军团菌、类杆菌属、消化链球菌属、包柔螺旋体、肺炎支原体[1-2]、梅毒螺旋体、解脲脲原体等[3]。

　　阿奇霉素 $C_{max}$ 为 0.4~0.45mg/L，在体内分布广泛，在各组织内浓度可达同期血浓度的 10~100 倍，在巨噬细胞及成纤维细胞内浓度高，前者能将阿奇霉素转运至炎症部位。阿奇霉素单剂给药后的血消除半衰期（$t_{1/2\beta}$）

第一章

抗感染用药

为35~48小时，给药量的50%以上以原形经胆道排出，给药后72小时内约4.5%以原形经尿排出。阿奇霉素的血清蛋白结合率随血药浓度的增加而减低，当血药浓度为0.02μg/ml时，血清蛋白结合率为15%；当血药浓度为2μg/ml时，血清蛋白结合率为7%。国外资料显示，轻中度肾功能不全患儿（肾小球滤过率为10~80ml/min）药代参数无明显变化，严重肾功能不全者（肾小球滤过率<10ml/min）与正常者有显著性差异，全身暴露量增加33%。

　　龚燕波[4]分析了不同浓度下0.9%氯化钠溶液、5%葡萄糖溶液与5%葡萄糖氯化钠溶液与阿奇霉素配伍的稳定性，结果表明阿奇霉素在这三种溶媒中6小时内均能保持稳定，且与浓度无关。陆颖[5]也得到类似结论，因此阿奇霉素可以与葡萄糖氯化钠溶液配伍使用。

参考文献

[1] 陈嘉慧，印根权，余嘉璐，等. 红霉素与阿奇霉素治疗小儿肺炎支原体肺炎的临床研究 [J]. 中国临床药理学杂志，2015，31（8）：587-589.

[2] 梁景林. 阿奇霉素序贯疗法治疗小儿支原体肺炎的分析 [J]. 当代医学，2012，18（26）：135-136.

[3] Biswas S. In-vitro antimalarial activity of azithromycin against chloroquine sensitive and chloroquine resistant Plasmodium falciparum[J]. Journal of postgraduate medicine，2001，47（4）：240.

[4] 龚燕波. 不同浓度的阿奇霉素在不同载体中的稳定性考察 [J]. 海峡药学，2011，23（11）：60-62.

[5] 陆颖. 注射用阿奇霉素与常用输液配伍的稳定性实验 [J]. 北方药学，2015，12（5）：130.

## 案例27　患儿使用阿奇霉素后腹泻

### ✎ 问题描述

患儿因咳嗽伴喘，嘱阿奇霉素注射液2天，期间每日腹泻1次。第3天口服阿奇霉素颗粒1次，并使用金振口服液2~3天，腹泻6~7次。问是否为药物引起？是否需停药？

### ❓ 问题来源

☐ 患儿　☑ 家长　☐ 医师　☐ 药师　☐ 护士　☐ 其他

## 📦 问题种类

不良反应

## ✉ 药物信息

【主要药名】阿奇霉素　　　　　　　【用药途径】静脉注射／口服

【剂型／规格】注射剂 /2ml：0.2g；颗粒 /0.1g；0.125g；0.25g；0.5g

【其他联用药物】金振口服液

## 🔊 药师建议

　　阿奇霉素是大环内酯类抗菌药物，于 1980 年被发现，1981 年推出。与红霉素等药物作用机制相同，也是通过抑制细菌蛋白质合成产生抑菌作用，其对革兰阳性及革兰阴性菌、厌氧菌等均有较好抗菌效应。阿奇霉素是一种在临床上使用非常普遍的抗菌药物，常用于治疗耳部疾病、鼻窦炎、肺炎、咽喉感染等。但和其他抗菌药物一样，阿奇霉素也有可能引起抗菌药物相关性腹泻。金振口服液是临床上常用的治疗感冒的中成药，但其中的大黄等成分容易引起腹泻等不良反应。患儿腹泻与阿奇霉素相关，应暂时停用药物，视腹泻严重情况对症治疗，随后再改用其他抗菌药物，且不宜与金振口服液同用。

## 👥 药师分析

　　阿奇霉素（Azithromycin）为氮杂内酯类抗菌药物，其作用机制是通过与敏感微生物的 50S 核糖体的亚单位结合，从而干扰其蛋白的合成（不影响核酸的合成）。体外试验和临床研究均表明，阿奇霉素对以下多种致病菌有效。革兰阳性需氧微生物：金黄色葡萄球菌、酿脓链球菌、肺炎链球菌、溶血性链球菌。阿奇霉素对于耐红霉素的革兰阳性菌有交叉耐药性。大多数粪链球菌（肠球菌）以及耐甲氧西林的葡萄球菌对阿奇霉素耐药。革兰阴性需氧微生物：流感嗜血杆菌、卡他莫拉菌、沙眼支原体。体外试验和临床研究提示，阿奇霉素可预防鸟胞内分枝杆菌复合体（由鸟胞内分枝杆菌和胞内分枝杆菌组成）引起的疾病。产 β - 内酰胺酶的菌株对阿奇霉素无效。

　　阿奇霉素 $C_{max}$ 为 0.4~0.45 mg/L，在体内分布广泛，在各组织内浓度可达同期血浓度的 10~100 倍，在巨噬细胞及成纤维细胞内浓度高，前者能将阿奇霉素转运至炎症部位。阿奇霉素单剂给药后的血消除半衰期（$t_{1/2\beta}$）

为 35~48 小时；给药量的 50% 以上以原形经胆道排出，给药后 72 小时内约 4.5% 以原形经尿排出。阿奇霉素的血清蛋白结合率随血药浓度的增加而减低，当血药浓度为 0.02μg/ml 时，血清蛋白结合率为 15%；当血药浓度为 2 μg/ml 时，血清蛋白结合率为 7%。

阿奇霉素一般耐受性良好，不良反应发生率较低，多为轻到中度可逆性反应。本案例中患儿使用阿奇霉素后出现腹泻，可能与阿奇霉素的消化系统不良反应有关，主要有①胃肠道反应，恶心、呕吐、上腹部不适、腹痛、腹泻。胃镜检查可见胃黏膜充血、水肿。②肝损害，肝损害主要表现为全身乏力、恶心、腹胀、厌食、皮肤巩膜黄染、尿液呈浓茶色、转氨酶升高。部分病例出现弥漫性肝损害、肝性脑病、严重肝损害并发急性胆囊炎。

另外，患儿腹泻也可能是金振口服液的不良反应。金振口服液是一种常用的中成药，临床上常用于小儿急性支气管炎符合痰热咳嗽者，表现为发热、咳嗽、咳吐黄痰、咳吐不爽、舌质红、苔黄腻等。金振口服液主要成分为山羊角、平贝母、大黄、黄芩、牛黄、青礞石、生石膏和甘草，其中大黄有泻下功能，因此腹泻是服用金振口服液的常见不良反应。患儿同时使用阿奇霉素与金振口服液后腹泻加重，因此不宜同时服用。

总之，使用阿奇霉素应避免不必要的联合用药。联合用药应有明确的指征，单用阿奇霉素可有效控制的感染，不需要联合用药。不合理的联合用药易造成多耐药菌株的出现，使肠道正常菌群失去平衡，不仅给患儿增加经济负担，同时还可增加药物对肝肾的不良反应。确需联合用药时，应密切监测，尽量减少不良反应。

参考文献

[1] 陈嘉慧，印根权，余嘉璐，等. 红霉素与阿奇霉素治疗小儿肺炎支原体肺炎的临床研究 [J]. 中国临床药理学杂志，2015，31（8）：587-589.

[2] 梁景林. 阿奇霉素序贯疗法治疗小儿支原体肺炎的分析 [J]. 当代医学，2012，18（26）：135-136.

[3] Biswas S. In-vitro antimalarial activity of azithromycin against chloroquine sensitive and chloroquine resistant Plasmodium falciparum[J]. Journal of postgraduate medicine, 2001, 47（4）: 240.

[4] 苏真真，张新庄，李娜，等. 利用网络药理学方法考察金振口服液抗呼吸道感染的作用机制 [J]. 中国实验方剂学杂志，2016，22（17）：165-171.

## 案例 28 头孢匹胺钠与维生素 $B_6$ 使用同一皮条出现白色浑浊

### ✏ 问题描述

头孢匹胺与维生素 $B_6$ 使用同一皮条出现白色浑浊，原因是什么？

### ❓ 问题来源

☐ 患儿　　☐ 家长　　☐ 医师　　☐ 药师　　☑ 护士　　☐ 其他

### 📦 问题种类

相互作用（联合用药、配伍禁忌）

### ✉ 药物信息

【主要药名】头孢匹胺　　　　　　　　【用药途径】静脉滴注

【剂型 / 规格】注射剂 /1g　　　　　　【其他联用药物】维生素 $B_6$

### 🔊 药师建议

头孢匹胺钠与维生素 $B_6$ 存在配伍禁忌，不能同时使用头孢匹胺与维生素 $B_6$。头孢匹胺 pH 偏碱性（6.0~8.0），维生素 $B_6$ 偏酸性（3.8），因此两者相互作用会出现白色沉淀。

### 🧍 药师分析

头孢匹胺（Cefpiramide）具有强大的抗菌作用。对革兰阳性菌有很强的抗菌活性，对包括革兰阴性菌在内的细菌亦有广谱抗菌活性。同时，对铜绿假单胞菌等非葡萄糖发酵革兰阴性杆菌有很强的抗菌活性。本药的作用为杀菌，并对各种细菌产生的 β–内酰胺酶稳定[1]。用于实验性感染（小鼠）时，呈现优良的治疗结果。对青霉素类、其他头孢菌素类或氨基糖苷类抗菌药物耐药的细菌，尤其是对铜绿假单胞菌敏感。与青霉素结合蛋白（PBP）的 1a、1b 及 3 有很强的亲和性，抑制细菌细胞壁的合成，从而发挥杀菌作用。健康成人静脉注射头孢匹胺 0.5g 和 1g 时，血中浓度于 5 分钟后分别达到 163μg/ml 和 264μg/ml，于 12 小时后分别降到 10.7μg/ml 和 17.7μg/ml，血中浓度半衰期均为 4.5 小时。经 1 小时静脉滴注 1g 和 2g 时，滴注结束时的血中浓度达到峰值，分别为 215μg/ml 和 306μg/ml，滴注开始 12 小时后分别降到 14.7μg/ml 和 30.6μg/ml。血中浓度高且呈持续性。连续给药无蓄积。健康成人静脉给药后 24 小时以内的尿中排泄率约为 23%，给药 12~24 小时后尿中仍保持约 50μg/ml 的高浓度。头孢匹胺大部分由胆汁排泄，胆汁中头孢匹胺的浓度大于血浆中的 10 倍，丙磺舒不影响头孢匹胺的消除。头孢匹胺在肝胆组织的分布浓度很高，在女性生殖系统、腹腔内渗液、口腔组织、扁桃体组织、皮肤和烧伤组织及痰液中分布良好。用于儿童时的药代动力学与成人相同，血中浓度半衰期为 3.6~4 小时，8 小时以内的尿中排泄率为 21%~25%。

维生素 $B_6$（Vitamin $B_6$）又称吡哆素，其包括吡哆醇、吡哆醛及吡哆胺，在体内以磷酸酯的形式存在，是一种水溶性维生素，遇光或碱易破坏，不耐高温。1936 年定名为维生素 $B_6$。维生素 $B_6$ 为无色晶体，易溶于水及乙醇，在酸液中稳定，在碱液中易破坏。因此维生素 $B_6$ 与碱性的头孢匹胺钠混合时维生素 $B_6$ 会被破坏，产生白色沉淀，因此头孢匹胺与维生素 $B_6$ 存在配伍禁忌，不宜混合同时使用[2-3]。此外，唐叶秋等[4] 总结了头孢匹胺与二十余种常用药物的配伍稳定性，发现头孢匹胺与氟罗沙星、加替沙星、依诺沙星、洛美沙星、环丙沙星、左氧氟沙星、去甲万古霉素、依替米星、硫酸西索米星、氨溴索、西咪替丁、奥美拉唑钠、甲磺酸加贝酯、丁二磺酸腺苷蛋氨酸、维生素 $B_6$ 等存在配伍禁忌，见表 1-21。

表 1-21　头孢匹胺与 21 种常用药物的配伍稳定性

| 配伍药物 | 研究方法 | 稳定性 | 结论 | 参考文献 |
| --- | --- | --- | --- | --- |
| 果糖 | 实验室 | 12 小时内配伍稳定 | 可配伍 | 浙江中西医结合杂志，2008, 18（3）: 189 |
| 木糖醇 | 实验室 | 6 小时配伍稳定 | 可配伍 | 中国药师，2006,9( 9): 832 |
| 腹膜透析液 | 实验室 | 6 小时配伍稳定 | 可配伍 | 广东药学，2000, 10（4）: 36；中国药房，2006, 17（9）: 698 |
| 甲硝唑，替硝唑，奥硝唑 | 实验室 | 6 小时配伍稳定 | 可配伍 | 中国现代药物应用，2003, 3: 247；药品评价，2005, 2（6）: 443 |
| 依替米星，西索米星 | 临床观察 | 白色混浊 | 忌配伍 | 现代中西医结合杂志，2007, 16（12）: 1614；护理学，2006, 121（113）: 50 |
| 去甲万古霉素 | 临床观察 | 白色混浊 | 忌配伍 | 中国健康文摘（医药月刊），2007, 4（10）: 194； |

续　表

| 配伍药物 | 研究方法 | 稳定性 | 结论 | 参考文献 |
| --- | --- | --- | --- | --- |
| 依诺沙星 | 实验室 | 白色混浊或沉淀 | 忌配伍 | 中国要是，2008，11（6）：718；中国实用护理，2006，22（1）：35；护理学报，2006，13（9）：6 |
| 加替沙星，洛美沙星，氟罗沙星，环丙沙星，左氧氟沙星 | 临床观察 | 白色混浊 | 忌配伍 | 实用中西医结合临床，2006，6（2）：11；临床护理杂志，2007，6（1）：68；护理学报，2006，13（3）：85 |
| 氨溴索 | 临床观察 | 乳白色混浊，如絮状物 | 忌配伍 | 中华现代护理杂志，2008，14（8）：952 |
| 西咪替丁，奥美拉唑 | 临床观察 | 白色混浊 | 忌配伍 | 护理学报，2006，13（10）：53 |
| 丁二磺酸腺苷蛋氨酸 | 临床观察 | 白色絮状物 | 忌配伍 | 临床护理杂志，2008，7（4）：33 |
| 甲磺酸加贝酯 | 临床观察 | 白色混浊 | 忌配伍 | 护理研究，2008，22（9）：2417 |
| 维生素 $B_6$ | 临床观察 | 乳白色絮状物 | 忌配伍 | 中国民康医学，2008，26（16）：1937 |

参考文献

[1] Wang H，Yu Y，Xie X，et al. In-vitro antibacterial activies of cefpiramide and other broad-spectrum antibiotics against 440 dinical isolates in China[J]. J Infect Chemother，2000，6（2）：81-85.

[2] 刘明，胡琦．注射用头孢匹胺与维生素 $B_6$ 注射液存在配伍禁忌 [J]. 中国民康医学，2008（16）：1937.

[3] 郭颖．头孢匹胺与维生素 $B_6$ 注射液存在配伍禁忌 [J]. 中国民康医学，2007（18）：823.

[4] 唐叶秋，殷卫清，陈岳敏．头孢匹胺钠与21种常用药物的配伍稳定性 [J]. 抗感染药学，2009，6（4）：275-277.

## 案例 29　患儿服用阿奇霉素干混悬剂和孟鲁司特钠后均出现关节疼痛

### ✎ 问题描述

患儿因支气管炎服用孟鲁司特钠（顺尔宁）后出现大汗淋漓及肘腕关节痛，就诊后停药。后服用阿奇霉素干混悬剂（希舒美），关节痛又出现，原因为何？

### ❓ 问题来源

□ 患儿　　☑ 家长　　□ 医师　　□ 药师　　□ 护士　　□ 其他

### 🎁 问题种类

不良反应

### ✉ 药物信息

【主要药名】孟鲁司特钠、阿奇霉素干混悬剂　　　　【用药途径】口服

【剂型 / 规格】片剂 /5mg、干混悬剂 /100mg　　　　【其他联用药物】无

### 🔊 药师建议

　　出现关节痛后应暂时停药，观察关节痛症状有无缓解改善，如停药后改善，说明关节痛是由服用这两种药所引起。根据我国《支气管哮喘防治指南》2008 年版推荐，白三烯调节剂是除吸入激素外，唯一可单独应用的长期控制药，可作为轻度哮喘的替代治疗药物和中重度哮喘的联合治疗用药。孟鲁司特钠口服吸收迅速而完全。成人空腹服用 10mg 薄膜衣片后，血浆药物浓度于 3 小时达到峰值浓度（$C_{max}$）。平均口服生物利用度为64%。普通饮食对口服生物利用度和 $C_{max}$ 无影响。临床研究显示进食后任何时间服用 10mg 薄膜衣片的孟鲁司特钠均是安全且有效的。服用孟鲁司特钠与阿奇霉素常见的不良反应中包括关节痛，患儿服用这两者后均出现关节痛，首先应考虑是这两种药物引起的不良反应。

## 👥 药师分析

半胱氨酰白三烯（LTC4、LTD4、LTE4）是强效的炎症介质，由包括肥大细胞和嗜酸性粒细胞在内的多种细胞释放。这些重要的哮喘前介质与半胱氨酰白三烯（CysLT）受体结合。1 型半胱氨酰白三烯（CysLT1）受体分布于人体的气道（包括气道平滑肌细胞和气道巨噬细胞）和其他的前炎症细胞（包括嗜酸性粒细胞和某些骨髓干细胞）。CysLTs 与哮喘和过敏性鼻炎的病理生理过程相关。在哮喘中，白三烯介导的效应包括一系列的气道反应，如支气管收缩、黏液分泌、血管通透性增加及嗜酸性粒细胞聚集。在过敏性鼻炎（花粉症）中，过敏原暴露后的速发相和迟发相反应中，鼻黏膜均会释放与过敏性鼻炎症状相关的 CysLTs。鼻内 CysLTs 激发会增加鼻部气道阻力和鼻阻塞的症状。孟鲁司特钠是一种能显著改善哮喘炎症指标的强效口服制剂。生物化学和药理学的生物测定显示，孟鲁司特钠对 CysLT1 受体有高度的亲和性和选择性（与其他有药理学重要意义的气道受体如类前列腺素、胆碱能和肾上腺能受体相比）。孟鲁司特钠能有效地抑制 LTC4、LTD4 和 LTE4 与 CysLT1 受体结合所产生的生理效应而无任何受体激动活性[1-2]。临床上孟鲁司特钠用于成人和 1 岁以上儿童哮喘的预防和长期治疗及过敏性鼻炎的治疗，具有三种不同的规格。服药后 99% 以上的孟鲁司特钠与血浆蛋白结合。孟鲁司特钠的稳态分布容积平均为 8~11L。核素标记的孟鲁司特钠在大鼠中的研究显示，只有极少量的孟鲁司特钠通过血 - 脑脊液屏障，而且，在用药后 24 小时，所有其他组织中的放射标记物量也极少，孟鲁司特钠几乎被完全代谢。在使用治疗剂量的研究中，成人和儿童稳态情况下，血浆中未测出孟鲁司特钠的代谢物。在体外使用人肝微粒体进行的研究显示，细胞色素 P450 3A4 和 2C9 与孟鲁司特钠的代谢有关。根据体外人肝微粒体的进一步研究结果，孟鲁司特钠治疗剂量的血浆浓度不抑制细胞色素 P450 3A4、2C9、1A2、2A6、2C19 或 2D6。在健康成人中孟鲁司特钠的平均血浆清除率为 45ml/min。口服核素标记的孟鲁司特钠后，在随后 5 天采集的大便中检测出 86% 的放射活性，尿中测出的量 <0.2%。结合孟鲁司特钠口服生物利用度考虑，孟鲁司特钠及其代谢物几乎全部经由胆汁排泄。

孟鲁司特钠最常见的不良反应为神经系统不良反应，但也有报道关节痛的案例[3]。古曦[4]统计了孟鲁司特钠常见的不良反应与比例，见表 1-22。

表 1-22　孟鲁司特钠不良反应累及系统 - 器官及主要临床表现

| 累及系统 / 器官 | n | 构成比（%） | 临床表现 |
|---|---|---|---|
| 神经系统 | 4 | 30.8 | 头晕、头痛、失眠、注意力不集中，精神及行为异常等 |
| 皮肤及附件 | 3 | 23.1 | 皮肤瘙痒、皮疹、荨麻疹、血管性水肿 |
| 泌尿系统 | 2 | 15.4 | 遗尿、血尿、排尿困难 |
| 消化系统 | 2 | 15.4 | 腹泻、药物性肝炎 |
| 肌肉骨髓 | 1 | 7.7 | 膝关节疼痛、双上肢震颤 |
| 血液系统 | 1 | 7.7 | 嗜酸性粒细胞增多 |

患儿服用孟鲁司特钠后出现关节疼痛，可初步认为是服用孟鲁司特钠后引起的不良反应。考虑到临床上亦有报道阿奇霉素引起关节炎的案例，因此患儿服用阿奇霉素后又出现关节疼痛首先考虑到的是阿奇霉素引起的不良反应。患儿应暂停用药，观察关节痛这一不良反应有无缓解改善。若停药后关节痛得到缓解，可说明为服用孟鲁司特钠与阿奇霉素引起的不良反应。若停药后关节痛无改善迹象，则应及时到医院诊断治疗。

参考文献

[1] Lynch KR, O'Neillg P, Liu Q, et al. Characterization of thehuman cysteinyl leukotriene CysLT1 receptor[J]. Nature, 1999, 399（6738）: 789-793.

[2] Walch L, Norel X, Bäck M, et al. Pharmacological evidence for a novel cysteinyl - leukotriene receptor subtype inhuman pulmonary artery smooth muscle[J]. British journal of pharmacology, 2002, 137（8）: 1339-1345.

[3] 崔艺，姜天华. 孟鲁司特钠不良反应近况文献概述 [J]. 中国药物滥用防治杂志, 2015, 21（6）: 361+351

[4] 古曦. 孟鲁司特钠在临床应用中的不良反应观察分析 [J]. 海峡药学, 2015, 27（11）: 269-270.

## 案例 30　患儿服用乙酰麦迪霉素干混悬剂后恶心

### 问题描述

患儿服用乙酰麦迪霉素干混悬剂（美力泰）后出现恶心等消化道不适症状，家长询问是否需停药，还是继续服用？

**❓ 问题来源**

☐ 患儿　　☑ 家长　　☐ 医师　　☐ 药师　　☐ 护士　　☐ 其他

**📦 问题种类**

不良反应

**✉ 药物信息**

【主要药名】乙酰麦迪霉素干混悬剂　　　【用药途径】口服

【剂型/规格】冲剂/0.1g　　　　　　　　【其他联用药物】无

**🔊 药师建议**

　　患儿服用乙酰麦迪霉素后出现恶心、消化道不适症状可以考虑继续用药。如患儿不能耐受或不良反应加重，则可考虑暂停服用乙酰麦迪霉素或者改用其他抗菌药物。本品为大环内酯类抗菌药物。对葡萄球菌属、链球菌属（不包括粪链球菌）、消化链球菌属、类杆菌属（不包括脆弱类杆菌）及流感嗜血杆菌有抗菌作用，对肺炎支原体有抑制生长作用，某些耐红霉素的金黄色葡萄球菌也对其敏感。其作用机制是通过与细菌核糖体 70S 亚基结合，而抑制细菌的蛋白质合成。乙酰麦迪霉素不良反应轻微，一般无需特别处理。

**👤 药师分析**

　　乙酰麦迪霉素（Midecamycin Acetate）干混悬剂（美力泰）为大环内酯类抗菌药物，其作用机制、抗菌谱、耐药性皆与麦迪霉素和红霉素相同，对大多数细菌的作用较红霉素略逊。对革兰阳性菌如金葡菌、肺炎球菌、溶血性链球菌、表葡萄菌、炭疽杆菌、白喉杆菌等以及某些革兰阴性菌如奈瑟菌等具有较强的抗菌活性。Matsui 等[1] 比较了麦迪霉素和庆大霉素对金黄色葡萄球菌的抗菌效果，如图 1-3。

　　由图可知，麦迪霉素对金黄色葡萄球菌的抗菌效果显著优于庆大霉素。尽管文章未评估乙酰麦迪霉素对金黄色葡萄球菌的抗菌效果，但考虑到乙酰麦迪霉素和麦迪霉素的相似性，我们得知乙酰麦迪霉素在对金黄色葡萄球菌的效果上高于非大环内酯类抗菌药物。乙酰麦迪霉素不易诱导细菌产生耐药性，与红霉素有交叉耐药。乙酰麦迪霉素较麦迪霉素吸收好，血药浓度高，作用时间长，且味不苦，适合于儿童用药[2]。适用于敏感葡萄球菌、各组溶血性链球菌、肺炎链球菌、肺炎支原体等所致的毛囊炎、疖痈、蜂窝织炎、皮下脓肿、中耳炎、咽峡炎、扁桃体炎和肺炎等[3]。乙酰麦迪霉素干混悬剂的用法为空腹口服：成人，0.6~0.9g/d，分 3 次服用；儿童，20~40mg/（kg·d），分 3~4 次服用。乙酰麦迪霉素干混悬剂口服吸收较好，约 1 小时达血药峰浓度，本品能迅速进入大多数组织和体液，且浓度较高，许多组织如肺、脾、肾、肝、胆、皮下等药物浓度可高于加药浓度。本品大部分经分泌进入胆汁，胆汁中浓度较高，小部分经肾脏排出，尿中药物浓度较低。不能透过正常脑膜。半衰期约为 1.3 小时。

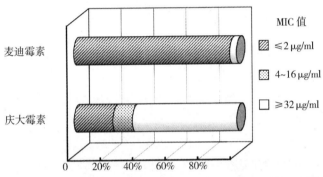

图 1-3 麦迪霉素与庆大霉素对金黄色葡萄球菌的抗菌效果比较

　　乙酰麦迪霉素不良反应轻微，常见胃肠道反应，如恶心、呕吐、腹痛、腹泻等。偶可引起氨基转移酶短暂升高、嗜酸性粒细胞增多及过敏反应，如皮疹、药物热等，过敏者禁用；亦有步态不稳、口角炎的报道。新生儿使用经验不足，慎用。患儿服用乙酰麦迪霉素干混悬剂后出现恶心、消化道不适症状等不良反应，一般比较轻微，停药后会自行缓解。如恶心消化道不适症状不严重，可以考虑继续服用乙酰麦迪霉素直至病情得到治愈。若不良反应加重，则可以考虑暂停用药或者改用其他抗菌药物。

参考文献

[1] Matsui K, Nishikawa A. Effects of the macrolide antibiotic, midecamycin, on Staphylococcus aureus product-induced The cytokine response in patients with atopic dermatitis[J]. Interferon Cytokine Res, 2004, 24（3）: 197-201.

[2] 高燕霞，姜建国，王茉莉. 麦迪霉素与乙酰麦迪霉素的活性测定比较 [J]. 中国现代应用药学，2009，26（9）: 759-763.

[3] 李勇军，吴铨，金少鸿. 乙酰麦迪霉素体内外抗菌活性的研究 [J]. 中国抗菌药物杂志，1996（6）: 25-28, 41.

## 案例 31　克林霉素注射液在儿童中应用的用法用量

### ✎ 问题描述

克林霉素注射液的用法用量及其用药合理性判断标准是什么？

### ❓ 问题来源

☐ 患儿　　☐ 家长　　☑ 医师　　☐ 药师　　☐ 护士　　☐ 其他

### 📦 问题种类

用法用量

### ✉ 药物信息

【主要药名】克林霉素注射液　　　　　【用药途径】肌内注射、静脉滴注

【剂型/规格】注射剂/2ml:0.6g　　　　【其他联用药物】无

### 🔊 药师建议

使用克林霉素注射液时，严格掌握适应证，用药前详细询问药物过敏史，过敏体质者慎用；严格按说明书中的用法用量（包括用药次数和给药途径）使用，除必须静脉输液外，尽量选择口服或肌内注射方式给药；静脉给药注意避免剂量过大、滴注速度过快、浓度过高。老年人、儿童、肾功能不全等高危、特殊人群应慎用或在严格监护下使用。使用过程中医护人员应仔细观察患儿的症状和体征，一旦发现异常应立即停药，并尽快明确诊断，及时给予对症治疗。

### 👤 药师分析

克林霉素（Clindamycin）属林可霉素类抗菌药物，为林可霉素的衍生物，抗菌谱与林可霉素相同，但抗菌活性较林可霉素强4~8倍。对革兰阳性菌如葡萄球菌属（包括耐青霉素株）、链球菌属、白喉杆菌、炭疽杆菌等有较高抗菌活性。对革兰阴性厌氧菌也有良好抗菌活性，拟杆菌属包括脆弱拟杆菌、梭杆菌属、消化球菌、消化链球菌、产气荚膜杆菌等大多对克林霉素高度敏感。革兰阴性需氧菌包括流感嗜血杆菌、奈瑟菌属及支原体属均对克林霉素耐药。克林霉素与青霉素、氯霉素、头孢菌素类和四环

素类之间无交叉耐药，与大环内酯类有部分交叉耐药，与林可霉素有完全交叉耐药性。克林霉素的作用机制是与细菌核糖体50S亚基结合，阻止肽链的延长，从而抑制细菌细胞的蛋白质合成。克林霉素系抑菌药，但在高浓度时，对某些细菌也具有杀菌作用[1]。

克林霉素注射液说明书中明确提示：本品可静脉滴注给药，也可肌内注射给药，但不能静脉推注。成人剂量如下：中度感染，0.6~1.2g/d，可分为2~4次给药；严重感染：1.2~2.4g/d，可分为2~4次给药，或遵医嘱。国家中心数据库显示，临床对本药超剂量使用情况严重，仅单次给药剂量1.2~6.0g者157例，占15.0%；同时，给药次数不合理情况严重，每日1次给药者868例，占83.7%。不合理地减少给药次数并增加每次使用剂量，更易导致不良反应的发生，而且不能维持有效的血药浓度。姜玲等[2]总结了克林霉素注射液临床应用的合理性判断标准，见表1-23。

表1-23　克林霉素注射液临床应用的合理性判断标准

| 指标 | 合理 | 基本合理 | 不合理 |
|---|---|---|---|
| 适应证 | 有适应证，细菌对药物敏感 | 有相对适应证，药敏试验中介 | 无适应证，细菌对药物不敏感 |
| 禁忌证 | 无 | 无 | 有 |
| 手术预防用药 | 术前≤2小时 | 手术当天 | 术前>1天 |
| 一般治疗用药疗程 | 术后≤2天 | 术后2~5天 | 术后>5天 |
| 严重感染治疗用药疗程 | 5~10天 | 10~14天 | ≤3天或者>14天 |
| 给药用法 | 正确 | 基本正确 | 不正确 |
| 用量 | 正确 | 基本正确 | 不正确 |
| 溶媒选择 | 正确 | 正确 | 不正确 |
| 联合用药 | 有协同作用 | 无拮抗和禁忌 | 药物有相互作用 |
| 药品不良反应检测结果 | 未发生不良反应 | 发生一般不良反应 | 发生严重不良反应 |

克林霉素肌内注射后血药浓度达峰时间（$T_{max}$），成人约为3小时，儿童约为1小时。静脉注射克林霉素300mg，10分钟血药浓度为7mg/L。表观分布容积（$V_d$）约为94L。克林霉素的蛋白结合率高，为92%~94%[3]。克林霉素体内分布广泛，可进入唾液、痰、呼吸系统、胸腔积液、胆汁、

前列腺、肝脏、膀胱、阑尾、精液、软组织、骨和关节等，也可透过胎盘，但不易进入脑脊液中。在骨组织、胆汁及尿液中可达高浓度。克林霉素在肝脏代谢，部分代谢物可保留抗菌活性。代谢物经由胆汁和尿液排泄。约 10% 给药量以活性成分由尿排出，其余以不具活性的代谢产物排出。血消除半衰期（$t_{1/2\beta}$）约为 3 小时，肝肾功能不全者 $t_{1/2\beta}$ 可略有延长。血液透析及腹膜透析不能清除克林霉素。

参考文献

[1] Sutter VL，Finegold SM. The effect of antimicrobial agents onhuman faecal flora：studies with cephalexin，cyclacillin and clindamycin[J]. Soc Appl Bacteriol Symp Ser. 1974，3（0）：229-240.

[2] 姜玲，史天陆，孙言才，等 . 克林霉素注射剂临床应用的合理性与安全性评价 [J]. 中华医院感染学杂志，2012，22（10）：2180-2182.

[3] DeHaan RM，Metzler CM，Schellenberg D，et al. Pharmacokinetic studies of clindamycin phosphate[J]. J Clin Pharmacol，1973，13（5）：190-209.

## 案例 32　磷霉素是否可通过血 - 脑脊液屏障治疗化脓性脑膜炎

### ✎ 问题描述

磷霉素能否通过血 - 脑脊液屏障治疗化脓性脑膜炎？

### ❓ 问题来源

☐ 患儿　　☐ 家长　　☑ 医师　　☐ 药师　　☐ 护士　　☐ 其他

### 🎁 问题种类

适应证

### ✉ 药物信息

【主要药名】磷霉素

【用药途径】口服、肌内注射、静脉注射

【剂型 / 规格】胶囊剂 /0.25g；注射剂 / 每瓶 1g

【其他联用药物】无

## ◖ 药师建议

可以使用磷霉素通过血-脑脊液屏障治疗化脓性脑膜炎。

血-脑脊液屏障保证了脑内环境高度稳定，同时也阻碍药物进入，是治疗颅内感染时面临的最大障碍。磷霉素能透过血-脑脊液屏障，达到有效治疗浓度。当颅内感染好转时血-脑脊液屏障逐渐恢复，药物通透性下降。应继续保持较高剂量，以保证颅内药物达到有效浓度。同时，对于重症颅内感染，有研究者利用甘露醇渗透性开放血-脑脊液屏障，甘露醇用药后 30 分钟再使用抗菌药物，使其效果更好。

## ◖ 药师分析

磷霉素（Fosfomycin）抗菌谱广，对葡萄球菌属、大肠杆菌、沙雷菌属和志贺菌属等均有较高抗菌活性，对铜绿假单胞菌、变形杆菌属、产气杆菌、肺炎杆菌、链球菌和部分厌氧菌也有一定抗菌作用，但均较青霉素类和头孢菌素类为差。细菌对磷霉素和其他抗菌药物间不产生交叉耐药性。磷霉素的体内作用较体外作用为强。其作用机制为抑制细菌细胞壁的早期合成而导致细菌死亡。磷霉素抑制细菌细胞壁的早期合成，其分子结构与磷酸烯醇丙酮酸相似，故可竞争同一转移酶，使细菌细胞壁的合成受阻而导致细菌死亡。磷霉素作用于敏感菌后，电镜观察发现细菌形态有明显改变，细胞壁增厚、弯曲和不规则，细胞壁变薄或消失。

口服磷霉素钙后约 30%~40% 可自胃肠道吸收。正常人口服磷霉素 0.5g、1.0g 和 2.0g 后 2~4 小时血药浓度达峰值，血药峰值分别为 3.5μg/ml、5.3μg/ml 和 7.0μg/ml，其吸收不受食物的影响。每 6 小时口服磷霉素钙 0.5g，稳态血药浓度可达 6~8μg/ml。肌内注射磷霉素钠 1 小时后血药浓度可达峰值，肌内注射 0.5g 和 1g，血药峰浓度分别为 17μg/ml 和 28μg/ml，每 6 小时肌内注射 1g 的稳态血药浓度为 30~40μg/ml。静脉注射磷霉素钠 0.5g 和 1g 的血药峰浓度各为 28μg/ml 和 46μg/ml，1 小时后即下降 50% 左右。每 6 小时静脉注射 0.5g，其稳态血药浓度为 36μg/ml。静脉滴注 4g，半小时内滴完，血药峰浓度可达 195μg/ml，24 小时内静脉滴注 12g，稳态血药浓度可达 60μg/ml 左右。磷霉素分子量小，不与血浆蛋白结合，$t_{1/2}$ 为 1.5~2 小时，肾功能减退时略有延长，但对血药浓度无明显影响。磷霉素吸收后广泛分布于各组织和体液中，表观分布容积为 22 L/kg[1]。组织中浓度以肾为最高，其次为心、肺、肝等。在胎儿循环、胆汁、乳汁、骨髓和脓液中的浓度分别为母体血药浓度或血药浓度的 70%~98%、20%、7%、7%~28% 和 11%。磷霉素也可进入胸腹腔、支气管分泌物和眼房水中。磷霉素也可透过血 – 脑脊液屏障进入脑脊液中，炎症时可达血药浓度的 50% 以上[2]。因此磷霉素可以通过血 – 脑脊液屏障来治疗化脓性脑膜炎。曾芳等[3] 曾报道磷霉素联合万古霉素治疗颅内感染合并肺部感染患儿。

参考文献

[1] Kirby WM. Pharmacokinetics of fosfomycin[J]. Chemotherapy, 1977, 23 Suppl 1: 141–151.

[2] Joukhadar C, Klein N, Dittrich P, et al. Target site penetration of fosfomycin in critically ill patients[J]. J Antimicrob Chemother, 2003, 51（5）: 1247–1252.

[3] 曾芳, 伍三兰, 李莉霞. 临床药师参与 1 例脑外科术后感染患儿的治疗实践 [J]. 中国药师, 2015, 18（11）: 1932–1934.

## 案例 33 万古霉素、磷霉素和环丙沙星用同一皮条出现絮状物

### ✒ 问题描述

输注万古霉素、磷霉素和环丙沙星，未更换输注皮条，在输注环丙沙星后不久输液皮条内出现大量絮状物，问 3 种药物是否存在配伍禁忌？

### ❓ 问题来源

□ 患儿    □ 家长    ☑ 医师    □ 药师    □ 护士    □ 其他

### 🎁 问题种类

相互作用（联合用药、配伍禁忌）

### ✉ 药物信息

【主要药名】万古霉素 + 磷霉素 + 环丙沙星    【用药途径】静脉滴注

【剂型 / 规格】注射剂    【其他联用药物】无

### 🔊 药师建议

配伍禁忌在临床用药中比较常见，需要引起重视。万古霉素与环丙沙星无配伍禁忌，但磷霉素与环丙沙星存在配伍禁忌。可能原理是磷霉素 0.4% 水溶液，pH 8~10；0.7% 水溶液 pH 8.5~10.5，环丙沙星 pH 3.5~5.5，当两种溶液连续静脉滴注时，环丙沙星于碱性的磷霉素溶液中

第
一
章

抗
感
染
用
药

溶解度降低，形成结晶体，当数量增加到一定程度时，形成絮状沉淀。药师建议输注期间可输入其他液体，如5%葡萄糖注射液或0.9%生理盐水以冲净输液管中的剩余药物或改输其他组的药液来避免两者潜在的或直接的配伍反应。

## 👤 药师分析

万古霉素（Vancomycin）属于糖肽类抗菌药物。对金黄色葡萄球菌、表皮葡萄球菌、化脓性链球菌、肺炎链球菌等有较强抗菌活性，对厌氧链球菌、难辨梭状芽胞杆菌、炭疽杆菌、放线菌、白喉杆菌、淋球菌、草绿色链球菌、粪肠球菌等有一定的抗菌作用[1]。本品对革兰阳性菌有较强的杀菌作用，对革兰阴性菌、分枝杆菌属A、立克次体属、衣原体属或真菌均无效。口服吸收不良，静脉给药分布较广，血清、心包、胸膜、腹膜、腹水和滑膜液中可达有效抗菌浓度。本品可透过胎盘，脑膜发炎时可渗入脑脊液并达有效抗菌浓度。临床用于革兰阳性菌严重感染，尤其是对其他抗菌药耐药的耐甲氧西林菌株以及血液透析患儿发生葡萄球菌属所致的动静脉分流感染。此外，口服万古霉素还可以用于对甲硝唑无效的假膜性结肠炎或多重耐药葡萄球菌小肠结肠炎。磷霉素（Fosfomycin）抗菌谱广，对葡萄球菌属、大肠杆菌、沙雷菌属和志贺菌属等均有较高抗菌活性，对铜绿假单胞菌、变形杆菌属、产气杆菌、肺炎菌菌、链球菌和部分厌氧菌也有一定抗菌作用，但均较青霉素类和头孢菌素类为差。细菌对磷霉素和其他抗菌药物间不产生交叉耐药性。磷霉素的体内作用较体外作用为强。其作用机制为抑制细菌细胞壁的早期合成而导致细菌死亡。磷霉素抑制细菌细胞壁的早期合成，其分子结构与磷酸烯醇丙酮酸相似，故可竞争同一转移酶，使细菌细胞壁的合成受阻而导致细菌死亡。磷霉素作用于敏感菌后，电镜观察发现细菌形态有明显改变，细胞壁增厚、弯曲和不规则，细胞壁变薄或消失。环丙沙星（Ciprofloxacin）具广谱抗菌作用，尤其对需氧 $G^+$ 杆菌抗菌活性高，包括柠檬酸杆菌属、阴沟肠杆菌、产气肠杆菌、大肠杆菌、克雷伯菌属、变形杆菌属等。对产酶流感嗜血杆菌和莫拉菌属菌有高度抗菌活性。对铜绿假单胞菌等假单胞菌属的大多数菌株具良好抗菌作用。对肺炎链球菌、溶血性链球菌和粪肠球菌仅具中等抗菌活性。对沙眼衣原体、支原体、军团菌具良好抗微生物作用，对结核分枝杆菌和非结核性分枝杆菌亦有抗菌活性。对厌氧菌的抗菌作用差。

万古霉素与一些头孢菌素类药物如头孢哌酮钠舒巴坦钠、哌拉西林钠舒巴坦钠等存在配伍禁忌，但与磷霉素和环丙沙星不存在配伍禁忌[2]。表1-24 为环丙沙星与其他药物的配伍禁忌表[3-4]，可知万古霉素、磷霉素和环丙沙星 3 种药物用同一皮条输液出现絮状物是因为磷霉素和环丙沙星存在配伍禁忌。

表 1-24　环丙沙星与其他药物配伍禁忌表

| 分类 | 配伍药物 |
| --- | --- |
| 头孢类抗菌药物 | 头孢盂多酯钠，头孢哌酮，头孢拉定，头孢他啶，头孢唑林，头孢呋辛，头孢匹胺 |
| 其他类抗菌药物 | 磷霉素，美洛西林，氨苄西林，阿莫西林，氯唑西林，呋苄西林，青霉素，红霉素，多西环素，利福霉素 |
| 中药注射剂 | 丹参类注射剂，冠心宁，穿琥宁，痰热清，清开灵，维脑路通，鱼腥草，甘草酸类注射剂 |
| 其他 | 三磷酸腺苷，核糖核酸，20% 甘露醇，维生素 C，多烯磷脂酰胆碱，碳酸氢钠，膦甲酸钠氯化钠注射剂，藻酸双酯钠，氨茶碱，氨溴索，地塞米松 |

参考文献

[1] Vickers RJ, Tillotson GS, Nathan R, et al. Efficacy and safety of ridinilazole compared with vancomycin for the treatment of Clostridium difficile infection: a phase 2, randomised, double-blind, active-controlled, non-inferiority study [J]. Lancet Infect Dis, 2017, 17（7）: 735-744.

[2] 黄娟，冯仕银. 注射用盐酸万古霉素配伍禁忌的文献分析 [J]. 实用药物与临床，2015，18（4）: 457-459.

[3] 梁斯敏，陈奕伸，赵素云. 环丙沙星注射剂常见配伍禁忌 [J]. 北方药学，2014，11（12）: 119-120.

[4] 刘安述，刘荣芬. 环丙沙星与其他药物的配伍禁忌分析 [J]. 中国医药指南，2012，10（20）: 14-15.

## 案例 34　磷霉素是否可用于新生儿

### ✎ 问题描述

磷霉素是否可用于新生儿?

### ❓ 问题来源

☐ 患儿　　☐ 家长　　☑ 医师　　☐ 药师　　☐ 护士　　☐ 其他

### 📦 问题种类

特殊人群用药

### ✉ 药物信息

【主要药名】磷霉素

【用药途径】口服、肌内注射、静脉注射

【剂型/规格】胶囊剂/0.25g；注射剂/每瓶1g

【其他联用药物】无

### 🔊 药师建议

磷霉素可以用于治疗新生儿感染，但在用于治疗新生儿感染时需调整剂量，并及时监测不良反应。磷霉素对革兰阳性菌、阴性菌均有杀菌作用，对多种抗菌药物耐药的葡萄球菌显示优异的抗菌作用。对大肠埃希菌、沙雷菌属、志贺菌属、耶尔森菌、铜绿假单胞菌、肺炎克雷伯菌、产气肠杆菌、弧菌属和气单胞菌属等革兰阴性菌也具有较强的抗菌活性。磷霉素的抗菌作用主要通过抑制细菌细胞壁的早期合成，其分子结构与磷酸烯醇丙酮酸相似，因此，可与细菌竞争同一转移酶，使细菌细胞壁合成受到抑制而导致细菌死亡。国内外均有报道磷霉素用于新生儿感染的病例。

### 👤 药师分析

磷霉素（Fosfomycin）抗菌谱广，对葡萄球菌属、大肠杆菌、沙雷菌属和志贺菌属等均有较高抗菌活性，对铜绿假单胞菌、变形杆菌属、产气杆菌、肺炎杆菌、链球菌和部分厌氧菌也有一定抗菌作用，但均较青霉素类和头孢菌素类为差。细菌对磷霉素和其他抗菌药物间不产生交叉耐药性。

磷霉素的体内作用较体外作用为强。其作用机制为抑制细菌细胞壁的早期合成而导致细菌死亡。磷霉素抑制细菌细胞壁的早期合成，其分子结构与磷酸烯醇丙酮酸相似，故可竞争同一转移酶，使细菌细胞壁的合成受阻而导致细菌死亡。磷霉素作用于敏感菌后，电镜观察发现细菌形态有明显改变，细胞壁增厚、弯曲和不规则，细胞壁变薄或消失。

口服磷霉素钙后约30%~40%可自胃肠道吸收。正常人口服磷霉素0.5g、1.0g和2.0g后2~4小时血药浓度达峰值，血药峰值分别为3.5μg/ml、5.3μg/ml和7.0μg/ml，其吸收不受食物的影响。每6小时口服磷霉素钙0.5g，稳态血药浓度可达6~8μg/ml。肌内注射磷霉素钠1小时后血药浓度可达峰值，肌内注射0.5g和1g，血药峰浓度分别为17μg/ml和28μg/ml，每6小时肌内注射1g的稳态血药浓度为30~40μg/ml。静脉注射磷霉素钠0.5g和1g的血药峰浓度各为28μg/ml和46μg/ml，1小时后即下降50%左右。每6小时静脉注射0.5g，其稳态血药浓度为36μg/ml。静脉滴注4g，半小时内滴完，血药峰浓度可达195μg/ml，24小时内静脉滴注12g，稳态血药浓度可达60μg/ml左右。磷霉素分子量小，不与血浆蛋白结合，清除半衰期为1.5~2小时，肾功能减退时略有延长，但对血药浓度无明显影响。磷霉素吸收后广泛分布于各组织和体液中，表观分布容积为22 L/kg[1]。组织中浓度以肾为最高，其次为心、肺、肝等。在胎儿循环、胆汁、乳汁、骨髓和脓液中的浓度分别为母体血药浓度或血药浓度的70%~98%、20%、7%、7%~28%和11%。磷霉素也可进入胸腹腔、支气管分泌物和眼房水中。磷霉素也可透过血-脑脊液屏障进入脑脊液中，炎症时可达血药浓度的50%以上[2]。因此磷霉素可以通过血-脑屏障用来治疗化脓性脑膜炎。磷霉素用于儿童时按体重给药，一次50~100mg/kg，一日3~4次。磷霉素亦可用于新生儿，如孙彩艳等[3]报道使用磷霉素钠治疗219例新生儿呼吸道感染效果优于青霉素，见表1-25：

表1-25　磷霉素和青霉素治疗新生儿呼吸道感染效果比较

| 病种 | 观察组 | | | | | 对照组 | | | | |
|---|---|---|---|---|---|---|---|---|---|---|
| | 例数 | 显效 | 有效 | 无效 | 总有效率（%） | 例数 | 显效 | 有效 | 无效 | 总有效率（%） |
| 新生儿肺炎 | 24 | 17 | 6 | 1 | 95.83 | 18 | 7 | 5 | 6 | 66.67 |
| 化脓性扁桃体炎 | 35 | 30 | 5 | 0 | 100.00 | 28 | 14 | 9 | 5 | 82.14 |
| 急性支气管炎 | 103 | 86 | 14 | 3 | 97.09 | 86 | 40 | 32 | 14 | 83.72 |
| 支气管肺炎 | 57 | 28 | 25 | 4 | 92.98 | 48 | 17 | 18 | 13 | 72.92 |
| 合计 | 219 | 161 | 50 | 8 | 96.35 | 180 | 78 | 64 | 38 | 78.89 |

也有报道磷霉素用于治疗新生儿感染的案例[4-5]。可见磷霉素是可以用于新生儿感染的。

参考文献

[1] Kirby WM. Pharmacokinetics of fosfomycin[J]. Chemotherapy, 1977, 23 Suppl 1: 141-151.

[2] Joukhadar C, Klein N, Dittrich P, et al. Target site penetration of fosfomycin in critically ill patients[J]. J Antimicrob Chemother, 2003, 51（5）: 1247-1252.

[3] 孙彩艳，杨荫文. 磷霉素钠治疗新生儿呼吸道感染 219 例 [J]. 新乡医学院学报，2005（2）: 131-132.

[4] 李蔚然，刘同菊，张秀珍，等. 磷霉素钠治疗新生儿肺炎疗效观察 [J]. 山东医药，2003（32）: 55.

[5] 刘同菊，李秀梅，姚国. 磷霉素钠治疗新生儿肺炎 64 例临床观察 [J]. 中原医刊，2002（6）: 51.

## 案例 35  左氧氟沙星滴眼液滴眼后夜间发热是否为不良反应

### ✎ 问题描述

4 岁女童右眼结膜炎，用左氧氟沙星滴眼液滴眼后夜间全身发热。咨询是否为药物不良反应？是否需到医院就诊？

### ❓ 问题来源

☐ 患儿    ☑ 家长    ☐ 医师    ☐ 药师    ☐ 护士    ☐ 其他

### 📦 问题种类

用法用量

### ✉ 药物信息

【主要药名】左氧氟沙星滴眼液      【用药途径】滴眼

【剂型 / 规格】滴眼剂 /5ml∶15mg      【其他联用药物】无

## ◀) 药师建议

> 左氧氟沙星滴眼剂常见不良反应主要为眼部不良反应，如暂时性视力下降、发热、头痛、暂时性眼热、眼痛或不适、咽炎及畏光，发生率约1%~3%。其他发生率<1%的不良反应有：过敏、眼睑水肿、眼睛干燥及瘙痒，少见全身性不良反应。将本品以1次2滴、1日4次给健康成人连续滴眼2周，最终滴眼1小时后的血中浓度为定量界限（0.01μg/ml）以下。如此低的血药浓度一般不会引起全身发热，但患儿滴左氧氟沙星滴眼剂后出现发热不能完全排除滴眼剂引发不良反应；可以考虑暂停使用滴眼剂，看发热情况有无缓解改善，如暂停使用滴眼剂后患儿退热，则应是滴眼剂所引起的发热，反之，则不是滴眼剂引起的发热。

## ◢ 药师分析

左氧氟沙星（Levofloxacin）属喹诺酮类抗菌药，为氧氟沙星的左旋体，其抗菌活性约为氧氟沙星的2倍。左氧氟沙星的主要作用机制是阻碍DNA旋转酶的活性，具有抗菌谱广、抗菌作用强的特点，对多数肠杆菌科细菌（如肺炎克雷伯杆菌、变形杆菌属、伤寒沙门菌属、志贺菌属、部分大肠杆菌等）有较强的抗菌活性，对部分葡萄球菌、肺炎链球菌、流感杆菌、铜绿假单胞菌、淋球菌、衣原体等也有良好的抗菌作用。但对厌氧菌和肠球菌的作用较差。左氧氟沙星主要用于上述革兰阴性菌所致的呼吸道、咽喉、扁桃体、泌尿道（包括前列腺）、皮肤及软组织、胆囊及胆管、中耳、鼻窦、泪囊、肠道等部位的急、慢性感染。左氧氟沙星滴眼液用于对左氧氟沙星敏感菌的感染。临床上用于治疗眼睑炎、睑腺炎、泪囊炎、结膜炎、睑板腺炎、角膜炎以及用于眼科围手术期的无菌化疗法[1-2]。肖志刚等[3]比较了左氧氟沙星与氧氟沙星治疗儿童细菌性角膜炎疗效，见表1-26。

表1-26　两组患儿治疗后疗效比较

| 疗效 | 试验组（n=60） | | | | 对照组（n=60） | | | |
| --- | --- | --- | --- | --- | --- | --- | --- | --- |
| | 治疗7天 | | 治疗14天 | | 治疗7天 | | 治疗14天 | |
| | 例数 | % | 例数 | % | 例数 | % | 例数 | % |
| 痊愈 | 38 | 63.4 | 43 | 71.7 | 26 | 43.3 | 35 | 58.3 |
| 显效 | 11 | 18.3 | 8 | 13.3 | 13 | 21.7 | 9 | 15.0 |

**续　表**

| 疗效 | 试验组（n=60） | | | | 对照组（n=60） | | | |
|---|---|---|---|---|---|---|---|---|
| | 治疗 7 天 | | 治疗 14 天 | | 治疗 7 天 | | 治疗 14 天 | |
| | 例数 | % | 例数 | % | 例数 | % | 例数 | % |
| 有效 | 5 | 8.3 | 4 | 6.7 | 9 | 15.0 | 6 | 10.0 |
| 无效 | 6 | 10.0 | 5 | 8.3 | 12 | 20.0 | 10 | 16.7 |

注：*$P<0.05$

由表 1-25 可知，左氧氟沙星滴眼剂效果优于氧氟沙星。左氧氟沙星滴眼剂用法一般 1 天 3 次、每次滴眼 1 滴，根据症状可适当增减。对角膜炎的治疗在急性期每 15~30 分钟滴眼 1 次，对严重的病例在开始 30 分钟内每 5 分钟滴眼 1 次，病情控制后逐渐减少滴眼次数。治疗细菌性角膜溃疡推荐使用高浓度的抗菌药物滴眼制剂。

给予 15 名健康成人志愿者 15 天的 QUIXIN™ 滴眼液，测定不同时间点左氧氟沙星血浆浓度。用药后 1 小时左氧氟沙星平均血药浓度的范围为 0.86ng/ml（第 1 天）至 2.05ng/ml（第 15 天）。开始 2 天每 2 小时滴眼 1 次，每天共 8 次，第 4 天测得左氧氟沙星平均最大血药浓度为 2.5ng/ml。平均最大血药浓度第 1 天为 0.94ng/ml，第 15 天增加至 2.15ng/ml，只有报道的左氧氟沙星标准口服剂量最大血药浓度的 1/1000 以下。30 名健康成人志愿者滴入 1 滴 QUIXIN™ 滴眼液，测定不同时间点泪液中左氧氟沙星的浓度，结果 60 分钟内平均泪液浓度为 34.9~221.1μg/ml，滴眼后 4、6 小时平均泪液浓度分别为 17.0μg/ml 和 6.6μg/ml。一般而言，滴眼剂滴眼后入血的浓度很低，因此常见不良反应主要为眼部不良反应，如暂时性视力下降、发热、头痛、暂时性眼热、眼痛或不适、咽炎及畏光，发生率约 1%~3%。其他发生率 <1% 的不良反应有：过敏、眼睑水肿、眼睛干燥及瘙痒。患儿滴左氧氟沙星滴眼剂后出现发热不能说明是滴眼剂引起。可以考虑暂停使用滴眼剂，看发热情况有无缓解改善，如暂停使用滴眼剂后患儿退热，则应是滴眼剂所引起的发热，反之，则不是滴眼剂引起的发热。

参考文献

[1] Fish DN, Chow AT. The clinical pharmacokinetics of levofloxacin[J]. Clinical Pharmacokinet, 1997, 32（2）: 101–119.

[2] Davis R, Brysonh HM. Levofloxacin. A review of its antibacterial activity, pharmacokinetics and therapeutic efficacy [J]. Drugs, 1994, 47（4）: 677–700.

[3] 肖志刚，王平，邓姿峰. 左氧氟沙星与氧氟沙星滴眼液治疗儿童细菌性角膜

炎疗效比较 [J]. 中华医院感染学杂志，2013，23（21）：5291-5292.

## 案例 36　儿童感染如何应用利奈唑胺及其安全性和有效性

### 📝 问题描述

儿童感染如何应用利奈唑胺？其安全性和有效性如何？

### ❓ 问题来源

☐ 患儿　　☐ 家长　　☑ 医师　　☐ 药师　　☐ 护士　　☐ 其他

### 📦 问题种类

药品对比与选用

### ✉ 药物信息

【主要药名】利奈唑胺　　　　　　　　【用药途径】静脉注射

【剂型 / 规格】注射剂 /100ml∶0.2g　　【其他联用药物】无

### 🔊 药师建议

利奈唑胺治疗儿童下列感染的安全性和有效性已得到临床研究证实：如院内感染的肺炎、复杂性皮肤或皮肤软组织感染、社区获得性肺炎、对万古霉素耐药的屎肠球菌感染以及由甲氧西林耐药金黄色葡萄球菌和化脓性链球菌引起的非复杂性皮肤或皮肤软组织感染。在儿童患者中，利奈唑胺的最大血药浓度（$C_{max}$）和分布体积（VSS）与年龄无关，清除率与年龄相关。排除出生不到 7 天的早产儿，年龄最小的儿童组（出生 7 天至 11 岁）与成人相比清除率快，从而导致了单剂量给药后较低的全身药物暴露量（AUC）和较短的半衰期。随着儿童患者年龄的增加，利奈唑胺的清除率逐渐降低，青春期的儿童患者的清除率已与成年患者的相似。与成人相比，在所有不同年龄层的儿童患者中观察到清除率与 AUC 存在更大的个体差异。因此，利奈唑胺用于儿童感染必须按体重分次使用。

### 👤 药师分析

利奈唑胺（Linezolid）是一种人工合成的噁唑烷酮类抗菌药物，于 2000 年获得美国 FDA 批准，用于治疗革兰阳性球菌引起的感染，包括由甲氧西林耐药金黄色葡萄球菌（MRSA）引起的疑似或确诊院内获得性肺炎（HAP）、社区获得性肺炎（CAP）、复杂性皮肤或皮肤软组织感染（SSTI）以及耐万古霉素肠球菌（VRE）感染[1]。利奈唑胺为细菌蛋白质合成抑制剂，作用于细菌50S核糖体亚单位，并且最接近作用部位。与其他药物不同，利奈唑胺不影响肽基转移酶活性，只是作用于翻译系统的起始阶段，抑制mRNA与核糖体连接，阻止70S起始复合物的形成，从而抑制了细菌蛋白质的合成。利奈唑胺的作用部位和方式独特，因此在具有本质性或获得性耐药特征的阳性细菌中，都不易与其他抑制蛋白合成的抗菌药发生交叉耐药，在体外也不易诱导细菌耐药性的产生。利奈唑胺对甲氧西林敏感或耐药葡萄球菌、万古霉素敏感或耐药肠球菌、青霉素敏感或耐药肺炎链球菌均显示了良好的抗菌作用，对厌氧菌亦具抗菌活性。有关利奈唑胺敏感性的分析表明，利奈唑胺对从皮肤、血液和肺中分离到的3382株细菌中的甲氧西林敏感或耐药性金黄色葡萄球菌、表皮葡萄球菌、酿脓链球菌（Streptococcuspyogenes，一种A组溶血性链球菌）、肺炎链球菌、无乳链球菌和肠球菌属等均具有良好活性，$MIC_{50}$范围为0.5~4mg/L；对卡它莫拉菌和流感嗜血杆菌具有中度活性，$MIC_{50}$为4~16mg/L。研究显示利奈唑胺联合替考拉宁治疗MRSA性重症肺炎疗效，如表1-27。

表1-27　3组患儿临床疗效比较

| 组别 | n | 痊愈 | 显效 | 进步 | 无效 | 有效率，% |
|---|---|---|---|---|---|---|
| 联合组 | 50 | 22 | 13 | 10 | 5 | 90.0* |
| 利奈唑胺组 | 50 | 20 | 10 | 12 | 8 | 84.0* |
| 替考拉宁组 | 50 | 12 | 13 | 10 | 15 | 70.0 |

*$P<0.05$

　　由表1-26可知，利奈唑胺组治疗MRSA感染效果优于替考拉宁组。利奈唑胺用于不同的年龄段与疾病所使用剂量不同[3]。治疗复杂性皮肤或皮肤软组织感染、社区获得性肺炎及伴发的菌血症、院内获得性肺炎，成人和青少年（12岁及12岁以上，下同）每12小时静脉注射或口服（片剂或口服混悬剂）600mg，儿童患者（刚出生至11岁，下同）每8小时静脉注射或口服（片剂或口服混悬剂）10mg/kg，连续治疗10~14天。治疗万古霉素耐药的屎肠球菌感染及伴发的菌血症，成人和青少年每12小时静脉注射或口服（片剂或口服混悬剂）600mg，儿童患者每8小时静脉注射或口服（片剂或口服混悬剂）10mg/kg，连续治疗14~28天。治疗单纯性皮肤或皮肤软组织感染，成人每12小时口服400mg；青少年每12小时口服600mg；儿童患者<5岁，每8小时按10mg/kg口服；儿童患者5~11

岁，每 12 小时按 10mg/kg 口服，连续治疗 10~14 天。MRSA 感染的成人患者，用利奈唑胺 600mg 每 12 小时 1 次进行治疗；所有的新生儿患者应按 10mg/kg，每 8 小时 1 次，连续使用 7 天的方案给药；大多数出生 7 天以内的早产（<34 孕周）患儿较足月儿和其他婴儿对利奈唑胺的系统清除率低，且全身药物暴露量（AUC）值大，因此初始剂量应为 10mg/kg 每 12 小时给药，当临床效果不佳时，应考虑按剂量为 10 mg/kg 每 8 小时给药。

参考文献

[1] Di Paolo A，Malacarne P，guidotti E，et al. Pharmacological Issues of Linezolid[J]. Clinical Pharmacokinet，2010，49（7）：439-447.

[2] 杜中良，焦玉坤，程振田，等. 利奈唑胺联合替考拉宁治疗耐甲氧西林金黄色葡萄球菌性重症肺炎的临床观察 [J]. 中国药房，2016，27（32）：4541-4543.

[3] 蔡芸. 三种不同滴速的利奈唑胺给药方案在健康中国人群药代动力学 / 药效动力学研究（英文）[A]// 中国药学会药物临床评价研究专业委员会 . 中国药学会药物临床评价研究专业委员会 2015 年学术年会会刊 [C]. 中国药学会药物临床评价研究专业委员会，2015：15.

## 案例 37　利奈唑胺在冲配和使用过程中是否需避光

### ✎ 问题描述

利奈唑胺（斯沃）使用时是否需要避光？说明书注明贮藏时避光，但其外包装袋为锡纸。

### ❓ 问题来源

☐ 患儿　　☐ 家长　　☑ 医师　　☐ 药师　　☐ 护士　　☐ 其他

### 📦 问题种类

用法用量

### ✉ 药物信息

【主要药名】利奈唑胺　　　　　　　　　　【用药途径】口服

【剂型 / 规格】混悬液 /100mg：5ml　　　　【其他联用药物】无

第
一
章

抗
感
染
用
药

### 🔊 药师建议

为减少细菌对药物耐药的发生和保持利奈唑胺和其他抗菌药物的疗效，利奈唑胺应仅用于确诊或高度怀疑敏菌所致感染的治疗或预防。当获悉细菌培养和药物敏感性结果，应当考虑选择或调整抗菌治疗。如缺乏这些资料，当地的流行病学和药物敏感性状况可能有利于经验性治疗的选择。利奈唑胺的适应证不包括革兰阴性菌的治疗，如果怀疑或确认感染了革兰阴性菌，应立即进行针对性的治疗。同硝普钠、左氧氟沙星、水溶性维生素等药物一样，利奈唑胺因受到光照后不稳定，容易变性分解，所以应避光，密封，在15~30℃条件下保存，避免冷冻。

### 👤 药师分析

利奈唑胺（Linezolid）为合成的抗革兰阳性菌药，其作用为抑制细菌蛋白质合成，突出特点是与细菌50S亚基附近界面的30S亚基结合，阻止70S初始复合物的形成而发挥杀菌作用。对葡萄球菌、链球菌（包括肠球菌）敏感。由于利奈唑胺的特殊结构，因此与其他抗菌药无交叉耐药性，特别对耐甲氧西林金黄色葡萄球菌（MRSA）、耐万古霉素肠球菌（VREF）等微生物有良好的抗菌作用，为治疗VREF感染的唯一药物[1-2]。徐慧芬等[3]报道了利奈唑胺与万古霉素治疗老年呼吸机相关性肺炎的疗效与安全性，发现利奈唑胺疗效优于万古霉素，其清除率为84%，高于万古霉素的60%，对小儿患者药代动力学研究有限，使用利奈唑胺时应谨慎。同硝普钠、左氧氟沙星、水溶性维生素等药物一样，利奈唑胺因受到光照后不稳定，容易变性分解，所以应避光，密封，在15~30℃条件下保存，避免冷冻。

参考文献

[1] Brickner SJ, Barbachyn MR, Hutchinson DK, et al. Linezolid（ZYVOX）, the first member of a completely new class of antibacterial agents for treatment of seriousgram-positive infections[J]. J Med Chem, 2008, 51（7）: 1981-1990.

[2] 陆杨，吕晓菊. 葡萄球菌对利奈唑胺耐药机制研究进展 [J]. 中国抗生素杂志, 2017（12）: 1117-1122. 006143.

[3] 徐慧芬，郭红丽. 利奈唑胺与万古霉素治疗老年呼吸机相关性肺炎的疗效与安全性研究[J]. 中国现代医生, 2017, 55（33）: 89-91.

## 案例 38　头孢唑肟钠儿童的每日最大用量

### ✎ 问题描述

注射用头孢唑肟钠（达力清）儿童每日最大用量是多少？

### ❓ 问题来源

☐ 患儿　　☐ 家长　　☑ 医师　　☐ 药师　　☐ 护士　　☐ 其他

### 📦 问题种类

用法用量

### ✉ 药物信息

【主要药名】头孢唑肟钠　　　　　　【用药途径】静脉注射

【剂型 / 规格】注射剂 /0.75g　　　　【其他联用药物】无

### 🔊 药师建议

　　头孢唑肟钠对多种革兰阳性菌和革兰阴性菌产生的广谱 β - 内酰胺酶（包括青霉素酶和头孢菌素酶）稳定，属于第三代广谱的头孢菌素。静脉注射头孢菌素 2g 或 3g，5 分钟后血药峰浓度（$C_{max}$）分别为 131.8mg/L 和 221.1mg/L。头孢唑肟广泛分布于全身各种组织和体液中，包括胸腔积液、腹水、胆汁、胆囊壁、脑脊液（脑膜有炎症时）、前列腺液和骨组织中均可达治疗浓度，其蛋白结合率 30%。其血消除半衰期（$t_{1/2\beta}$）为 1.7 小时，在体内不代谢，24 小时内给药量的 80% 以上以原形经肾排泄，因此尿液中药物浓度高。丙磺舒可使头孢唑肟的肾清除减少，血药浓度增高。对于 6 个月以下儿童，由于安全性未知，因此不建议使用，对于 6 个月以上儿童，则应以每次 50mg/kg，每 6~8 小时 1 次的剂量使用。

### 👤 药师分析

　　头孢唑肟钠（Ceftizoxime Sodium）属第三代头孢菌素，具广谱抗菌作用，对多种革兰阳性菌和革兰阴性菌产生的广谱 β - 内酰胺酶（包括青霉素酶和头孢菌素酶）稳定。其作用机制为通过抑制细菌细胞壁黏肽的生物合成而达到杀菌作用。头孢唑肟钠对大肠埃希菌、肺炎克雷伯菌、奇异变形杆菌等肠杆菌科细菌有强大的抗菌作用，铜绿假单胞菌等假单胞菌属和不动杆菌属对头孢唑肟钠敏感性差。头孢唑肟钠对流感嗜血杆菌和淋病奈瑟球菌亦有良好抗菌作用。头孢唑肟钠对金黄色葡萄球菌和表皮葡萄球菌的作用较第一、第二代头孢菌素为差，耐甲氧西林金黄色葡萄球菌和肠球菌属对头孢唑肟钠耐药，各种链球菌对头孢唑肟钠均高度敏感。消化球菌、消化链球菌和部分拟杆菌属等厌氧菌对头孢唑肟钠多呈敏感，艰难梭菌对头孢唑肟钠耐药。头孢唑肟钠常用于敏感菌所致的下呼吸道感染、尿路感染、腹腔感染、盆腔感染、败血症、皮肤软组织感染、骨和关节感染、肺炎链球菌或流感嗜血杆菌所致脑膜炎和单纯性淋病等[1]。

头孢唑肟钠常见的不良反应有皮疹，药物热，胃肠道不适，贫血，过敏性休克等。和其他头孢菌素一样，使用头孢唑肟钠时联合其他头孢菌素药物与氨基糖苷类药物有出现肾毒性的情况。

头孢唑肟钠成人常用量：一次 1~2g，每 8~12 小时 1 次；严重感染者的剂量可增至一次 3~4g，每 8 小时 1 次。治疗非复杂性尿路感染时，一次 0.5g，每 12 小时 1 次。6 个月以下婴儿使用本品的安全性和有效性尚未确定，因此不宜服用。6 个月及 6 个月以上的婴儿和儿童常用量：按体重一次 50mg/kg，每 6~8 小时 1 次。肾功能损害的患儿需根据其损害程度调整剂量。在给予 0.5~1g 的首次负荷剂量后，肾功能轻度损害的患儿［内生肌酐清除率（Ccr）为 50~79ml/min］常用剂量为一次 0.5g，每 8 小时 1 次，严重感染时一次 0.75~1.5g，每 8 小时 1 次；肾功能中度损害的患儿（Ccr 为 5~49ml/min）常用剂量为一次 0.25~0.5g，每 12 小时 1 次，严重感染时一次 0.5~1g，每 12 小时 1 次；肾功能重度损害需透析的患儿（Ccr 为 0~4ml/min）常用剂量为一次 0.5g，每 48 小时 1 次或一次 0.25g，每 24 小时 1 次，严重感染时一次 0.5~1g，每 48 小时 1 次或一次 0.5g，每 24 小时 1 次。血液透析患儿透析后可不追加剂量，但需按上述给药剂量和时间，在透析结束时给药。

参考文献

[1] Honda F，Ono T，Itoh N，et al.General pharmacology of ceftizoxime sodium[J]. Arzneimittelforschung，1980，30（10）: 1680–1687.

## 案例 39　患儿误服头孢克洛胶囊过量如何处理

### ✎ 问题描述

患儿使用头孢克洛胶囊，应服 1/3 包 tid，误服为 1 包 tid，共 4 顿。是否存在危险?

**❓ 问题来源**

☐ 患儿　　☑ 家长　　☐ 医师　　☐ 药师　　☐ 护士　　☐ 其他

**📦 问题种类**

毒性反应和过量

**✉ 药物信息**

【主要药名】头孢克洛胶囊　　　　　【用药途径】口服

【剂型/规格】胶囊剂/0.25g　　　　【其他联用药物】无

**🔊 药师建议**

　　头孢克洛为第二代口服头孢菌素,其抗菌作用机制与其他头孢菌素类药相似,主要通过与细菌细胞内的青霉素结合蛋白(PBPs)结合,抑制细菌细胞壁的生物合成而起杀菌作用。金黄色葡萄球菌、表皮葡萄球菌(包括产青霉素酶和非耐甲氧西林菌株)、肺炎链球菌、白喉杆菌、克雷伯菌属、梭状芽胞杆菌属、大肠杆菌、奇异变形杆菌、流感嗜血杆菌、淋球菌、肺炎球菌、伤寒沙门菌属、志贺菌属、脑膜炎球菌等对头孢克洛敏感。吲哚阳性变形杆菌、沙雷菌属、不动杆菌属和铜绿假单胞菌等对头孢克洛耐药。病例中患儿服用了3倍常规剂量,需密切关注患儿的反应,若出现疑似中毒症状,则应送医院就诊,给予活性炭以降低药物在胃肠道的吸收,并密切关注患儿的生命体征等。

**👤 药师分析**

　　头孢克洛(Cefaclor)为第二代头孢菌素,属口服半合成抗菌素,具有广谱抗革兰阳性菌和革兰阴性菌的作用,其作用机制与其他头孢菌素相同,主要通过抑制细胞壁的合成达到杀菌作用。头孢克洛对产青霉素酶金黄色葡萄球菌、A组溶血性链球菌、草绿色链球菌和表皮葡萄球菌的活性与头孢羟氨苄相同,对不产酶金黄色葡萄球菌和肺炎球菌的抗菌作用较头孢羟氨苄强2~4倍,对革兰阴性杆菌包括对大肠埃希菌和肺炎克雷伯菌等的活性较头孢氨苄强,与头孢羟氨苄相仿,对奇异变形杆菌、沙门菌属和志贺菌属的活性较头孢羟氨苄强。血药浓度在2.9~8mg/L范围内可抑制所有流感嗜血杆菌,包括对氨苄西林耐药的菌株。卡他莫拉菌和淋病奈瑟菌对该品很敏感。吲哚阳性变形杆菌、沙雷菌属、不动杆菌属和铜绿假单胞菌均对本品耐药。头孢克洛空腹吸收良好，不管本品是否与食物同时服用，总吸收量相同。然而，当其与食物同服时，达到的峰浓度为空腹者服用后观察到的峰浓度的50%~70%，而且通常要延缓45~60分钟才出现。头孢克洛在体内分布广泛，在中耳脓液中可达到有效浓度，在唾液和泪液中浓度也高。血清蛋白结合率低，约15%在体内代谢，在8小时内，约60%~85%的药物以原形经肾从尿中排泄，尿液中浓度高，少量自胆汁排泄，大部分药物在服用2小时内排出。本品在正常人的半衰期为0.6~0.9小时。对于肾功能受损患儿，头孢克洛的血清半衰期稍延长，血液透析可使其半衰期缩短25%~50%[1]。Bozkurt 等[2]发现头孢克洛可以浓度依赖地延缓胃排空速率，这可能会让头孢克洛有新的临床用途。

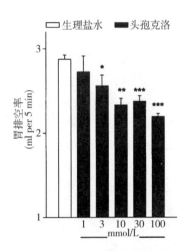

图1-4　头孢克洛可以浓度依赖地延缓胃排空率

　　头孢克洛的一般用法如下。成人每次250mg，每8小时1次，重症感染或敏感性较差的细菌引起的感染，剂量可加倍，但每天剂量不超过4g。肾功能轻度不全者可不减量，肾功能中度和重度减退者的剂量应分别减为正常剂量的1/2和1/4。儿童常用量为每天20mg/kg，分3次（每8小时1次）给药，重症感染可按每天40mg/kg给药但每天总量不宜超过1g。头孢克洛安全性尚好[3]，尽管尚无遗传毒性、致癌性和对生育力影响的研究资料，但小鼠、大鼠和白鼬生殖毒性试验结果表明，在给药剂量达推荐人用最高剂量的 3~5 倍（按体表面积计算）时，未出现明显毒性反应。案例中患儿服用剂量为常用剂量的 3 倍，应关注患儿的身体状况，若出现恶心、呕吐、上腹不适和腹泻等症状时则应引起重视。在确定为头孢克洛服用过量引起中毒症状后，可以给予活性炭，降低药物经胃肠道的吸收。同时，在可接受的限度内，细致地监测和维持患儿的生命体征、血气和血清电解质等。

参考文献

[1] 丁青山，陈铁锋，周志凌，等 . 头孢克洛胶囊人体药代动力学与相对生物利用度研究 [J]. 海南医学，2013，24（5）：633-635.

[2] Bozkurt A，Deniz M，Yegen BÇ. Cefaclor, a cephalosporin antibiotic, delaysgastric emptying rate by a CCK–A receptor–mediated mechanism in the rat[J]. British Journal of Pharmacology，2000，131（3）：399-404.

[3] 于宏，季海宁，代晓燕 . 头孢克洛不良反应近况文献概述 [J]. 中国药物滥用防治杂志，2017，23（6）：366-367.

## 案例 40　利福平与异烟肼哪种需要口服

### ✒ 问题描述

利福平与异烟肼两种药，哪种需要口服？用法用量是多少？

### ❓ 问题来源

☐ 患儿　　☐ 家长　　☑ 医师　　☐ 药师　　☐ 护士　　☐ 其他

### 📦 问题种类

用法用量

### ✉ 药物信息

【主要药名】利福平 + 异烟肼　　　【用药途径】口服

【剂型 / 规格】胶囊剂 /0.12g　　　【其他联用药物】无

第一章

抗感染用药

## ◀》 药师建议

利福平和异烟肼均可以口服。利福平的抗菌原理是其与结核菌的菌体核糖核酸聚合酶结合，干扰脱氧核糖核酸及蛋白质的合成，从而达到了灭菌的目的。而且对耐药的各种结核菌的变异菌株，不管细菌的代谢能力的强弱，或者结核菌在细胞内或细胞外，都有灭菌活力。口服利福平经消化系统迅速吸收进入血液，并达到很高的血药浓度，同时分布到全身各器官组织内和结核病灶内。而异烟肼可以抑制结核菌菌壁分枝菌酸成分的合成，从而使结核杆菌丧失多种能力（耐酸染色、增殖力、疏水性）而死亡，异烟肼还能与结核菌菌体辅酶结合，起到干扰脱氧核糖核酸和核糖核酸合成的作用，从而达到杀灭结核菌的目的。

## ▲ 药师分析

利福平（Rifampin）为利福霉素类半合成广谱抗菌药，对多种病原微生物均有抗菌活性。该药对结核分枝杆菌和部分非结核分枝杆菌（包括麻风分枝杆菌等）在宿主细胞内外均有明显的杀菌作用。利福平对需氧革兰阳性菌具良好抗菌作用，包括葡萄球菌产酶株及甲氧西林耐药株、肺炎链球菌、其他链球菌属、肠球菌属、李斯特菌属、炭疽杆菌、产气荚膜杆菌、白喉杆菌、厌氧球菌等。对需氧革兰阴性菌如脑膜炎奈瑟球菌、流感嗜血杆菌、淋病奈瑟球菌亦具高度抗菌活性。利福平对军团菌属作用亦良好，对沙眼衣原体、性病淋巴肉芽肿及鹦鹉热等病原体均具抑制作用。利福平与依赖 DNA 的 RNA 多聚酶的 β 亚单位牢固结合，抑制细菌 RNA 的合成，防止该酶与 DNA 连接，从而阻断 RNA 转录过程，使DNA 和蛋白的合成停止[1]。异烟肼（Isoniazid）为治疗结核病的首选药物之一，适用于各种类型的结核病，如肺、淋巴、骨、肾、肠等结核，结核性脑膜炎、胸膜炎及腹膜炎等。为了预防和延缓耐药性的产生，应与其他一线抗结核药如利福平（Rifampicin）、乙胺丁醇（Ethambutol）、链霉素（Sterptomycin）和吡嗪酰胺（Pyrazinamide）等联合应用。对急性粟粒性结核和结核性脑膜炎应增大剂量，必要时采用静脉滴注。异烟肼亦可用于预防与活动性肺结核患儿接触的人群[2]。

利福平用于治疗肺结核：成人，口服，一日 0.45~0.60g，空腹顿服，每日不超过 1.2g；1 个月以上小儿每日按体重 10~20 mg/kg，空腹顿服，每日量不超过 0.6g。张昕[3] 报道了利福平注射液与利福平口服胶囊治疗肺结核疾病的疗效对比。结果表明通过静脉给药的方式可以减轻胃肠道的负担，能够达到更高的生物利用度和血药浓度，效果更好，见表 1-28：

表 1-28 痰菌检测转阴对比表 [n（%）]

| 组别 | 治疗 1 个月 | 治疗 2 个月 | 治疗 3 个月 |
| --- | --- | --- | --- |
| 对照组（n=49） | 19（38.78） | 37（75.51） | 41（83.76） |
| 观察组（n=49） | 36（73.47） | 45（91.84） | 47（95.92） |

异烟肼用于治疗肺结核口服：成人 1 次 0.1~0.3g，1 日 0.2~0.6g 对急性粟粒性肺结核或结核性脑膜炎，1 次 0.2~0.3g，1 日 3 次。静脉注射或静脉滴注：对较重度浸润结核，肺外活动结核等，1 次 0.3~0.6g，加 5% 葡萄糖注射液或等渗氯化钠注射液 20~40ml，缓慢推注；或加入输液 250~500ml 中静脉滴注。肌内注射：多用于不能口服的患儿，剂量与口服给药相同。

参考文献

[1] Bernard A，Kermarrecg，Parize P，et al. Dramatic reduction of clindamycin serum concentration in staphylococcal osteoarticular infection patients treated with the oral clindamycin-rifampicin combination[J]. Journal of Infection, 2015, 71（2）: 200-206.

[2] Belknap R，holland D，Feng PJ，et al. Self-administered Versus Directly Observed Once-Weekly Isoniazid and Rifapentine Treatment of Latent Tuberculosis Infection：A Randomized Trial[J]. Annals of Internal Medicine, 2017, 167（10）: 689-697.

[3] 张昕. 利福平注射液与利福平口服胶囊治疗肺结核疾病的疗效对比 [J]. 中国农村卫生, 2015（12）: 81.

## 案例 41　扑尔敏、复方曲安奈德乳膏及
## 乳膏基质 1 号如何使用

### ✒ 问题描述

扑尔敏注射液、复方曲安奈德乳膏（复方康纳乐霜）及乳膏基质 1 号如何
使用？

### ❓ 问题来源

☐ 患儿　　☑ 家长　　☐ 医师　　☐ 药师　　☐ 护士　　☐ 其他

### ▣ 问题种类

用法用量

### ✉ 药物信息

【主要药名】扑尔敏注射液 + 复方康纳乐霜 + 乳膏基质 1 号

【用药途径】涂抹

【剂型 / 规格】膏剂 /1ml/10mg　　　　　　　　【其他联用药物】无

### ◀ 药师建议

　　氯苯那敏是常用的抗组胺类药之一，通过对 $H_1$ 受体的拮抗起到抗过
敏作用，主要用于鼻炎、皮肤黏膜过敏及缓解流泪、打喷嚏、流涕等感冒
症状。其常见的剂型包括注射剂与片剂等。复方曲安奈德含有多种抗菌药
物，长期使用会导致不敏感细菌和真菌等的过量生长，引起二重感染；可
以同时使用其他抗菌药治疗，如发生不良反应，应立即停用。乳膏基质 1
号是较安全的乳膏基质。复旦大学附属儿科医院一般三种药联用治疗湿
疹。具体方法如下：将扑尔敏针整支混入乳膏基质 1 号，混匀后再加入复
方曲安奈德，搅拌均匀后涂抹于患处。

### ▲ 药师分析

　　扑尔敏（Chlorphenamine Maleate）又称氯苯那敏或者氯苯吡胺，是
最强的抗组胺类药之一，通过对 $H_1$ 受体的拮抗起到抗过敏作用。主要用

于鼻炎、皮肤黏膜过敏及缓解流泪、打喷嚏、流涕等感冒症状。扑尔敏也具有明显的中枢抑制作用，能增加麻醉药、镇痛药、催眠药和局麻药的作用。扑尔敏主要在肝脏代谢。复方曲安奈德乳膏主要成分为曲安奈德和制霉菌素、硫酸新霉素与短杆菌肽等。曲安奈德为肾上腺皮质激素类药，有抗炎、抗过敏等作用，作用时间长[1]。制霉菌素为广谱抗真菌药，对念珠菌属的抗菌活性高，新型隐球菌、曲菌、毛霉菌、小孢子菌、荚膜组织浆胞菌、皮炎芽生菌及皮肤癣菌通常对本品亦敏感。硫酸新霉素是一种氨基糖苷类抗菌药物。该品对葡萄球菌属（甲氧西林敏感株）、棒状杆菌属、大肠埃希菌、克雷伯菌属、变形杆菌属等肠杆菌科细菌有良好抗菌作用，对各组链球菌、肺炎链球菌、肠球菌属等活性差。铜绿假单胞菌、厌氧菌等对本品耐药。短杆菌肽因其由短芽胞杆菌（Bacillus brevis）的培养物中提取，又都是多肽类物质而得名。短杆菌肽抗菌机制一般是改变细胞质膜的通透性，以至破坏膜的双层结构，使胞内物质外漏而致细胞死亡。并且对人和动物细胞膜起同样作用，故临床使用受到很大限制，一般制成软膏类剂型用于皮肤化脓性症疾的预防和治疗。复方曲安奈德用于过敏性皮炎、湿疹、神经性皮炎、脂溢性皮炎、接触性皮炎、中毒性皮炎、瘀滞性皮炎、钱币形皮炎及异位性皮炎；也可用于念珠菌感染的皮肤病及间擦疹、肛门及外阴瘙痒[2]。乳膏基质1号为乳膏的基质，无任何治疗作用，但也没有刺激作用。其成分简单，主要为单硬脂酸甘油酯、硬脂酸、白凡士林、液状石蜡、甘油、十二烷基硫酸钠、三乙醇胺和水均为化学成分单一、生物安全性高的基础性原料；乳膏基质1号使用至今，无过敏相关报道，主要适合儿童和敏感性肌肤，无不良反应。

扑尔敏注射液肌内注射后5~10分钟起效，血浆蛋白结合率约72%，$t_{1/2}$为12~15小时，主要经肝代谢，中间代谢产物无药理活性。代谢产物和未代谢的药物主要经肾排出。复方曲安奈德为搽剂。医院内常将扑尔敏注射液、曲安奈德和乳膏基质1号混匀作为外用软膏剂。

参考文献

[1] Stoughton RB. Aregeneric formulations equivalent to trade name topicalglucocorticoids [J]. Arch Dermatol, 1987, 123（10）: 1312–1314.

[2] 郭敏, 刘宏, 季可非, 等. 曲安奈德局部给药制剂的研究进展 [J]. 中国药师, 2016, 19（3）: 559–562.

## 案例 42　是否可用对氨基水杨酸静脉剂型口服治疗结核患儿

### ✎ 问题描述

患儿使用对氨基水杨酸静脉制剂治疗结核，现需出院回家继续治疗，国内尚无对氨基水杨酸口服剂型，问是否可口服静脉剂型代替，剂量如何换算？

### ❓ 问题来源

☐ 患儿　　☐ 家长　　☑ 医师　　☐ 药师　　☐ 护士　　☐ 其他

### 📦 问题种类

用法用量

### ✉ 药物信息

【主要药名】对氨基水杨酸　　　　　　　【用药途径】静脉给药

【剂型/规格】注射剂型/1.2g；2.4g；3.6g　　【其他联用药物】无

### 🔊 药师建议

对氨基水杨酸为对氨基苯甲酸（PABA）的同类物，通过对叶酸合成的竞争抑制作用而抑制结核分枝杆菌的生长繁殖，为二线抗结核药，通常与其他类型的抗结核药一并使用，或在一线抗结核药产生耐药后使用。该药口服给药后会有严重的胃肠道反应，严重者会出现胃溃疡及出血。鉴于较强的胃肠道反应，可以将其制成肠溶制剂以降低药物的不良反应。不建议直接口服对氨基水杨酸静脉注射液，如确需服用，则应在餐后服用，同时密切关注胃肠道不良反应，如出现相关症状，则应立即停药并去医院就诊。

### 👤 药师分析

对氨基水杨酸（4-Amino Salicylic Acid）为对氨基苯甲酸（PABA）的同类物，通过对叶酸合成的竞争抑制作用而抑制结核分枝杆菌的生长繁殖，对结核杆菌有抑菌作用。临床上适用于结核分枝杆菌所致的肺及肺外结核病，静脉滴注可用于治疗结核性脑膜炎及急性扩散性结核病。本品仅对分枝杆菌有效。单独应用时结核杆菌能迅速产生耐药性，因此须与其他抗结核药合用。链霉素和异烟肼与本品合用时能延缓结核杆菌对前二者耐药性的产生。本品对不典型分枝杆菌无效，主要用作二线抗结核药物。对氨基水杨酸口服制剂自胃肠道吸收良好，较其他水杨酸类吸收更为迅速。吸收后迅速分布至各种体液中，在胸腔积液中达到很高浓度，但脑脊液中的浓度很低。本药迅速弥散至肾、肺和肝组织，在干酪样组织中可达较高浓度。蛋白结合率低（15%），口服后 1~2 小时血药浓度达峰值，持续时间约 4 小时，半衰期（$t_{1/2}$）为 45~60 分钟，肾功能损害者可达 23 小时。本品在肝中代谢，50% 以上经乙酰化成为无活性代谢物。给药后 85% 在 7~10 小时内经肾小球滤过和肾小管分泌迅速排出；14%~33% 以原形经肾排出，50% 为代谢物[1]。本品亦可经乳汁排泄。血液透析能否清除本品不明。对氨苯甲酸与本品有拮抗作用，两者不宜合用。本药可增强抗凝药（香豆素或茚满二酮衍生物）的作用，因此在用对氨基水杨酸类时或用后，口服抗凝药的剂量应适当调整。与乙硫异烟胺合用时会增加不良反应。丙磺舒或苯磺唑酮与氨基水杨酸类合用可减少后者从肾小管的分泌量，导致血药浓度增高和持续时间延长及毒性反应发生。因此，氨基水杨酸类与丙磺舒或苯磺唑酮合用时或合用后，前者的剂量应予适当调整，并密切随访患儿。但目前多数不用丙磺舒作为氨基水杨酸类治疗时的辅助用药。氨基水杨酸类可能影响利福平的吸收，导致利福平的血药浓度降低。

对氨基水杨酸主要不良反应是胃肠道反应，如食欲缺乏、恶心、呕吐、腹泻等，严重者造成胃溃疡和出血。肠溶片，颗粒剂以及缓释微丸等可减轻消化道反应。其次为过敏反应，发热、皮疹较为多见，严重者可出现高热，剥脱性皮炎。本品还可导致肝、肾功能损害，氨基转移酶增高较多见，严重时有黄疸、血浆蛋白减少。可致凝血酶原时间延长而引起出血，肾功能障碍较少见，可出现结晶尿、蛋白尿、血尿、肾小管排钾增高导致低血钾等。偶可引起白细胞减少、甲状腺功能降低等[2]。静脉制剂由于稳定性较差，需使用前临时配置，且口服对氨基水杨酸注射剂容易引起严重的胃肠道反应，不建议直接口服对氨基水杨酸注射剂。如确需服用，应餐后服用，如出现胃肠道反应及时停药并去医院就诊。

参考文献

[1] Jennne JW. Partial purification and properties of the isoniazid transacetylase inhuman liver. Its relationship to the acetylation of p–aminosalicylic acid[J]. J Clin Invest, 1965, 44（12）: 1992-2002.

[2] 王晓存，聂理会，初乃惠. 对氨基水杨酸在结核病治疗中的作用 [J]. 北京医

学，2012，34（9）：843-845.

第一章

抗感染用药

## 案例 43　右肾功能欠佳患儿是否需调整氟康唑用量

### ✎ 问题描述

患儿右侧肾功能欠佳，Cr 为 142μmol/L，问是否需调整氟康唑用量？

### ❓ 问题来源

☐ 患儿　　　☐ 家长　　　☑ 医师　　　☐ 药师　　　☐ 护士　　　☐ 其他

### 📦 问题种类

用法用量

### ✉ 药物信息

【主要药名】氟康唑　　　　　　　　【用药途径】口服

【剂型 / 规格】片剂 /50mg　　　　　【其他联用药物】无

### 🔊 药师建议

　　由于氟康唑主要由肾脏代谢，患儿肾功能欠佳，因此需减小剂量。氟康唑为氟代三唑类抗真菌药，抗菌谱与酮康唑相似，抗菌活性比酮康唑强。其作用机制是抑制真菌细胞膜必要成分麦角甾醇合成酶，使麦角甾醇合成受阻，破坏真菌细胞壁的完整性，抑制其生长繁殖。该品对白色念珠菌、大小孢子菌、新型隐球菌、表皮癣菌及荚膜组织胞浆菌等均有强力抗菌活性。口服吸收良好，在体内分布广，可渗入脑脊液中。临床主要用于阴道念珠菌病、鹅口疮、萎缩性口腔念珠菌病、真菌性脑膜炎、肺部真菌感染、腹部感染、泌尿系统感染及皮肤真菌感染等。

### 👤 药师分析

　　氟康唑（Fluconazole）属吡咯类抗真菌药，抗真菌谱较广。口服及静脉注射该品对人和各种动物真菌感染，如念珠菌感染（包括免疫正常或免疫受损的人和动物的全身性念珠菌病）、新型隐球菌感染（包括颅内感染）、糠秕马拉色菌、小孢子菌属、毛癣菌属、表皮癣菌属、皮炎芽生菌、粗球孢子菌（包括颅内感染）及荚膜组织胞浆菌、斐氏着色菌、卡氏枝孢霉等有效。该药的体外抗菌活性明显低于酮康唑，但该品的体内抗菌活性明显高于体外作用。该药的作用机制主要为高度选择性干扰真菌的细胞色素 P450 的活性，从而抑制真菌细胞膜上麦角固醇的生物合成。氟康唑在临床上用于治疗口咽部和食管念珠菌感染；播散性念珠菌病，包括腹膜炎、肺炎、尿路感染等的念珠菌外阴阴道炎。尚可用于骨髓移植患儿接受细胞毒类药物或放射治疗时，预防念珠菌感染的发生。也用于治疗脑膜以外的新型隐球菌；治疗隐球菌脑膜炎时，可作为两性霉素 B 联合氟胞嘧啶初治后的维持治疗物。可用于球孢子菌病，亦可替代伊曲康唑用于芽生菌病和组织胞浆菌病的治疗[1]。

氟康唑用法为口服。治疗念珠菌及皮肤真菌病，50~100mg/ 次，1次 / 日。阴道念珠菌病150mg/ 次，1 次 / 日。治疗隐球菌脑膜炎及其他部位感染，常用剂量为首日 400mg，随后 200~400mg/d。对于儿童用药尚缺乏充足的研究资料，少数出生 2 周至 14 岁患儿以每日 3~6mg/kg（按体重）剂量治疗未发生不良反应。王小玲等[2] 报道了住院患儿氟康唑使用专项点评，发现年龄 <4 周龄患儿每天 1 次的给药频次不合理，见表 1-28。氟康唑口服吸收良好，且不受食物、抗酸药、$H_2$ 受体阻滞药的影响。空腹口服该药约可吸收给药量的 90%。单次口服该品 100mg，平均血药峰浓度（$C_{max}$）为 4.5~8mg/L。表观分布容积（$V_d$）接近于体内水分总量。该品血浆蛋白结合率低（11%~12%），在体内广泛分布于皮肤、水疱液、腹水、痰液等组织体液中，尿液及皮肤中药物浓度约为血药浓度的 10 倍；水疱皮肤中约为 2 倍；唾液、痰、水疱液、指甲中与血药浓度接近；脑膜炎症时，脑脊液中该品的浓度可达血药浓度的 54%~85%。该品少量在肝脏代谢，主要自肾排泄，以原形自尿中排出给药量的 80% 以上[3-4]。半衰期（$t_{1/2}$）为 27~37 小时，肾功能减退时明显延长，因此右肾功能欠佳患儿需要减小剂量。该患儿为早产儿，1.56kg（<2.5kg），k=29μmol/L，GFR= 0.33 × 38/（142 × 0.0113）= 7.81ml/（min · 1.73 cm²）氟康唑 Ccr ≤ 50ml/min，需减至半量。故药师建议氟康唑用量调整为 3mg/（kg · d）。

表 1-29 氟康唑给药频次情况

| 年龄 | 给药频次 | 例次 | 构成比（%） |
| --- | --- | --- | --- |
| <2 周龄 | qd | 114 | 66.7 |
| 2~4 周龄 | qd | 33 | 19.3 |
| >4 周龄 | qd | 24 | 14.0 |

参考文献

[1] goodman J L, Winston D J, greenfield R A, et al. A controlled trial of fluconazole to prevent fungal infections in patients undergoing bone marrow transplantation[J]. New England Journal of Medicine, 1992, 326（13）: 845-851.

[2] 王小玲，陈瑶. 儿童住院患儿氟康唑使用专项点评 [J]. 中国医院药学杂志，2015, 35（18）: 1686-1689.

[3] 邱坤银，周敦华. 儿童恶性血液病合并侵袭性真菌病的诊断和治疗进展 [J]. 新医学，2015, 46（4）: 205-211.

[4] 刘振波，金轶，朱君丽. 颅内真菌感染儿童脑脊液中氟康唑的药代动力学研究 [J]. 中国现代药物应用，2014, 8（17）: 151-152.

## 案例 44  ALT 升高患儿真菌感染是否需调整氟康唑剂量

### 问题描述

患儿肝功能 ALT 166IU/L，真菌感染，是否需调整氟康唑（大扶康）剂量？目前氟康唑用量 6 mg/（kg·d）。

### 问题来源
□患儿　□家长　☑医师　□药师　□护士　□其他

### 问题种类
用法用量

### 药物信息
【主要药名】氟康唑　　　　　　【用药途径】口服
【剂型/规格】片剂/50mg　　　　【其他联用药物】无

### 药师建议

　　由于氟康唑主要由肾脏代谢，存在肝损等不良反应，可以暂不调整患儿用药剂量，密切关注不良反应及肝肾功能。氟康唑为氟代三唑类抗真菌药，抗菌谱与酮康唑相似，抗菌活性比酮康唑强。其作用机制是抑制真菌细胞膜必要成分麦角甾醇合成酶，使麦角甾醇合成受阻，破坏真菌细胞壁的完整性，抑制其生长繁殖。该品对白色念珠菌、大小孢子菌、新型隐球菌、表皮癣菌及荚膜组织胞浆菌等均有强力抗菌活性。口服吸收良好，在体内分布广，可渗入脑脊液中。临床主要用于阴道念珠菌病、鹅口疮、萎缩性口腔念珠菌病、真菌性脑膜炎、肺部真菌感染、腹部感染、泌尿系统感染及皮肤真菌感染等。

患儿轻度肝损伤，且予复方甘草酸苷注射液（美能）保肝后肝功能已基本正常，目前氟康唑用量 6mg/（kg·d）。药师建议完成抗感染疗程，不调整用量。同时，该患儿由于高血压同时使用氢氯噻嗪片（双克）、螺内酯（安体舒通）及依那普利降压，比较两次生化血钾升高，由于螺内酯有保钾作用若血钾继续升高，药师建议停用螺内酯。

## 👤 药师分析

氟康唑（Fluconazole）属三唑类广谱抗真菌药，通过高度选择性地抑制真菌细胞色素 P450 甾醇 C-14-α-脱甲基作用，使真菌内的 14-α-甲基甾醇堆积，从而抑制真菌的繁殖和生长。体外试验表明：氟康唑对新型隐球菌和念珠菌属有抑菌活性。动物经口和静脉注射氟康唑，对以下动物真菌感染模型有效：念珠菌属感染（包括免疫缺陷动物的全身性念珠菌病）、新型隐球菌感染（包括颅内感染）、小孢子菌属和毛癣菌属感染等。氟康唑还对皮炎芽生菌感染和粗球孢子菌感染（包括颅内感染）有效；对荚膜组织胞浆菌引起的正常动物和免疫抑制动物的感染也有效。氟康唑口服与静脉注射的药代动力学特性相似。氟康唑口服吸收良好，且血浆浓度（和系统生物利用度）可达同剂量药物静脉给药后浓度的 90% 以上。口服吸收不受进食影响。禁食条件下，服用氟康唑后 0.5~1.5 小时血浆浓度达峰值，血浆消除半衰期接近 30 小时。血浆浓度与给药剂量成正比。氟康唑每日 1 次给药 4~5 天后，可达到其稳态浓度的 90%。给予氟康唑饱和剂量（第 1 天），即相当于每日常规剂量的 2 倍后，其血浆浓度可在第二天接近稳态浓度的 90%。表观分布容积接近体内水分总量。血浆蛋白结合率低（11%~12%）。研究显示，氟康唑能够很好地渗透到各种体液中。氟康唑在唾液和痰液中的浓度与血浆浓度相近。在真菌性脑膜炎患儿的脑脊液中，氟康唑浓度约为同时间血浆浓度的 80%。氟康唑在皮肤角质层、表皮真皮层和分泌的汗液中可达到高浓度，甚至超过其血清浓度。氟康唑可在角质层中蓄积。氟康唑 50mg，每日 1 次，连服 12 天后，其浓度为 73 μg/g，停药 7 天后，其浓度仍为 5.8μg/g。氟康唑 150mg，每周 1 次，用药第 7 天，药物在角质层中的浓度为 23.4μg/g，第二次服药 7 天后，药物浓度仍达 7.1μg/g。氟康唑 150mg，每周 1 次，连用 4 个月后，在正常人和患儿指甲的浓度分别为 4.05μg/g 和 1.8μg/g；并且在治疗结束 6 个月后仍能在指甲中检测到氟康唑。氟康唑的主要排泄途径为肾脏，接近 80% 剂量的药物在尿中以原形排出。氟康唑的清除率与肌酐清除率成正比。未发现血液循环中有氟康唑的代谢产物。氟康唑的血浆消除半衰期长，因此可用单剂量治疗阴道念珠菌病，每日 1 次和每周用药治疗其他适应证[1-3]。氟康唑[4]的不良反应有肝脏损伤，胃肠道不适等，见表 1-30：

表 1-30　氟康唑不良反应累及器官（系统）与临床表现

| 累及器官或系统 | 主要临床表现 |
| --- | --- |
| 皮肤及其附属器官 | 皮肤潮红、瘙痒、皮疹，剥脱性皮炎，斑秃 |
| 胃肠道 | 恶心、呕吐、腹泻 |
| 肝脏 | 肝功能异常，肝病毒性反应，药物性肝炎，肝损害 |
| 心血管系统 | 尖端扭转型室性心动过速 |
| 血液系统 | 血小板减少，中性粒细胞减少，骨髓抑制 |
| 神经系统 | 定向障碍、情绪高涨、幻视、幻想 |
| 泌尿系统 | 血尿，排尿困难 |
| 呼吸系统 | 胸闷、心悸、呼吸急促 |
| 其他 | 发热，乏力，全身肌肉、四肢骨骼痛，腰区疼痛 |

参考文献

[1] goodman JL，Winston DJ，greenfield RA，et al. A controlled trial of fluconazole to prevent fungal infections in patients undergoing bone marrow transplantation[J]. New England Journal of Medicine，1992，326（13）：845-851.
[2] 邱坤银，周敦华.儿童恶性血液病合并侵袭性真菌病的诊断和治疗进展 [J]. 新医学，2015，46（4）：205-211.
[3] 刘振波，金铁，朱君丽.颅内真菌感染儿童脑脊液中氟康唑的药代动力学研究 [J].中国现代药物应用，2014，8（17）：151-152.
[4] 庄启州.氟康唑不良反应文献分析 [J].医药导报，2011，30（11）：1530-1532.

## 案例 45 注射用米卡芬净钠的新生儿用法用量与注意事项

### ✏ 问题描述

患儿由于菌膜假丝酵母菌感染，且对氟康唑、两性霉素 B 均耐药，考虑采用注射用米卡芬净钠治疗真菌感染。该药第一次在新生儿病房使用，用法用量和注意事项是什么？

### ❓ 问题来源

☐ 患儿　　☐ 家长　　☑ 医师　　☐ 药师　　☐ 护士　　☐ 其他

### 📦 问题种类

用法用量

### ✉ 药物信息

【主要药名】注射用米卡芬净钠　　　　【用药途径】静脉滴注

【剂型 / 规格】注射剂 /50mg　　　　　【其他联用药物】无

### 🔊 药师建议

该患儿目前 AST 134IU/L（高），ALT 54IU/L（高），轻度肝损伤，肾功能正常，在整个抗真菌治疗期间应继续监测。米卡芬净在新生儿中使用方法：体重 <1000g，10mg/（kg·d），qd，max，10~15 天；体重 ≥1000g，7~10mg/（kg·d），qd，可用 NS 冲配，静脉滴注大于 1 小时，终浓度 0.5~1.5mg/ml，使用前可用生理盐水或者葡萄糖注射液等冲，切忌使用注射用水冲配。溶解时切勿用力摇晃输液袋，因本药容易起泡且泡沫不易消失。因米卡芬净在光线下可慢慢分解，应避免阳光直射。如果从配制到输液结束需时超过 6 小时，应将输液袋遮光。

### 👥 药师分析

米卡芬净（Micafungin）是一种半合成脂肽类化合物，能竞争性抑制真菌细胞壁的必需成分 1，3-β-D 葡聚糖的合成。米卡芬净对深部真菌感染的主要致病菌曲霉菌属和念珠菌属有广谱抗真菌活性。在体外试验中，对耐氟康唑或伊曲康唑的念珠菌属有强效。米卡芬净对念珠菌属有杀真菌作用，而对曲霉菌属可抑制孢子发芽和菌丝生长。米卡芬净对小鼠播散性念珠菌病、口腔和食管念珠菌病、播散性曲霉菌病和肺部曲霉菌病具有效的保护和治疗作用。临床上用于由曲霉菌和念珠菌引起的真菌血症、呼吸道真菌、胃肠道真菌病[1-2]。23 例健康成人志愿者经 30 多分钟静脉输注 25mg、50mg、75mg 米卡芬净钠，或经 1 小时静脉输注 150mg 米卡芬净钠后，原形药物的 AUC 随剂量增加而成比例增高。输注结束时血浆浓度达最大值，消除半衰期为 13.9 小时。米卡芬净钠的毒理研究：在对大鼠进行的一项 4 周重复静脉给药试验中，高剂量治疗组（32mg/kg）出现血浆 AST、ALT 升高，肝脏损害如肝细胞坏死。在大鼠 13 周和 26 周重复给药试验中，32mg/kg 组除出现以上改变外，还出现肝细胞变异灶。不过变异灶在 13 周停药期间没有进一步发展。在大鼠重复静脉给药 26 周的研究中，高剂量治疗组（32mg/kg）出现尿量增加、尿中钠离子和氯离子升高。但是在中剂量治疗组（10mg/kg）没有发现任何以上反应。大鼠 4 周重复静脉给药 10mg/kg 和 32mg/kg 剂量的 AUC 分别比人用量 300mg/d 时估计 AUC 值高 0.5 和 2 倍。

对曲霉病成人一般每日单次剂量为 50~150mg 米卡芬净钠，每日 1 次静脉输注。对于严重或者难治性曲霉病患儿，根据患儿情况剂量可增加至 300mg/d。对念珠菌病，成人一般每日单次剂量为 50mg 米卡芬净钠，每日 1 次静脉输注。对于严重或者难治性念珠菌病患儿，根据患儿情况剂量可增加至 300mg/d。静脉输注本药时，应将其溶于生理盐水、葡萄糖注射液或者补充液，剂量为 75mg 或以下时输注时间不少于 30 分钟，剂量为 75mg 以上时输注时间不少于 1 小时。切勿使用注射用水溶解本品（该溶液为非等渗性）[3]。由于将剂量增加至每天 300mg 用以治疗严重或难治性感染的安全性尚未完全确立，故在此用量时必须谨慎，如密切观察患儿的病情。体重为 50kg 或以下的患儿，剂量不应超过每天每公斤体重 6mg。许高奇等[4] 报道了儿童侵袭性念珠菌感染的米卡芬净给药方案的优化，如表 1-31：

表 1-31　米卡芬净应用于不同念珠菌感染儿童患儿的推荐给药方案

| 菌种 | 推荐给药方案 [mg/（kg·d）] | |
| --- | --- | --- |
| | 抑菌 | 杀菌 |
| 白色念珠菌 | 1 | 1.5 |
| 光滑念珠菌 | 0.5 | 1 |
| 热带念珠菌 | 1.5 | 3 |
| 克柔念珠菌 | 1.5 | 3 |

续　表

| 菌种 | 推荐给药方案 [mg/（kg·d）] | |
| --- | --- | --- |
| | 抑菌 | 杀菌 |
| 乳酒念珠菌 | 1.5 | 3 |
| 葡萄牙念珠菌 | 4 | 更换药物或联合治疗 |
| 近平滑念珠菌 | 更换药物或联合治疗 | 更换药物或联合治疗 |
| 季也蒙念珠菌 | 更换药物或联合治疗 | 更换药物或联合治疗 |

参考文献

[1] Kuse ER，Chetchotisakd P，da Cunha CA，et al. Micafungin versus liposomal amphotericin B for candidemia and invasive candidosis：a phase III randomised double-blind trial[J]. The Lancet，2007，369（9572）：1519-1527.

[2] van Burik J，Ratanatharathorn V，Stepan DE，et al. Micafungin versus fluconazole for prophylaxis against invasive fungal infections during neutropenia in patients undergoinghematopoietic stem cell transplantation[J]. Clinical infectious diseases，2004，39（10）：1407-1416.

[3] 蔡志明，黄志锋. 米卡芬净治疗儿童血液肿瘤侵袭性真菌感染疗程的对照研究 [J]. 中外医疗，2016，35（25）：134-136.

[4] 许高奇，朱立勤，葛婷悦，等. 儿童侵袭性念珠菌感染的米卡芬净给药方案的优化 [J]. 中国新药与临床杂志，2016，35（7）：482-486.

## 案例46　两性霉素B的用法用量

### 问题描述

两性霉素B是否有累计剂量，最多可用几天，期间是否可用脂质体？

### 问题来源

□ 患儿　　□ 家长　　☑ 医师　　□ 药师　　□ 护士　　□ 其他

### 问题种类

用法用量

### 药物信息

【主要药名】两性霉素B　　　　　【用药途径】静脉滴注

【剂型/规格】粉针剂/5mg　　　　【其他联用药物】无

## 🔊 药师建议

两性霉素 B 毒性大、不良反应多，临床上一些轻中度真菌感染常用三唑类抗真菌药物进行替代治疗，但两性霉素 B 是某些致命性全身真菌感染的唯一有效的治疗药物，使用必须从其拯救生命的效益和可能发生的不良反应的危险性两方面权衡考虑。对两性霉素的使用，必须从小剂量开始，逐步增加剂量，使用期间定期监测肝肾心等重要器官功能，如出现明显不良反应，应暂时停药并对症治疗。此外，两性霉素 B 脂质体安全性高于一般注射剂，可以优先考虑使用。

## 🧑 药师分析

两性霉素 B（Amphotericin B）是从链霉菌（Streptomycesnodosus）的培养液中分离而得的一类多烯类抗真菌药，为黄色或橙黄色粉末，几乎无臭，无味，有引湿性，在日光下易被破坏失效。两性霉素 B 结构中同时含有氨基和羧基，因此兼具碱性和酸性，其在中性或酸性介质中可形成盐，其水溶性增高但抗菌活性会下降。两性霉素 B 主要用于深部真菌感染，通过与真菌细胞上的甾醇结合，损伤膜的通透性，导致真菌内钾离子、核苷酸、氨基酸等外漏，破坏正常代谢而起抗菌作用。除支原菌外，其余细胞缺少甾醇的细菌不能被两性霉素 B 所破坏。游离甾醇和细胞膜上的甾醇竞争两性霉素 B，而使两性霉素 B 作用减少。两性霉素 B 适用于下列真菌感染的治疗：隐球菌病、北美芽生菌病、播散性念珠菌病、球孢子菌病、组织胞浆菌病，由毛霉菌、酒曲菌属、犁头霉菌属、内胞霉属和蛙粪霉属等所致的毛霉菌病，由申克孢子丝菌引起的孢子丝菌病，由烟曲菌所致的曲菌病等。两性霉素 B 毒性较大，可有药热，寒战或发冷，头痛，关节痛。可引起恶心呕吐，食欲缺乏，腹胀，腹泻等胃肠道反应。可引起肝肾功能损害，出现血尿，蛋白尿，氨基转移酶升高等症状，以及血压下降，血栓性静脉炎，嗜酸性粒细胞增多，白细胞减少，贫血，焦虑，癫痫，骨髓抑制，溶血性贫血，肾上腺皮质功能低下，电解质紊乱，高血压危象等一系列心血管与中枢神经毒性反应[1]。

由于两性霉素 B 的明显毒性，故主要用于诊断已确立的深部真菌感染（如获培养或组织学检查阳性则更佳），且病情危重呈进行性发展者。对临床真菌感染征象不明显，仅皮肤或血清试验阳性的患儿不宜选用。此外，第一次使用两性霉素时应先从小剂量开始，一般按体重每次 0.02~0.1mg/kg

计算。根据患儿的耐受情况每日或者隔日增加 5 mg，当增加至每次
0.5~0.7mg/kg 时即可暂停增加剂量。最高单次剂量按体重不超过 1 mg/kg，
每日或隔 1~2 日给药 1 次，总累积量 1.5~3.0g，疗程 1~3 个月，也可长
至 6 个月，需视患儿病情及疾病种类而定。对敏感真菌所致感染宜采用较
小剂量，即成人为一次 20~30mg，疗程宜较长。对于鞘内给药，首次为
0.05~0.1mg，以后逐渐增至每次 0.5mg，最大量每次不超过 1mg，每周给
药 2~3 次，总量 15mg 左右。鞘内给药时宜与小剂量地塞米松或琥珀酸氢
化可的松同时给予，并需用脑脊液反复稀释药液，边稀释边注入以减少反
应。儿童用药按体重计算用量。静脉滴注或鞘内注射给药时，均先以灭菌
注射用水 10ml 配制该品 50mg，或 5ml 配制 25mg，然后用 5% 葡萄糖注
射液稀释（不可用高浓度葡萄糖注射液，也不可用氯化钠注射液，因可产
生沉淀；也不宜将溶解好的药液与生理盐水或者电解质混合），滴注液浓
度不超过 10mg/100ml，避光缓慢静脉滴注，每次滴注时间需 6 小时以上，
稀释用葡萄糖注射液的 pH 应在 4.2 以上。鞘内注射时可取 5mg/ml 浓度的
药液 1ml，加 5% 葡萄糖注射液 19ml 稀释，使最终浓度成 25μg/ml。注射
时取所需药液量以脑脊液 5~30ml 反复稀释，并缓慢注入。鞘内注射液药
物浓度不可高于 25mg/100ml，pH 应在 4.2 以上[2]。此外，在治疗期间需
定期检查肾功能（尿素氮，肌酐等）、肝功能、血象与血钾等，如遇异常，
则应先停药与对症治疗。两性霉素 B 脂质体是为保持两性霉素 B 药效同
时减轻其毒性而进行的改良剂型。两性霉素 B 脂质体进入人体内主要被单
核吞噬细胞系统吞噬而激活机体的自身免疫功能，并改变被包封药物的体
内分布，使药物主要在肝、脾、肺等组织器官中积蓄，并优先聚集在感染
炎症等部位，从而提高药物的治疗指数，减少药物的治疗剂量和降低药物
的毒性[3]。赵荣生等[4]比较了两性霉素 B 一般注射剂与两性霉素 B 脂质
体对小鼠的 $LD_{50}$，发现两性霉素 B 一般剂 $LD_{50}$ 为 $2.51 \pm 0.40$，低于脂质
体剂型的 $14.89 \pm 2.18$，如表 1-31，1-32。

表 1-32 两性霉素 B 一般注射剂 $LD_{50}$ 实验结果

| 剂量（mg/kg） | 对数剂量（X） | 动物数（只） | 死亡动物数（只） | 死亡率（%） | 概率单位（Y） | LD50 及置信线（mg/kg） |
|---|---|---|---|---|---|---|
| 5.00 | 0.6990 | 10 | 10 | 100 | 8.09 | |
| 3.75 | 0.5740 | 10 | 8 | 80 | 5.84 | |
| 2.81 | 0.4487 | 10 | 6 | 60 | 5.25 | $2.51 \pm 0.40$ |
| 2.11 | 0.3243 | 10 | 4 | 40 | 4.75 | |
| 1.58 | 0.1987 | 10 | 1 | 10 | 3.72 | |

表 1-33　两性霉素 B 脂质体 LD$_{50}$ 实验结果

| 剂量<br>（mg/kg） | 对数剂量<br>（X） | 动物数<br>（只） | 死亡动物<br>数（只） | 死亡率<br>（%） | 概率单<br>位（Y） | LD50 及置信线<br>（mg/kg） |
|---|---|---|---|---|---|---|
| 25.00 | 1.3979 | 10 | 10 | 100 | 8.09 | |
| 18.75 | 1.2730 | 10 | 7 | 70 | 5.52 | |
| 14.06 | 1.1480 | 10 | 4 | 40 | 4.75 | 14.89±2.18 |
| 10.55 | 1.0233 | 10 | 2 | 20 | 4.16 | |
| 7.91 | 0.8982 | 10 | 0 | 0 | – | |

　　因此，推荐使用脂质体制剂，用两性霉素 B 脂质体可以显著降低其毒性，同时能保持其药效。

参考文献

[1] 刘晓东，李佳楠，孙浩，等. 两性霉素 B 与两性霉素 B 脂质体不良反应文献分析 [J]. 中国临床药学杂志，2014，23（04）：252-255.

[2] 陈汝纯，黄自群. 静脉滴注两性霉素 B 溶媒的选择 [J]. 中华医院感染学杂志，2011，21（20）：4393.

[3] 张静，徐敬根. 两性霉素 B 与两性霉素 B 脂质体治疗真菌感染的疗效比较 [J]. 当代医学，2011，17（9）：102-103.

[4] 赵荣生，严宝霞，侯新朴. 两性霉素 B 脂质体的研制及其质量评价 [J]. 中国药学杂志，2000（9）：17-19.

## 案例 47　两性霉素 B 脂质体的用法用量及不良反应

### 问题描述

患儿患光滑假丝酵母菌败血症，对氟康唑耐药，选用两性霉素 B 脂质体，问用法用量、不良反应？

### 问题来源

□患儿　　□家长　　☑医师　　□药师　　□护士　　□其他

### 问题种类

用法用量、不良反应

### 📧 药物信息

【主要药名】两性霉素 B 脂质体　　　　【用药途径】注射

【剂型 / 规格】10mg（1 万单位）　　　【其他联用药物】无

### 🔊 药师建议

　　两性霉素 B 毒性较大，可引起的药品不良反应有：①药热，寒战或发冷，头痛，关节痛；②恶心呕吐，食欲缺乏，腹胀，腹泻等胃肠道反应；③肝肾功能损害，出现血尿，蛋白尿，转氨酶升高等症状；④血压下降，高血压危象，血栓性静脉炎，嗜酸性粒细胞增多，白细胞减少，贫血，骨髓抑制，溶血性贫血；⑤焦虑，癫痫；⑥肾上腺皮质功能低下等一系列心血管与中枢神经毒性反应[1]。

　　将两性霉素 B 脂质体应用于儿童，根据要求可按 3.0~4.0mg/（kg·d）的剂量使用。若无改善或真菌感染恶化，剂量可增至 6mg/（kg·d）。将溶解的本品用 5% 葡萄糖注射液稀释，以 1mg/（kg·h）的速度作静脉注射。

　　注意事项：

　　1. 在每一个疗程的第一次用药前药师建议作试验注射，以少量药（10ml 稀释液含有 1.6~8.3mg）用 15~30 分钟注射。再仔细观察 30 分钟。如果患者可以忍受并无与输注有关的反应，则输注时间可缩短至不少于 2 小时，如果患者出现急性反应或不能耐受输注容积，则输注时间要延长。

　　2. 本品必须先用灭菌注射用水溶解，用无菌注射器和 20 号针头，按下述体积迅速加入瓶中，使每毫升溶液含 5mg 两性霉素 B，用手轻轻摇动和转动使所有固体溶解。注意液体可能呈乳色或透明。如用于输注，进一步稀释上述溶解好的液体至终浓度约为 0.6mg/ml（0.16~0.83mg/ml）。不要使用生理盐水或葡萄糖溶液来溶解冻干粉，也不要将溶解好的溶液与生理盐水或电解质混合。不要将输注液与其他药物混合。如通过正在使用的输液管，在给药前用 5% 葡萄糖冲洗输液管，或使用单独的输液管。注射用药在用药前要用肉眼检查是否有异物或变色。不要使用有沉淀或异物、或者原瓶密封有问题的药品。

　　3. 由于冻干粉和用于溶解与稀释的溶液不含有防腐剂，配制药液时必须始终严格无菌操作。在用 5% 葡萄糖注射液进一步稀释后，药液须存于 2~8℃并于 24 小时内使用，禁止冷冻，未用完的药液必须丢弃。

## 👨 药师分析

　　两性霉素 B 适用于下列真菌感染的治疗：隐球菌病、北美芽生菌病、播散性念珠菌病、球孢子菌病、组织胞浆菌病，由毛霉菌、酒曲菌属、犁头霉菌属、内胞霉属和蛙粪霉属等所致的毛霉菌病，由申克孢子丝菌引起的孢子丝菌病，由烟曲菌所致的曲菌病等[1-2]。侯幸赟等[3] 报道了两性霉素 B 脂质体治疗侵袭性真菌感染的疗效观察，如表 1-34：

表 1-34　两性霉素 B 脂质体对不同真菌感染的临床疗效

| 真菌类型 | 病例数 | 疗效 | | | | |
| --- | --- | --- | --- | --- | --- | --- |
| | | 痊愈（例） | 显效（例） | 进步（例） | 无效（例） | 总有效率（%） |
| 白色假丝酵母菌 | 9 | 3 | 4 | 1 | 1 | 77.78 |
| 热带假丝酵母菌 | 8 | 1 | 4 | 2 | 1 | 62.50 |
| 近平滑假丝酵母菌 | 6 | 2 | 3 | 1 | 0 | 83.33 |
| 光滑假丝酵母菌 | 5 | 1 | 2 | 1 | 1 | 60.00 |
| 新型隐球菌 | 2 | 0 | 0 | 0 | 2 | 0.00 |
| 曲霉菌 | 2 | 0 | 2 | 0 | 0 | 100.00 |
| 阿萨希毛孢子菌 | 1 | 0 | 1 | 0 | 0 | 100.00 |
| 其他 | 2 | 0 | 2 | 0 | 0 | 100.00 |
| 合计 | 35 | 7 | 18 | 5 | 5 | 73.43 |

　　两性霉素 B 的脂质体适用于患有深部真菌感染的患者；或者用于因肾损伤或药物毒性而不能使用有效剂量的两性霉素 B 的患者，或已经接受过两性霉素 B 治疗无效的患者[4]。

参考文献

[1] Kullberg BJ, Sobel JD, Ruhnke M, et al. Voriconazole versus a regimen of amphotericin B followed by fluconazole for candidemia in non-neutropenic patients：

a randomised non–inferiority trial[J]. The Lancet，2005，366（9495）: 1435–1442.

[2] 卢苏梅，李聪，冯宪真，等．氟胞嘧啶 两性霉素 B 脂质体伊曲康唑联合治疗隐球菌性脑膜炎 80 例临床分析 [J]. 中国实用神经疾病杂志，2016，19（15）: 72–73.

[3] 侯幸赟，刘震，缪海均，等．两性霉素 B 脂质体治疗侵袭性真菌感染的疗效观察 [J]. 中国医院用药评价与分析，2016，16（7）: 878–879.

[4] 庚胜，张碧波．两性霉素 B 脂质体与伏立康唑治疗侵袭性肺曲霉菌病临床对比观察 [J]. 山东医药，2016，56（4）: 86–88.

## 案例 48　蚕豆病患儿能否用利巴韦林片和施保利通片

✎ **问题描述**

蚕豆病患儿能否用利巴韦林片和施保利通片？

❓ **问题来源**

□ 患儿　　　□ 家长　　　☑ 医师　　　□ 药师　　　□ 护士　　　□ 其他

📦 **问题种类**

不良反应

✉ **药物信息**

【主要药名】利巴韦林片 + 施保利通片　　　【用药途径】口服

【剂型 / 规格】片剂 /100mg+ 片剂 /0.3g　　　【其他联用药物】无

🔊 **药师建议**

蚕豆病患儿葡萄糖 –6– 磷酸脱氢酶（G6PD）缺失与利巴韦林引起溶血性贫血不相关，因此可以使用。施保利通片说明书未指出蚕豆病不能用，临床上也无相关报道，因此可以使用。1970 年，利巴韦林由 ICN 制药公司 Joseph T. Witkowski 合成。FDA 明确指出利巴韦林不适合用来治疗流感，并且严格明确适应证，而滥用利巴韦林来治疗各种病毒感染的情况在中国十分普遍，目前广泛应用于病毒性疾病的防治。常用剂型有注射剂、片剂、口服液、气雾剂等。利巴韦林有血液毒性，可造成溶血性贫血，地中海贫血和镰状细胞贫血者不适使用。G6PD 缺失与利巴韦林引起溶血性贫血不相关，因此可以使用。施保利通片说明书未指出蚕豆病不能用，临床上也无相关报道，因此可以使用。

第
一
章

抗
感
染
用
药

## 👤 药师分析

　　蚕豆病是葡萄糖 –6– 磷酸脱氢酶（G6PD）缺乏症的一个类型，表现为进食蚕豆后引起溶血性贫血。溶血具体机制不明，同一地区 G6PD 缺乏者仅少数人发病，而且也不是每年进食蚕豆都发病。蚕豆病在我国西南、华南、华东和华北各地均有发现，而以广东、四川、广西、湖南、江西为最多。3 岁以下患儿占 70%，男性占 90%。成人患者比较少见，但也有少数病例至中年或老年才首次发病。由于 G6PD 缺乏属遗传性，所以 40% 以上的病例有家族史。本病常发生于初夏蚕豆成熟季节。绝大多数病例因进食新鲜蚕豆而发病。本病因南北各地气候不同而发病有迟有早。

　　利巴韦林（Ribavirin）又名病毒唑，为广谱抗病毒药，能抑制肌苷酸 –5– 磷酸脱氢酶，阻断肌苷酸转化为鸟苷酸，从而抑制病毒的 RNA 和 DNA 合成，对 DNA 病毒和 RNA 病毒均有抑制复制作用[1]。临床上用于用于防治流感、副流感、甲乙丙型肝炎、麻疹、腮腺炎、水痘、单纯疱疹、带状疱疹、病毒性眼角膜炎、疱疹性口腔炎、小儿腺病毒肺炎，可能有抗肿瘤作用。0 分钟时静脉滴注利巴韦林 800mg，5 分钟后血药浓度为 $17.8 \pm 5.5$（μg/ml），30 分钟为 $42.3 \pm 10.4$（μg/ml）。利巴韦林进入体内，迅速分布到身体各部分，且达到了有效浓度，并可通过血，脑脊液屏障。静脉给药后，在 0~48 小时间隔内，从尿液中可检出 $16.7\% \pm 10.3\%$ 的药物以原形排出，有 $6.2\% \pm 1.7\%$ 以代谢物排泄。施保利通片主要成分为抗坏血酸、侧柏叶、紫锥菊根、苍白锥菊根、赝靛根等，临床上用于普通感冒的辅助治疗。

　　由于利巴韦林会在红细胞内发生反应，主要严重不良反应是溶血性贫血[2-3]，这可能会恶化已经存在的心脏疾病。利巴韦林通常会抑制谷胱甘肽，从而损伤红细胞的细胞膜，使携氧的红细胞裂解。红细胞的逐渐减少，还会导致贫血[4-5]。在口服治疗最初 1~2 周内出现血红蛋白、红细胞及白细胞下降，其中约 10% 的患儿可能伴随心肺方面的不良反应。也可出现网织红细胞增多。治疗前后及治疗中应频繁检测血红蛋白，有地中海贫血和镰状细胞贫血患儿不推荐使用该品。蚕豆病患儿 G6PD 缺失与利巴韦林引起溶血性贫血不相关，因此可以使用。施保利通片说明书未指出蚕豆病不能用，临床上也无相关报道，因此可以使用。

参考文献

[1] Chung RT，Jrg M，Polyak SJ，et al. Mechanisms of action of interferon and ribavirin in chronichepatitis C：Summary of a workshop.[J].hepatology，2008，47（1）：306–320.

[2] 戴永万，阮敏毅，刘文平，等. 聚乙二醇干扰素联合利巴韦林治疗慢性丙型肝炎不良反应的观察及处置 [J]. 中外医学研究，2017，15（29）：54-56.

[3] 邓浩辉，许敏，李晓强，等. 广州地区丙型肝炎患儿肌苷三磷酸酶基因多态性与利巴韦林所致贫血的相关性 [J/CD]. 中华实验和临床感染病杂志（电子版），2017，11（2）：168-171.

[4] 刘小涛，王俊学. 利巴韦林引起溶血性贫血的相关机制及应对措施 [J]. 肝脏，2012，17（11）：814-817.

[5] 叶进，王景文. 利巴韦林致溶血性贫血 [J]. 药物不良反应杂志，2011，13（04）：246-247.

## 案例49 炎琥宁是否可用5% 葡萄糖氯化钠溶液配置

### 📝 问题描述

炎琥宁可否用 5% 葡萄糖氯化钠注射液配置？

### ❓ 问题来源

☐ 患儿　　☐ 家长　　☑ 医师　　☐ 药师　　☐ 护士　　☐ 其他

### 📦 问题种类

用法用量

### ✉ 药物信息

【主要药名】炎琥宁　　　　　　【用药途径】静脉滴注

【剂型 / 规格】注射剂 /80mg　　【其他联用药物】无

### 🔊 药师建议

炎琥宁能抑制早期毛细血管通透性增高与炎性渗出和水肿，能特异性地兴奋垂体 - 肾上腺皮质功能，促进 ACTH 释放，增加垂体前叶中 ACTH 的生物合成；体外具有灭活腺病毒、流感病毒、呼吸道病毒等多种病毒的作用。动物实验有抗早、中孕作用。静脉注射和腹腔注射 $LD_{50}$ 分别为（600±20）mg/kg 和（675±30）mg/kg。给大白鼠腹腔注射本品，剂量分别为 36mg/kg 和 84mg/kg，每日一次，连续 10 日，结果在上述剂量下本品对动物生长、食欲、毛色、活动、肝肾功及主要脏器病检等均无明显影响。同品种动物试验中肌内注射给药可见局部刺激反应。研究表明，炎琥宁用 5% 葡萄糖或者 5% 葡萄糖 0.9% 氯化钠注射液配置稳定性较好，因此可以用 5% 葡萄糖注射液或者 5% 葡萄糖 0.9% 氯化钠注射液冲配。

## 药师分析

炎琥宁（Potassium Sodium Dehydroandroan Drographolide Suc）系穿心莲提取物经酯化、脱水、成盐精制而成。药理实验表明：①本品对细菌内毒素引起发热的家兔有较强的解热作用，作用迅速并可维持4小时以上；②本品能对抗由二甲苯或组织胺所引起毛细血管壁通透性增高，并对肾上腺素急性肺水肿有明显对抗作用；③本品能缩短戊巴妥钠引起的白鼠睡眠潜伏期，延长其睡眠时间，还能加强阈下量的戊巴妥钠作用，引起小白鼠睡眠，该实验结果提示本品有明显的镇静作用；④本品能明显地促进大白鼠肾上腺皮质功能，增加机体对病原体感染的应急能力；⑤经临床病原学诊断实验和组织培养灭活试验表明本品对流感病毒甲Ⅰ型、甲Ⅲ型、肺炎腺病毒（Adv）Ⅲ型、Ⅳ型、肠合胞病毒及呼吸道合胞病毒（Rsv）均有灭活作用[1]。穿琥宁毒性小、无刺激性，静脉滴注 $LD_{50}$ 为（675±30）mg/kg。临床上主要用于病毒性肺炎和病毒性上呼吸道感染。关于炎琥宁临床应用文献报道较少，偶见皮疹等过敏反应。炎琥宁与穿琥宁在体内活性代谢物为同一物质，文献报道穿琥宁上市后观察到的不良反应有：过敏反应可表现为皮疹、瘙痒、斑丘疹、严重甚至呼吸困难、水肿、过敏性休克，多在首次用药出现；消化道反应可有恶心、呕吐、腹痛、腹泻，也有肝功能损害的报道；血液系统反应可见白细胞减少、血小板减少、紫癜等；致热原样反应可有寒战、发热、甚至头晕、胸闷、心悸、心动过速、血压下降等[2]。本品忌与酸、碱性药物或含有亚硫酸氢钠、焦亚硫酸钠为抗氧剂的药物配伍，也不宜与氨基糖苷类、喹诺酮类药物配伍。

肌内或静脉给药后，在体内迅速吸收、分布，其吸收相半衰期（$t_{1/2K}$）为（18.90±12.12）min，分布相半衰期（$t_{1/2\alpha}$）仅为（1.3±0.3）min。用药6小时后血药浓度明显下降，其消除相半衰期（$t_{1/2\beta}$）为（3.86±1.06）小时，用药2天后可排出给药量的85%以上。肌内注射的生物利用度达94.2%左右，表明肌内注射后吸收利用较完全。何锦妍[3]等人报道了注射用炎琥宁与四种输液配伍的稳定性分析，见表1-35。由表可知，在4小时内，炎琥宁在四种输液中均保持比较好的稳定性。而在12小时内炎琥宁在5%葡萄糖注射液与5%葡萄糖注射液0.9%氯化钠注射液中稳定性要优于0.9%氯化钠注射液与10%葡萄糖注射液。

表 1-35　配伍后各时间点炎琥宁的含量（%）

| 配伍输液 | 0h | 2h | 4h | 6h | 8h | 10h | 12h |
|---|---|---|---|---|---|---|---|
| 0.9% 氯化钠注射液 | 100.00 | 99.75 | 99.53 | 95.15 | 91.79 | 88.66 | 85.22 |
| 5% 葡萄糖注射液 | 100.00 | 99.83 | 99.62 | 97.35 | 96.61 | 94.92 | 92.31 |
| 10% 葡萄糖注射液 | 100.00 | 99.80 | 98.98 | 95.47 | 91.23 | 87.53 | 83.65 |
| 5% 葡萄糖 0.9% 氯化钠注射液 | 100.00 | 99.91 | 99.55 | 97.33 | 96.89 | 93.17 | 91.88 |

参考文献

[1] Gupta S，Mishra KP，Ganju L. Broad-spectrum antiviral properties of andrographolide[J]. Archives of Virology，2017，162（3）：611-623.

[2] 蔡成华，蔡明月. 注射用炎琥宁过敏反应报道 [J]. 实用中医药杂志，2016，32（4）：382-383.

[3] 何锦妍，邓卓航. 注射用炎琥宁与四种输液配伍的稳定性分析 [J]. 实用医技杂志，2015，22（10）：1107-1108.

## 案例 50　炎琥宁的冲配有什么限制

### 问题描述

炎琥宁的冲配有什么限制？

### 问题来源

☐ 患儿　　☐ 家长　　☑ 医师　　☐ 药师　　☐ 护士　　☐ 其他

### 问题种类

用法用量

### 药物信息

【主要药名】炎琥宁　　　　　【用药途径】肌内注射、静注静脉注射

【剂型/规格】注射剂/80mg　　【其他联用药物】无

## 🔊 药师建议

溶媒 5% 葡萄糖、0.9% 生理盐水或者 5% 葡萄糖均可。最终浓度 <2mg/ml。炎琥宁能抑制早期毛细血管通透性增高与炎性渗出和水肿，能特异性地兴奋垂体 - 肾上腺皮质功能，促进 ACTH 释放，增加垂体前叶中 ACTH 的生物合成；体外具有灭活腺病毒、流感病毒、呼吸道病毒等多种病毒的作用。动物实验有抗早、中孕作用。静脉注射和腹腔注射 $LD_{50}$ 分别为（600±20）mg/kg 和（675±30）mg/kg。给大白鼠腹腔注射本品，剂量分别为 36mg/kg 和 84mg/kg，每日 1 次，连续 10 日，结果在上述剂量下本品对动物生长、食欲、毛色、活动、肝肾功及主要脏器病检等均无明显影响。同品种动物试验中肌内注射给药可见局部刺激反应。儿科一般 ≤120mg（3 支）/100ml，max<160mg（4 支）/100ml，≥160mg 药师建议 250ml 溶媒，最终浓度 <2mg/ml。

## 👤 药师分析

炎琥宁（Potassium Sodium Dehydroandroan Drographolide Suc）系穿心莲提取物经酯化、脱水、成盐精制而成。

炎琥宁与穿琥宁在体内活性代谢物为同一物质，炎琥宁的用法用量为肌内注射：一次 40~80mg，一日 1~2 次。静脉滴注：用 5% 葡萄糖注射液或 5% 葡萄糖氯化钠注射液溶解稀释后滴注，一日 0.16~0.4g，一日 1~2 次，用适量氯化钠注射液分 2 次稀释后滴注，每次不得超过 400mg。儿童静脉滴注一般 ≤120mg（3 支）/100ml，max<160mg（4 支）/100ml，≥160mg 药师建议 250ml 溶媒，最终最大浓度 <2mg/ml。

参考文献

[1] Gupta S, Mishra KP, Ganju L. Broad-spectrum antiviral properties of andrographolide[J]. Archives of Virology, 2017, 162（3）: 611–623.

[2] 蔡成华，蔡明月. 注射用炎琥宁过敏反应报道 [J]. 实用中医药杂志，2016，32（4）: 382–383.

[3] 何锦妍，邓卓航. 注射用炎琥宁与四种输液配伍的稳定性分析 [J]. 实用医技杂志，2015，22（10）: 1107–1108.

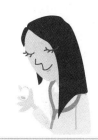

第二章

# 中枢神经系统用药

Clinical Practice in
Pediatric Medication
Consultation

## 案例 51　氯氮平中毒是否有特效解毒剂

### ✒ 问题描述

患儿误服氯氮平及艾司唑仑片，剂量不详。目前昏迷，已用活性炭片洗胃，纳洛酮兴奋中枢。今转入儿科重症监护病房（PICU），氧饱和度不好，呼吸不好，眼球震颤，仍昏迷。问氯氮平及艾司唑仑有无特效拮抗剂？

### ❓ 问题来源

☐ 患儿　　☐ 家长　　☐ 医师　　☐ 药师　　☐ 护士　　☑ 其他

### 📦 问题种类

适应证

### ✉ 药物信息

【主要药名】氯氮平　　　　　　　【用药途径】口服

【剂型 / 规格】片剂 /25mg　　　　【其他联用药物】无

### 🔊 药师建议

氯氮平无特异拮抗剂，传统治疗方法主要是彻底洗胃及对症支持治疗。对服药量大，中毒症状明显，经洗胃及内科常规治疗无好转，且病情迅速发展的患儿，均应在短时间内进行血液灌流。其他为对症治疗：如处理低血压、休克、心律失常、中枢抑制、癫痫、急性肺水肿等。艾司唑仑的拮抗剂为氟马西尼。用药剂量根据病情和所需患儿清醒程度调整。急救要点：①排出毒物：催吐；②洗胃；③补液；④应用利尿剂；⑤应用特异解毒剂；⑥血液灌流；⑦中枢兴奋剂。哺乳妇女、混合性药物中毒者慎用氟马西尼。

### 👤 药师分析

氯氮平系苯二氮杂䓬类（BDZ）抗精神病药，对脑内 5- 羟色胺 2A 受体和多巴胺（DA）1 受体的阻断作用较强，对 DA4 受体也有阻断作用，对 DA2 受体的阻断作用较弱，此外还有抗胆碱（M1）、抗组胺（H1）及抗 α 肾上腺素受体作用，极少见锥体外系反应，一般不引起血中泌乳素增高。能直接抑制脑干网状结构上行激活系统，具有强大镇静催眠作用[1]。

口服吸收快而完全，食物对其吸收速率和程度无影响，吸收后迅速广泛分布到各组织，生物利用度个体差异较大，一般为50%~60%，有肝脏首过效应。服药后3.2小时（1~4小时）达血浆峰浓度，消除半衰期（$t_{1/2}$）平均9小时（3.6~14.3小时），表观分布容积（$V_d$）4.04~13.78L/kg，组织结合率高。经肝脏代谢，80%以代谢物形式出现在尿和粪中，主要代谢产物有N-去甲基氯氮平、氯氮平的N-氧化物等。在同等剂量与体重一定的情况下，女性患者的血清药物浓度明显高于男性患者，吸烟可加速氯氮平的代谢，肾清除率及代谢在老年人中明显减低。氯氮平可从乳汁中分泌且可通过血脑脊液屏障。

艾司唑仑为短效BDZ类镇静、催眠和抗焦虑药，其镇静催眠作用比硝西泮强2.4~4倍。艾司唑仑作用于BDZ受体，加复中枢神经内gABA受体作用，影响边缘系统功能而抗焦虑。可明显缩短或取消NREM睡眠第四期，阻滞对网状结构的激活，对人有镇静催眠作用。艾司唑仑具有广谱抗惊厥作用，对各型实验性癫痫模型均有不同程度的对抗作用，对大、小发作有一定疗效。口服吸收较快，2小时血药浓度达峰值，半衰期为10~24小时，2~3天血药浓度达稳态。血浆蛋白结合率约为93%。在肝脏主要经CYP3A代谢。经肾排泄，排泄缓慢。可通过胎盘，可分泌入乳汁[2]。

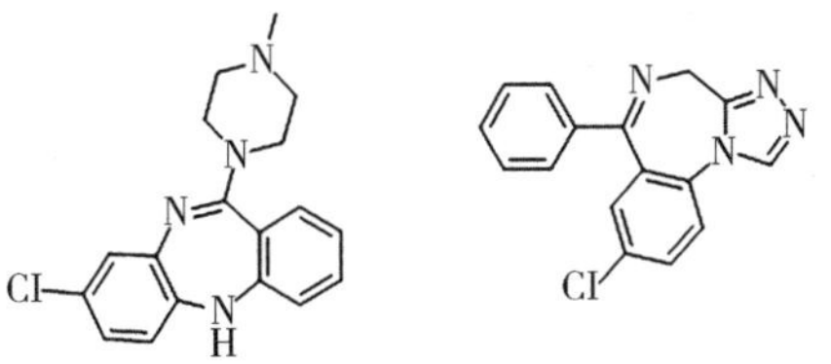

图2-1 氯氮平（左）和艾司唑仑（右）的分子式

对急性氯氮平中毒治疗，目前尚无特效解毒药，传统治疗方法主要是彻底洗胃及对症支持治疗，病程长，并发症多，死亡率高。血液灌流是利用体外循环灌流器中吸附剂的吸附作用，清除外源性和内源性毒物、药物及代谢废物而达到净化血液的目的。它能直接清除血液中的毒物，降低血液和组织的毒物浓度，防止体内主要器官对毒物的继续摄取，并可使毒物在体内重新分布。因此，对服药量大，中毒症状明显，经洗胃及内科常规治疗无好转，且病情迅速发展的患儿，均应在短时间内进行血液灌流[3]。

氟马西尼是艾司唑仑的特异性拮抗剂，能与苯二氮䓬类药物竞争受体结合部位，从而逆转或减轻苯二氮䓬类药物的中枢抑制、呼吸抑制及对心脏的抑制作用。氟马西尼用于艾司唑仑中毒的急救时，静脉注射的初剂量为 0.3mg。如在 60 秒钟内未达到要求的清醒程度，可重复注射氟马西尼，直到患儿清醒或总剂量达 2mg。如又出现倦睡，可静脉滴注 0.1~0.4mg/h，滴注速率应根据病情调节，直到达到要求的清醒程度。如在麻醉后使用，药师建议初剂量为 15 秒钟内静脉注射 0.2mg。如在开始静脉注射后 60 秒钟内未达到要求的清醒程度，可再注射 0.1mg，必要时可每隔 60 秒钟重复注射 1 次，直到总剂量达 1mg。通常使 0.3~0.6mg。在给予氟马西尼前连用 BZs 数周的患儿，快速注射氟马西尼可引起戒断症状，此时可通过缓慢静脉注射地西泮 5mg 或咪达唑仑 5mg 缓解[4]。该药使用注意事项：

1. 哺乳妇女、混合性药物中毒者慎用。

2. 用药注意：使用氟马西尼前，曾经长期使用苯二氮䓬类的患儿，如快速注射氟马西尼，会出现戒断症状，如焦虑、心悸、恐惧等，故应缓慢注射。戒断症状较重者，可缓慢静脉注射地西泮 5mg 或咪达唑仑 5mg；使用氟马西尼的患儿清醒后，但由于残留的苯二氮䓬类仍在发挥作用，故这类患者不得进行精细操作、高空作业或驾驶。

---

参考文献

[1] VanTolh HH，Bunzow JR，Guan HC，et al. Cloning of thegene for ahuman dopamine D4 receptor with high affinity for the antipsychotic clozapine[J]. Nature，1991，350（6319）：610-614.

[2] Kane J，Honigfeld G，Singer J，et al. Clozapine for the treatment-resistant schizophrenic. A double- blind comparison with chlorpromazine[J]. Archives of General Psychiatry，1988，45（9）：789-796.

[3] 邓春发. 氯氮平中毒 29 例治疗分析 [A]// 中华医学会（Chinese Medical Association）、中华医学会急诊医学分会. 中华医学会急诊医学分会第十三次全国急诊医学学术年会大会论文集 [C]. 中华医学会、中华医学会急诊医学会，2010:1.

[4] 王玉昆，刘毅. 急性重度药物中毒抢救成功 1 例报告 [J]. 新医学，2007（7）：473.

## 案例 52　鼠神经生长因子是否可静脉给药

### 问题描述

鼠神经生长因子（恩经复）说明书仅有肌内注射的用法，但临床要求静脉使用，能否静脉用药？

### 问题来源

☐ 患儿　　☐ 家长　　☐ 医师　　☐ 药师　　☐ 护士　　☑ 其他

### 问题种类

用法用量

### 药物信息

【主要药名】鼠神经生长因子　　　　　　　【用药途径】肌内注射

【剂型 / 规格】注射剂 /18mg（ ≥ 9000AU）　　【其他联用药物】无

### 药师建议

使用注射用鼠神经生长因子的主要不良反应为注射部位局部胀痛、触压痛，偶有白细胞、中性粒细胞轻度下降，淋巴细胞升高。其发生率、疼痛程度及持续时间与剂量呈线性关系，即剂量越大发生率高、疼痛程度重、持续时间长。静脉注射比肌内注射起效快，但发生不良反应的可能性高，安全性不如肌内注射。临床常用应以肌内注射为主，现阶段不建议静脉滴注使用鼠神经生长因子。

### 药师分析

注射用鼠神经生长因子（mouse nervegrowth factor for injection，mNGF）的主要成分为小鼠颌下腺中提取的神经生长因子，是一种相对分子质量为 $2.65 \times 10^4$ 的生物活性蛋白。NGF 是神经系统最重要的生物活性蛋白之一，是中枢及外周神经系统分化、发育及维持正常功能所必需的蛋白分子，能促进神经系统损伤后的恢复。在神经系统遇物理、化学等多种损害时，外源性神经生长因子可以保护感觉神经元和交感神经元，减轻伤害的程度，促进再生神经纤维生长，有利于神经功能的恢复[1-2]。

使用注射用鼠神经生长因子的主要不良反应为注射部位局部胀痛、触压痛，偶有白细胞、中性粒细胞轻度下降，淋巴细胞升高。其发生率、疼痛程度及持续时间与剂量呈线性关系，即剂量越大发生率高、疼痛程度重、持续时间长[3]。为探讨鼠神经生长因子能否静脉滴注使用，国内已有部分医院采用鼠神经生长因子静脉滴注治疗神经系统疾病，并观察其安全性，结果如下：治疗前患儿血尿常规及肝肾功能正常，20 天后，除 2 例病毒性脑炎恢复期患儿谷丙转氨酶升高外，37 例患儿其他各项指标均未发现异常，用药过程中未发现不良反应，无静脉注射部位疼痛现象。具体见表 2-1。但是，该研究存在病例数尚少，用药时间不够长等问题，静脉点滴的安全性尚需大量的临床研究才能证实。另外，静脉给药比肌内注射起效快。静脉注射后，药物直接进入人体血液循环，能较快达到有效血药浓度，发挥作用。相对于静脉注射来说，肌内注射起效较慢，用药初试时间的血药浓度也较低。因此，肌内注射的安全性要比静脉给药的高。考虑到使用注射用鼠神经注射因子的不良反应与剂量呈线性关系，现阶段不建议静脉滴注使用鼠神经生长因子。

表 2-1　35 例患儿治疗前后血常规和肝肾功能（$\bar{x} \pm s$）

| 组别 | 例数<br>（$n$） | 红细胞<br>（$\times 10^{12}$/L） | 白细胞<br>（$\times 10^{9}$/L） | 血小板<br>（$\times 10^{9}$/L） | 丙氨酸氨基<br>转移酶（U/L） | 尿素氮<br>（mmol/L） |
|---|---|---|---|---|---|---|
| 治疗前 | 35 | 4.25±0.72 | 6.15±1.92 | 18.22±7.90 | 28.00±11.78 | 3.12±3.10 |
| 治疗后 | 35 | 4.83±0.93 | 7.12±1.78 | 21.73±7.70 | 30.00±9.24 | 3.66±2.40 |

参考文献

[1] Hefti F, Dravid A, hartikka J. Chronic intraventricular injections of nerve growth factor elevate hippocampal choline acetyltransferase activity in adult rats with partial septo-hippocampal lesions[J]. Brain Res, 1984, 293（2）: 305-311.

[2] 王英超, 孙红梅, 董振香. 注射用鼠神经生长因子 [J]. 中国新药杂志, 2007（18）: 1538-1539.

[3] 李见明, 李国信, 胡海棠, 等. 注射用鼠神经生长因子 I 期临床耐受性试验研究 [J]. 中国新药杂志, 2010, 19（15）: 1337-1341.

[4] 史长松, 高丽. 3 岁以上小儿静脉滴注鼠神经生长因子安全性研究 [J]. 中国当代医药, 2012, 19（26）: 83, 85.

## 案例53　患儿服托吡酯片后脱发增多

✒ **问题描述**

患儿服托吡酯片（妥泰）半片，每天2次，第二天发现脱发增多，1周后托吡酯片（妥泰）增量为1片，每天2次。

❓ **问题来源**

☐患儿　☑家长　☐医师　☐药师　☐护士　☐其他

📦 **问题种类**

不良反应

✉ **药物信息**

【主要药名】托吡酯　　　　　　【用药途径】口服

【剂型/规格】片剂/25mg；100mg　【其他联用药物】无

🔊 **药师建议**

脱发可能属于与托吡酯剂量无关的具有个体性差异的不良反应。

在随机双盲对照成人癫痫患儿治疗中，按照推荐剂量范围（200~400mg/d）用药，发生率>5%的不良反应（以发生频率的降序排列）包括：嗜睡、头晕、疲乏、易怒、体重下降、思想迟钝、感觉异常、复视、协调失常、恶心、眼球震颤、困倦、厌食症、发音困难、视物模糊、食欲下降、记忆损害和腹泻，其中未见脱发不良反应。但是，另外一项随机双盲对照临床试验研究表明，当托吡酯片给药剂量为100mg/d和200mg/d时，患儿出现脱发不良反应发生率分别为1.9%和1%。

👤 **药师分析**

托吡酯是一个由氨基磺酸酯取代单糖的新型抗癫痫药物，具有阻断状态依赖的钠通道和增强抑制性神经递质的作用，可用于伴或不伴有继发性全身发作的部分性癫痫发作性治疗，对成人部分发作性癫痫、小儿部分发作性癫痫以及原发性癫痫等都有效[1-2]。

与其他抗癫痫药物比较，托吡酯的药代动力学特点为：药代动力学呈线性，主要经肾清除，半衰期长，蛋白结合率低，无活性代谢物。托吡酯口服后吸收迅速、完全。健康受试者口服托吡酯100mg后可在2~3小时（$T_{max}$）后达到平均血浆峰值浓度（$C_{max}$）1.5μg/ml。根据在尿中测定放射标记物的回收率得出口服100mg $^{14}$C–托吡酯的平均吸收率为81%。食物对托吡酯的生物利用度无临床上显著的影响。一般治疗量下，托吡酯的血浆蛋白结合率约为13%~17%。托吡酯在红细胞上的结合位点容量较低，血浆浓度在4μg/ml以上时即可使其饱和。分布容积与剂量呈负相关。单次给药剂量在100~1200mg范围内，其平均表观分布容积为0.80~0.55L/kg。儿童使用本品进行加用治疗时和成人一样，其药代动力学呈线性，清除率和剂量无关且稳态血浆浓度的增加与剂量成比例。然而，儿童有较高的清除率及较短的消除半衰期。因此，同剂量（mg/kg）的托吡酯其血浆浓度儿童要低于成人。与成人一样，肝酶诱导性抗癫痫药将降低托吡酯的稳态血浆浓度。

在双盲、安慰剂对照成人癫痫患儿的加用治疗试验中，按照推荐剂量范围（200~400mg/d）用药，发生率 >5% 的不良反应（以发生频率的降序排列）包括：嗜睡、头晕、疲乏、易怒、体重下降、思想迟钝、感觉异常、复视、协调失常、恶心、眼球震颤、困倦、厌食症、发音困难、视物模糊、食欲下降、记忆损害和腹泻。在一项有关托吡酯片疗法的研究中[3]，脱发也属于患儿最常见的不良反应之一。在托吡酯片给药剂量为100mg/d的210例患儿中，有4例患儿出现脱发，在托吡酯片给药剂量为200mg/d的199例患儿中，有2例患儿出现脱发。具体见表2-2。

表2-2　托吡酯、卡马西平、丙戊酸的常见不良反应

| 不良反应 | 托吡酯100（$n$=210） | 托吡酯200（$n$=199） | 卡马西平600（$n$=126） | 丙戊酸钠1250（$n$=78） |
|---|---|---|---|---|
| 感觉异常 | 25 | 33 | 4 | 3 |
| 上呼吸道感染 | 18 | 17 | 15 | 12 |
| 食欲减退 | 11 | 14 | 5 | 4 |
| 体重下降 | 10 | 12 | 8 | 1 |
| 失眠 | 10 | 7 | 3 | 1 |
| 沮丧 | 8 | 11 | 4 | 3 |
| 神经紧张 | 7 | 9 | 2 | 0 |
| 疲劳 | 20 | 23 | 29 | 18 |
| 头痛 | 25 | 18 | 29 | 18 |
| 恶心 | 7 | 14 | 20 | 14 |
| 头晕 | 13 | 12 | 16 | 10 |

续 表

| 不良反应 | 托吡酯 100 (n=210) | 托吡酯 200 (n=199) | 卡马西平 600 (n=126) | 丙戊酸钠 1250 (n=78) |
|---|---|---|---|---|
| 皮疹 | 6 | 4 | 10 | 5 |
| 腹痛* | 3 | 7 | 10 | 4 |
| 月经失调 | 2 | 1 | 10 | 2 |
| 咽炎 | 5 | 6 | 6 | 1 |
| 便秘 | 2 | 3 | 7 | 0 |
| 震颤 | 3 | 1 | 2 | 17 |
| 脱发 | 4 | 2 | 2 | 14 |
| 体重增加 | 2 | 2 | 2 | 12 |
| 尿路感染 | 1 | 2 | 4 | 6 |
| 脱发 | 4 | 2 | 2 | 14 |
| 体重增加 | 2 | 2 | 2 | 12 |
| 尿路感染 | 1 | 2 | 4 | 6 |

参考文献

[1] Sachdeo RC, Glauser TA, RitterF, et al. A double-blind, randomized trial of topiramate in Lennox-gastaut syndrome. Topiramate YL Studygroup [J]. Neurology, 1999, 52（9）: 1882-1882.

[2] Biton V, Montouris GD, Ritter F, et al. A randomized, placebo-controlled study of topiramate in primarygeneralized tonic-clonic seizures. Topiramate YTC Studygroup [J]. Neurology, 1999, 52（7）: 1330-1330.

[3] Privitera MD, Brodie MJ, Mattson RH, et al. Topiramate, carbamazepine and valproate monotherapy: double-blind comparison in newly diagnosed epilepsy[J]. Acta Neurol Scand, 2003, 107（3）: 165‐175

## 案例 54　丙戊酸钠糖浆长期服用是否会致死

### 问题描述

患儿因抽搐就诊，医嘱丙戊酸钠糖浆（德巴金糖浆），但因发现说明书上写有"长期服用死亡率增加"，一直未敢服用，该药长期服用是否会致死?

第二章 中枢神经系统用药

**❓ 问题来源**
☐患儿 ☑家长 ☐医师 ☐药师 ☐护士 ☐其他

**📦 问题种类**
不良反应

**✉ 药物信息**
【主要药名】丙戊酸钠　　　　　　　　【用药途径】口服
【剂型/规格】口服溶液/12g：300ml　　【其他联用药物】无

**🔊 药师建议**

一次口服大剂量丙戊酸钠可造成多脏器的毒性反应。药师建议在开始服用6个月内定期随访，发生肝中毒等不良反应时应停药、查肝功能和消化科会诊。

丙戊酸钠是一线抗癫痫药，其他药物尚无法取代，在临床上已应用多年。神经系统和消化系统不良反应为丙戊酸钠最常见不良反应。而严重不良反应中肝中毒较为常见，因此药师建议在开始服用6个月内定期随访，发生肝中毒等不良反应时应停药、查肝功能和请消化科会诊。儿童和成人服丙戊酸钠，还可能导致致命性胰腺炎或肝中毒。如果患儿长期服用丙戊酸钠期间出现厌食、恶心、呕吐和腹痛，应考虑胰腺炎的可能性，可查淀粉酶。

**👥 药师分析**

丙戊酸钠为广谱抗癫痫药。丙戊酸最可能的作用机制是通过增强 $\gamma$-氨基丁酸（GABA）的合成或其代谢来增强GABA的抑制作用。静脉给药时，丙戊酸钠的生物利用度接近100%。主要分布在血液和快速交换的细胞外液，通过脑脊液进入脑组织。丙戊酸钠的半衰期一般为8~20小时。在儿童可能更短。据报道丙戊酸钠有效治疗的血药浓度范围是40~100mg/L（278~694μmol/L）。此范围的大小因取血的时间及是否联合用药而异。游离（非结合）的药物浓度通常占总药物浓度的6%~15%。当血药浓度高于治疗范围时，不良反应出现的概率增大。丙戊酸的药理作用（或治疗效果）并不完全与总的或游离（非结合）态丙戊酸钠浓度相关。

从丙戊酸钠不良反应发生的临床特点，与年龄、丙戊酸钠血药浓度及服药时间的关系结果来看，神经系统和消化系统不良反应最为常见，其次有皮肤及皮下组织、血液系统及代谢方面的不良反应；见表2-3。其发生人群主要为年龄<10岁儿童。而严重不良反应肝中毒和表皮坏死松解症的发生主要是特异质反应，与年龄、丙戊酸钠服药时间和血药浓度关联性不强。因肝中毒而致死的只见于年幼儿童，2岁以内的儿童同时服多种抗抽搐药、先天性代谢障碍、精神发育迟滞伴发的严重癫痫障碍和器质性脑病者特别易感。发生率为万分之一，属特异质性反应，与剂量无关。以不适、虚弱、思睡、面部水肿、厌食和呕吐为先驱症状。发作后有消化道和非消化道两组症状，消化道症状包括厌食、恶心、呕吐、腹痛和黄疸；非消化道症状包括嗜睡、水肿和出血倾向。此时应停药、查肝功能和请消化科会诊[1]。

儿童和成人长期服丙戊酸钠，可能导致致命性胰腺炎[2]。多数在服药半年内发生，也有服药数年后出现，从出现症状到死亡发展很快。如果患儿在服丙戊酸钠期间出现厌食、恶心、呕吐和腹痛，应考虑胰腺炎的可能性，可查淀粉酶。另有文献报道，一病例在口服大剂量丙戊酸钠后送医院抢救，表现多脏器的毒性反应，尤为突出的是表现为急性脑病，重度昏迷[3]。

表2-3 丙戊酸钠可能引起的不良反应

| ADR累计的系统或组织 | 例数 | 构成比（%） | 主要临床表现（例数） |
|---|---|---|---|
| 神经系统 | 24 | 40.67 | 嗜睡，乏力（11），头晕、头痛（6），共济失调，步态不稳（3），表情淡漠（2），烦躁（2） |
| 消化系统 | 17 | 28.82 | 恶心、呕吐（15），腹痛（2） |
| 皮肤及皮下组织 | 7 | 11.87 | 皮疹（2），脱发（3），头发变白（2） |
| 血液系统 | 2 | 3.39 | 贫血（1），白细胞减少（1） |
| 其他 | 5 | 8.47 | 食欲、体质量增加（2），口干（1），月经不调（2） |
| 罕见不良反应 | 2 | 3.39 | 大小便控制不佳（1），听力下降（1） |
| 严重不良反应（表皮坏死松解症，严重肝中毒） | 2 | 3.39 | 中毒性表皮坏死松解症（1）；全身皮肤表皮脱落，溃烂结痂，包括眼睛、鼻孔、唇周、睁眼、进食困难；严重肝中毒（1）：表现为恶心、呕吐，黄疸，氨基转移酶升高，伴有水肿 |

参考文献

[1] 韩小年，马莉，张宏丽，等．丙戊酸钠致 59 例不良反应情况分析 [J]. 中国医院药学杂志，2015，35（1）：57-60.

[2] Dunner DL，Drug interactions of lithium and other antimanic/moodstabilizing medications. JClinPsychiatry，2003，64 Suppl 5：38-43.

[3] 周子成，冯刚，程相岭，等．丙戊酸钠过量引起脑心肝胰毒性反应一例报导 [J]. 第三军医大学学报，1988（1）：75-76.

## 案例 55　丙戊酸钠与奥司他韦是否可联用

### ✎ 问题描述

丙戊酸钠与奥司他韦能否合用？

### ❓ 问题来源

□ 患儿　　□ 家长　　☑ 医师　　□ 药师　　□ 护士　　□ 其他

### 📦 问题种类

相互作用（联合用药、配伍禁忌）

### ✉ 药物信息

【主要药名】丙戊酸钠 / 奥司他韦　　　　【用药途径】

【剂型 / 规格】　　　　　　　　　　　　【其他联用药物】无

### 🔊 药师建议

　　奥司他韦与丙戊酸钠尽量不要合用。抗癫痫药丙戊酸钠和抗流感药物奥司他韦都可对中枢神经系统产生作用，如果两药合用可能造成中枢神经系统的不良反应。丙戊酸钠用于治疗癫痫发作，小儿常用量：按体重计与成人相同，也可每日 20~30mg/kg，分 2~3 次服用或每日 15mg/kg，按需每隔 1 周增加 5~10mg/kg，至有效或不能耐受为止。奥司他韦近年来有临床报道发现，可引起胃肠道反应，精神错乱等不良反应。当癫痫患儿同时患有流行性感冒时，应尽量采用对中枢神经系统无不良反应的治疗流行性感冒药物。

## 药师分析

奥司他韦（oseltamivir）是一种作用于神经氨酸酶的特异性抑制剂，其抑制神经氨酸酶的作用，可以抑制成熟的流感病毒脱离宿主细胞，从而抑制流感病毒在人体内的传播以起到治疗流行性感冒的作用。奥司他韦特异性抑制神经氨酸酶，对由 H5N1、H9N2 等亚型流感病毒引起的流行性感冒有治疗和预防的作用。由于形成前药，奥司他韦有较好的药代动力学性质，在口服 30 分钟后被吸收，有 75% 以碳酸盐的形式进入循环，而未成盐的只有 5% 进入循环。2~3 小时后血药浓度达峰，其在体内可以定向分布至肺部、支气管、鼻窦、中耳等部位。奥司他韦在体内经肾以羧酸原药的形式排泄，清除半衰期 6~10 小时。儿童流感季节奥司他韦治疗及预防推荐剂量、疗程见表 2-4。

表 2-4　儿童流感季节抗流感病毒药物治疗及预防推荐剂量、疗程 *

| 药　物 | | 治疗量（5d） | 预防量（10d） |
|---|---|---|---|
| 奥司他韦 | | | |
| ≥12 月 | ≤ 15kg | 30mg/ 次，2 次 /d | 30mg/ 次，1 次 /d |
| | >15~23kg | 45mg/ 次，2 次 /d | 45mg/ 次，1 次 /d |
| | >23~40kg | 60mg/ 次，2 次 /d | 60mg/ 次，1 次 /d |
| | >40kg | 75mg/ 次，2 次 /d | 75mg/ 次，1 次 /d |
| 9~11 个月 | | 3.5mg/（kg·次），2 次 /d | 3.5mg/（kg·次），1 次 /d |
| 0~8 个月 | | 3.5mg/（kg·次），2 次 /d | 3~8 月龄 3.0mg/（kg·次），1 次 /d<br>0~3 月龄不推荐使用，除非紧急情况下，经临床评估必须应用 |
| 扎那米韦 | | | |
| 儿童（≥7 岁治疗量，≥ 5 岁预防量） | | 10mg，2 次 /d | 10mg，2 次 /d |

* 来自儿童流感诊断与治疗专家共识（2015 年版）

丙戊酸钠（sodium valproate）为一种不含氮的广谱抗癫痫药。本品对多种原因引起的惊厥，均有不同程度的对抗作用。对人的各型癫痫如对各型小发作、肌阵挛性癫痫、局限性发作、大发作和混合型癫痫均有效。口服吸收快而完全，主要分布在细胞外液，在血中大部分与血浆蛋白结合。

多用于其他抗癫痫药无效的各型癫痫患儿，尤以小发作为最佳。本药为原发性大发作和失神小发作的首选药，对部分性发作（简单部分性和复杂部分性及部分性发作继发大发作）疗效不佳。对婴儿良性肌阵挛癫痫、婴儿痉挛有一定疗效，对肌阵挛性失神发作需加用乙琥胺或其他抗癫痫药才有效。小儿常用量：按体重计与成人相同，也可每日 20~30mg/kg，分 2~3 次服用或每日 15mg/kg，按需每隔 1 周增加 5~10mg/kg，至有效或不能耐受为止。

## 案例 56　丙戊酸钠与阿苯达唑是否可联用

✎ **问题描述**

丙戊酸钠（德巴金糖浆）与阿苯达唑能否联用？

❓ **问题来源**

☐ 患儿　　☐ 家长　　☑ 医师　　☐ 药师　　☐ 护士　　☐ 其他

📦 **问题种类**

相互作用（联合用药、配伍禁忌）

✉ **药物信息**

【主要药名】阿苯达唑　　　　　　【用药途径】口服

【剂型 / 规格】片剂 /100mg　　　　【其他联用药物】丙戊酸钠

🔊 **药师建议**

　　阿苯达唑是低毒、高效和价廉的理想驱虫药，被广泛应用；丙戊酸钠是脂肪羧酸类抗癫痫药，临床上作为一线药物使用。从两者的吸收、分布、代谢、排泄来看，两者应该是可以联合使用的。目前尚无报道关于长期使用丙戊酸钠（德巴金）的患儿同时使用阿苯达唑出现不良后果。两者同时使用时应密切关注患儿的反应。阿苯达唑治疗寄生虫临床疗效肯定，但应重视其不良反应的发生，促进安全合理用药。影响肝药酶活性的药物可以使丙戊酸盐的清除率增加；丙戊酸盐与酶诱导剂合用时，在酶诱导剂用药和停药期间均应监测丙戊酸盐与合用药物的血药浓度。

# 👤 药师分析

　　阿苯达唑系苯并咪唑类衍生物，其在体内迅速代谢为亚砜、砜醇和2-胺砜醇。阿苯达唑对肠道线虫选择性及不可逆性地抑制寄生虫肠壁细胞胞质微管系统的聚合，阻断其对多种营养和葡萄糖的摄取吸收，导致虫体内源性糖原耗竭，并抑制延胡索酸还原酶系统，阻止三磷酸腺苷的产生，致使虫体无法生存和繁殖。除此之外，还可引起虫体肠细胞胞质微管变性，并与其微管蛋白结合，造成细胞内运输堵塞，致使高尔基体内分泌颗粒积聚，胞质逐渐溶解，吸收细胞完全变性，引起虫体死亡。阿苯达唑有完全杀死钩虫卵和鞭虫卵及部分杀死蛔虫卵的作用，除可杀死驱除寄生于动物体内的各种线虫外，对绦虫及囊尾蚴亦有明显的杀死及驱除作用。阿苯达唑不溶于水，因此在肠道内吸收较为缓慢。原药在肝脏内转化为丙硫苯咪-亚砜与丙硫苯咪唑-砜，前者为杀虫成分。阿苯达唑在体内分布依次为肝、肾、肌肉，可透过血脑脊液屏障，脑组织内也有一定浓度，口服后2.5~3小时血药浓度达峰值。原药与砜衍生物在血中的浓度极低，不能测出，而丙硫苯咪唑-亚砜的浓度变化很大，0.04~0.55μg/ml。血液中半衰期（$t_{1/2}$）为8.5~10.5小时。阿苯达唑及其代谢产物在24小时内87%从尿排出，13%从粪便排出，在体内无积蓄作用。阿苯达唑不良反应主要累及消化系统、皮肤及其附件、神经系统、血液系统等，常见严重不良反应主要包括脑炎/脱髓鞘脑病、肝脏损害、贫血、白细胞减少等。

　　血浆蛋白结合率呈浓度依赖性，血浆药物浓度从40μg/ml增加到130μg/ml时，游离药物的比例从10%增加到18.5%。在老年患者、慢性肝病患者、肾功能不全患者以及合用其他药物（如阿司匹林）时丙戊酸盐的蛋白结合率会降低。脑脊液内的浓度大约与本品在血浆中游离药物的浓度相当（约为总浓度的10%）。丙戊酸钠的体内药动学过程复杂，主要有3条代谢途径：40%经Ⅰ相线粒体β-氧化代谢，产物有3-羟基丙戊酸（3-hydroxy valproic acid，3-OH-VPA）；10%~20%是CYP450酶介导的代谢，代谢产物主要为2-丙基-4-五烯酸（2-propyl-4-pentenoic acid，4-ene-VPA）、3-OH-VPA、5-羟基丙戊酸（5-hydroxy valproic acid，5-OH-VPA）；50%由Ⅱ相鸟苷酸二磷酸葡萄糖醛酸酶（UGT）的羧化作用代谢为无活性的产物。剂量和总浓度之间呈非线性关系，浓度不会随用药剂量的增加而按比例增加。单次静脉滴注1000mg本品后的平均终末半衰期为（16±3.0）小时。出生2个月之内的婴儿，其机体消除丙戊酸盐的能力显著低于年龄较大的儿童和成年人。儿科患儿（3个月至10岁）用体重表示[ml/（min·kg）]的血浆清除率比成年人高50%。10岁以上儿童的药代动力学参数与成人基本相同。可以影响肝药酶活性的药物，尤其是那些可以增强葡萄糖醛酸转移酶活性的药物能够增强丙戊酸盐的清除。例如：苯妥英、卡马西平、苯巴比妥（或扑米酮）可以使丙戊酸盐的清除率增加1倍。因此，单一接受本品治疗的患儿与接受几种抗癫痫药联合治疗的患儿相比，通常其体内药物的半衰期较长，血药浓度较高。相反，那些抑制细胞色素P450酶系活性的药物（如抗抑郁药）对本品清除的影响较小，因为本品主要通过葡萄糖醛酸化和β-氧化代谢，仅少部分通过P450酶系氧化代谢。丙戊酸盐与上述酶诱导剂合用时，在酶诱导剂用药和停药期间均应监测丙戊酸盐与合用药物的血药浓度。

丙戊酸钠（糖浆）与阿苯达唑应能联用。有相关病例报道称，一55岁男性患者，3年前，曾因脑囊尾蚴病住院，口服阿苯达唑及丙戊酸钠治疗（3个疗程），好转后出院。目前尚无报道关于长期使用丙戊酸钠（德巴金）的患儿同时使用阿苯达唑出现不良后果。另外，阿苯达唑是通过黄素单加氧酶（FMO）和细胞色素P450代谢（主要是CYP3A4）代谢；而丙戊酸钠40%经I相线粒体β-氧化代谢，10%~20%是CYP450酶介导的代谢，50%由Ⅱ相鸟苷酸二磷酸葡萄糖醛酸酶（UGT）的羧化作用代谢。两个药物在体内代谢的相互影响应该不大。

参考文献

[1] Rawdenh C，Kokwarog O，Ward SA，et al. Relative contribution of cytochromes P-450 and flavin-containing monoxygenases to the metabolism of albendazole byhuman liver microsomes[J]. British Journal of Clinical Pharmacology，2000，49（4）：313.

[2] 王建华，温浩，孙殿甲. 阿苯达唑的体内过程和剂型研究进展 [J]. 中国病原生物学杂志，2002，15（3）：187–189.

[3] 韩容，赵志刚，王孝蓉. 丙戊酸钠注射液 [J]. 临床药物治疗杂志，2006，4（3）：42–47.

[4] 谢新芳，温燕，高守红，等. 丙戊酸钠及其代谢产物的体外肝毒性研究 [J]. 药学实践杂志，2017，35（1）：43–47.

[5] 程全东，于清源，侯贺文，等. 脑囊尾蚴病颅内高压致神经性肺水肿两例报道 [J]. 中国寄生虫学与寄生虫病杂志，2004，22（4）：203–203.

## 案例57　患儿发热是否与服用丙戊酸钠有关

### ✎ 问题描述

医嘱服用丙戊酸钠（德巴金糖浆）每次4ml，一日4次，服用一天后发热。患儿发热是否与用药有关?

### ❓ 问题来源

☐ 患儿　　☑ 家长　　☐ 医师　　☐ 药师　　☐ 护士　　☐ 其他

### 📦 问题种类

用法用量

### ✉ 药物信息

【主要药名】丙戊酸钠　　　　　　　【用药途径】口服

【剂型/规格】口服溶液/300ml∶12g　【其他联用药物】无

### 🔊 药师建议

> 丙戊酸在治疗癫痫病例中，主要的不良反应为胃肠道反应，罕见不良反应为血小板减少、脱发、体质量增加等。马明华等报道关于丙戊酸钠导致发热的不良反应，日本研究者也在临床上观察到丙戊酸引起的范科尼综合征首先表现为不明原因的发热。另一方面，韩国学者报道了关于丙戊酸钠引起嗜酸性粒细胞增多和全身症状的药物反应（DRESS）综合征，其中有发热的表现。如果患儿服用丙戊酸钠后出现发热，很有可能与药物有关，需要立即到医院就诊（采取相应的治疗措施或调整药物治疗的方案）。

### 👤 药师分析

丙戊酸钠的不良反应少见的有：过敏性皮疹；血小板减少症或血小板凝聚抑制以致异常出血或淤斑；肝脏中毒出现眼和皮肤黄染。下列的反应如果持续出现时应予注意。较常见的有：腹泻、消化不良、恶心或呕吐、胃肠道痉挛、月经周期改变。较少见或罕见的有：便秘、倦睡、一般轻而短暂的脱发、眩晕、疲乏头痛、共济失调、异常兴奋、不安和烦躁。

患儿发热可能与服用丙戊酸钠有关。2014年，日本相关病例报道，一个15岁的男性患儿服用3年的丙戊酸之后出现了3周原因不明的发热，诊断为范科尼综合征（Fanconi syndrome）。2002年，也有相关学者报道了3例由丙戊酸钠引起的范科尼综合征，出现了原因不明的发热；3名患儿分别为4岁男孩、8岁女孩、14岁女孩，分别从2个月、3个月、7岁的时候开始使用丙戊酸钠。因此，当患儿服用丙戊酸之后出现了原因不明的发热，需要考虑是否为丙戊酸引起的范科尼综合征。据报道一名66岁男性患者因癫痫给予丙戊酸钠片之后出现发热；除了其他感染性疾病后，考虑为丙戊酸钠引起的高热、全身皮疹及肝功能损害；立即停用丙戊酸钠，改为苯巴比妥，同时进行抗炎和营养支持治疗；调整药物治疗方案后患者体温恢复正常。韩国学者报道了关于丙戊酸钠引起DRESS的1个病例。DRESS表现为严重的皮疹、发热、血液学异常，并且多器官受累。芳香族抗惊厥药常会引起DRESS的表现，非芳香族抗惊厥药如丙戊酸钠引起DRESS的报道较为鲜见，但不排除患者使用丙戊酸钠后的发热是DRESS的一种表现的可能性。

参考文献

[1] Nozaki F，Kumada T，Kusunoki T，et al. Fever of unknown origin as the initial manifestation of valproate-induced Fanconi syndrome[J]. Pediatric Neurology，2014，51（6）：846-849.

[2] Yoshikawa H，Watanabe T，Abe T. Fanconi syndrome caused by sodium valproate：report of three severely disabled children.[J]. European Journal of Paediatric Neurology Ejpn Official Journal of the European Paediatric Neurology Society，2002，6（3）：165.

[3] Song JM，Jung YE，Park JH，et al. Neosensitization to Multiple Drugs Following Valproate-Induced Drug Reaction with Eosinophilia and Systemic Symptoms Syndrome[J]. Psychiatry Investig，2017，14（4）：518-520.

[4] 马明华，年华，余自成，等. 丙戊酸钠致恶性发热、皮疹及肝功能损害1例[J]. 中国临床药学杂志，2015（1）：65-65.

## 案例 58 丙戊酸钠（糖浆）儿童用药剂量调整

### ✎ 问题描述

患儿 4.35kg，1 个月，男，服用丙戊酸钠治疗继发性癫痫，目前患儿服用剂量 1.5ml，血药浓度为 10.12μg/ml，问临床如何调整用药剂量？

### ❓ 问题来源

☐ 患儿　　☐ 家长　　☑ 医师　　☐ 药师　　☐ 护士　　☐ 其他

### 🎁 问题种类

用法用量

### ✉ 药物信息

【主要药名】丙戊酸钠　　　　　　　　【用药途径】口服

【剂型 / 规格】口服溶液 /300ml∶12g　　【其他联用药物】无

### 🔊 药师建议

　　丙戊酸钠是广谱抗癫痫药，剂型多样，价格适中，在临床中广泛应用。由于其治疗窗窄，个体差异大，且药物过量与用药剂量不足的临床症状相似，所以监测其血药浓度十分必要。丙戊酸钠给药剂量与血药浓度相关度差，浓度与药效的相关度明显大于剂量与药效的相关度。因此，用其血药浓度来衡量疗效较为客观。患儿体重 4.35kg，推荐新生儿起始剂量为 20mg/kg，换算约 2.1ml，目前患儿剂量 1.5ml，偏小；而且丙戊酸钠血药浓度的治疗范围为 40~100mg/L（40.0~100.0μg/ml），而现在患儿的血药浓度为 10.12μg/ml，考虑给药的剂量过小，药师建议医师加量。同时注意需在药物浓度监测下，逐渐加量，直至获得最佳疗效的最低剂量。

### 👤 药师分析

　　丙戊酸钠的抗癫痫作用机制有四种：①提高脑内抑制性神经递质 γ-氨基丁酸酸（GABA）的水平，通过激活谷氨酸脱羧酶抑制 GABA 氨基转移酶、琥珀酸半醛脱氢酶而使 GABA 合成增加，降解减少，增高脑内突触部位 GABA 的含量，并能提高突触后膜对 GABA 的亲和力。②阻滞钠通道,降低神经细胞膜对 Na$^+$ 的通透性,从而降低其兴奋性。③阻滞 T 型钙通道。④拮抗兴奋性递质谷氨酸的作用。

丙戊酸钠口服吸收快而完全,主要分布在细胞外液,在血中大部分与血浆蛋白结合。多用于其他抗癫痫药无效的各型癫痫患儿,尤以小发作为最佳。丙戊酸钠在临床上的治疗指数低、安全范围窄,体内过程和疗效存在较大的个体差异,血药浓度与药效的相关度明显大于剂量与药效的相关度,给药剂量与血药浓度的相关性不稳定,特别是与其他药物联用时,药物间相互作用会导致其体内血药浓度与单用时相比有显著变化,往往会对临床治疗产生影响。尤其对正处于生长发育时期的儿童,各种生理功能仍未完善,体内酶系统发育不全,不同年龄段生理功能状况不同,不同年龄组儿童的丙戊酸钠处置能力也有较大差别,更应加强对患儿血药浓度的监测。幼儿生长发育快,体重增加迅速,定期根据血药浓度监测结果及时调整剂量显得更为重要。在应用丙戊酸钠治疗癫痫的过程中,血药浓度监测可以最大限度地发挥疗效,减少不良反应,同时为制订个体化给药方案及调整药量提供参考。

为癫痫患儿使用丙戊酸钠进行治疗,当血药浓度约为 50μg/ml 时,其血浆蛋白的结合率约为 94%;当血药浓度约为 100μg/ml 时,其血浆蛋白的结合率约为 80%~85%;当血药浓度超过 120μg/ml 时,其会出现明显的不良反应。丙戊酸钠的每日剂量、血清浓度和疗效之间相互关系尚未建立,最佳剂量需根据患儿的年龄、体质量、个体敏感性差异、临床反应、血药浓度监测结果综合考虑。应用丙戊酸钠最初推荐剂量为 10~50mg/(kg·d),应从小剂量开始,在药物浓度监测下,逐渐加量,直至获得最佳疗效的最低剂量。成人常用量为 20~30mg/(kg·d),儿童常用剂量为 100mg/d,若不能控制发作,可逐步加量,用量超过 50mg/(kg·d)时应注意药物不良反应。单独口服丙戊酸钠的患儿,每间隔 2~3 天增加药物剂量,1 周内达到最佳剂量;取代其他抗惊厥药物时,本品应逐渐加量,在 2 周内达到最佳剂量,而被取代药应逐渐减量。如需加用其他抗癫痫药物,应参考与其他药物的相互作用,逐渐加量。停药时逐渐减量以防再次发作。进行血药浓度监测时,应注意采集达稳态后的血药浓度谷值或峰值进行测定,即给药剂量和给药间隔恒定时,口服 3~4 天后取早晨服药前的血样进行测定即为血药浓度谷值,一般进行药代动力学分析才能确定每位患儿的达峰时间和峰浓度,但由于经济或患儿依从性的原因,一般患儿不愿意进行药代动力学分析,因此峰值的采血时间和峰浓度存在一定误差,每位患儿的谷浓度和峰浓度应采取自身对照,与用药剂量的关系也应结合临床症状和肝肾功能等情况进行调整。在早晨给药前的血药浓度为全天最低值(谷浓度),其血药浓度治疗范围为 40~100mg/L。

表2-5　丙戊酸钠单药治疗的疗效、不良反应 [n（%）][2]

| 血药浓度（mg/L） | 例数 | 显效 | 未显效 | 不良反应 |
|---|---|---|---|---|
| <50 | 140 | 64（45.7） | 76（54.3） | 11（7.9） |
| 50~70 | 135 | 64（47.1） | 71（52.6） | 15（11.1） |
| 70~90 | 87 | 52（59.8） | 35（40.2） | 12（13.8） |
| 90~110 | 47 | 30（63.8） | 17（36.2） | 10（21.3） |
| >110 | 10 | 3（30.0） | 7（70.0） | 2（20.0） |
| 合计 | 419 | 213（50.8） | 206（49.1） | 50（11.9） |

参考文献

[1] Pinder RM，Brogden RN，Speight TM，et al. Sodium valproate：a review of its pharmacological properties and therapeutic efficacy in epilepsy[J]. Drugs，1977，13（2）：81-123.

[2] 刘立丽，曾艳. 丙戊酸钠血药浓度临床分析 [J]. 实用药物与临床，2013，16（5）：429-432.

[3] 张翠欣，梁丽苹，田海静. 丙戊酸钠的合理使用 [J]. 临床合理用药杂志，2012，5（11）：97-98.

## 案例 59　使用丙戊酸钠后嗜睡原因分析

### 问题描述
患儿使用丙戊酸钠（德巴金糖浆）出现嗜睡，是否由丙戊酸钠引起？

### 问题来源
□ 患儿　　☑ 家长　　□ 医师　　□ 药师　　□ 护士　　□ 其他

### 问题种类
不良反应

### 药物信息
【主要药名】丙戊酸钠　　　　　　　　【用药途径】口服

【剂型/规格】口服溶液/300ml：12g　　【其他联用药物】无

## ◀» 药师建议

　　服用丙戊酸钠后常会出现嗜睡的症状。药师建议临床医师应提高对丙戊酸钠脑病的认识，对服用丙戊酸钠的患儿定期检测血氨水平，加强对服用丙戊酸钠患儿的临床症状监测。癫痫患儿在长期服用抗癫痫药物进行治疗的过程中，需要根据每个患儿的实际生理以及病理因素等情况，最大限度采用小剂量治疗、单药治疗以及适当的起始剂量与适当的加量速度，并且要适时地对其进行严格的血药浓度监测检查，确保血药浓度能够在治疗范围内保持持续稳定的实际水平。

## ☗ 药师分析

　　服用丙戊酸钠后常常会出现嗜睡的症状，其原因为：①在正常剂量下，服用丙戊酸钠后会产生嗜睡的不良反应。②使用剂量过高会导致血药浓度过高，可能会引起嗜睡的症状。

　　丙戊酸钠引起嗜睡的机制可能为：①丙戊酸钠的治疗作用即为提高脑内抑制性神经递质的水平，拮抗兴奋性神经递质的作用，从而会产生镇静催眠的不良反应。②丙戊酸钠可能会引发丙戊酸钠脑病，其具体的机制尚未明了，与血氨浓度的升高有密切的关系。

　　考科蓝（Cachrane）综述中报道曾有 8 个随机对照试验（randomized controlled trial，RCT）表明丙戊酸钠会引起镇静、嗜睡的不良反应。据国内儿童应用丙戊酸钠不良反应的循证评价，丙戊酸使用后神经系统不良反应（ADR）占所有不良反应的 30%，其中以高氨血症脑病为主，表现为意识障碍、反应迟钝、神志不清等，多发生于服药数天后或数周后，以儿童、青少年多见。在临床实践中，服用丙戊酸钠发生的脑病，主要与血药浓度水平高低和个体丙戊酸钠药酶的基因多态性有关。丙戊酸钠药酶的基因表型具有基因多态性，个体差异大。对中间代谢型而言，其血药浓度在正常治疗范围内时，对弱代谢型已经达到中毒范围，而对超代谢型则仍处于无效范围内。因此，临床用药时需个体化给药。丙戊酸钠脑病典型的特征是意识模糊、昏睡、昏迷、共济失调和扑翼样震颤等神经系统症状或体征，癫痫发作频率增加及脑电图（electroencephalograph，EEG）弥漫性慢波与癫痫样放电增多。多数病例伴有血氨水平增高，而无肝损害的证据。它通常发生在丙戊酸钠开始治疗数天或数周后，也有用药 20 年后发生脑病的报道，与药物剂量无关，停药后脑病症状及 EEG 异常很快恢复。若有肝病合并先天性酶缺失或服用了抑制血氨代谢相关肝酶药物的患儿可能更具有危险性。

丙戊酸钠脑病的发病机制尚未明了，可能包括肝酶之间的相互作用，对脑受体的直接毒性作用，药物之间的相互作用，矛盾致癫痫作用及代谢过程的相互作用等。高氨血症被认为是意识水平下降的主要原因，故又通称为丙戊酸钠相关高氨血症脑病。但也可能与丙戊酸钠毒性代谢产物或其他有机酸等成分有关，这就可以解释为何血氨正常患儿也可发生脑病，但也有观点认为即使血氨浓度正常脑氨浓度也可能升高，且有可能患儿对脑内氨浓度的敏感性存在个体差异。高氨血症诱发脑病被认为是氨对星形细胞的毒性作用所致。通过不同的机制，一方面，抑制了星形细胞对谷氨酸的摄取，氨的解毒作用受损，细胞外谷氨酸堆积，导致神经元兴奋毒性损伤；另一方面，细胞外谷氨酸增多使星形细胞代谢型谷氨酸受体下调，进一步损害了星形细胞功能，同时还伴有谷胱甘肽合成减少致使神经元和胶质细胞对缺氧性损伤更为敏感；此外，星形细胞谷胺酰氨产量增加释放减少，细胞内渗透压增加促使水内向流动导致细胞水肿，细胞能量代谢受损。丙戊酸钠诱发高氨血症的确切机制尚不清楚，但显然与肝毒性无关。丙戊酸钠升高氨水平可能是通过肝脏和肾脏机制。约25%的高氨血症是由于丙戊酸钠刺激了肾皮层谷氨酰胺酶的活性，并抑制谷氨酰胺合成酶增加肾脏氨产量；绝大部分高氨血症是由于丙戊酸钠作为一种尿素循环抑制剂抑制了氨甲酰磷酸合成酶Ⅰ（CPSⅠ），瓜氨酸生成减少从而降低了肝脏的尿素形成。因为氨甲酰磷酸合成是尿素循环的第一步，而氨的清除必需经由尿素循环。

表2-6　丙戊酸钠不良反应发生与血药浓度的关系（例）[4]

| 血药浓度 mg/l | 消化系统 | 神经系统 | 体重增加 | 转氨酶升高 | 皮肤黏膜 | 血液系统 | 脱发 |
|---|---|---|---|---|---|---|---|
| >50 | 8 | 1 | 1 | 0 | 1 | 1 | 0 |
| 50~70 | 8 | 4 | | 4 | 0 | 0 | 1 |
| 70~90 | 5 | 3 | | 0 | 1 | 0 | 0 |
| >90 | 0 | 10 | | 2 | 0 | 0 | 0 |
| 合计 | 21 | 18 | | 6 | 2 | 2 | 2 |

参考文献

[1] Pinder RM，Brogden RN，Speight TM，et al. Sodium valproate：a review of its pharmacological properties and therapeutic efficacy in epilepsy[J]. Drugs，1977，13（2）：81-123.

[2] Wang Y，Xia J，Helfer B，et al. Valproate for schizophrenia[J]. The Cochrane Library，2016，11：CD004028.

[3] 李国良，肖波 . 丙戊酸钠脑病 [J]. 国外医学：神经病学神经外科学分册，2004，31（3）：266-269.

[4] 刘立丽，曾艳 . 丙戊酸钠血药浓度临床分析 [J]. 实用药物与临床，2013，16（5）：429-432.

[5] 杨春松，任艳，陈红，等 . 国内儿童应用丙戊酸钠不良反应的循证评价 [J]. 中药与临床，2014（3）：35-37.

# 案例 60　可待因口服制剂的最长使用时间

## ✎ 问题描述

可待因口服制剂最长使用时间？

## ❓ 问题来源

☐ 患儿　　☐ 家长　　☑ 医师　　☐ 药师　　☐ 护士　　☐ 其他

## 📦 问题种类

用法用量

## ✉ 药物信息

【主要药名】可待因　　　　　　　【用药途径】口服

【剂型 / 规格】液体剂 /10ml：20mg　　【其他联用药物】无

## 🔊 药师建议

　　12 岁以下儿童禁用；患有慢性呼吸系统疾病的 12~18 岁儿童和青少年不宜使用本品；成人若需服用可待因，使用时间应该不超过 15 天。根据 CFDA 的相关规定，含可待因药品将明确标注禁用于 12 岁以下儿童、哺乳期妇女以及 CYP2D6 超快代谢者，对于患有慢性呼吸系统疾病的 12~18 岁儿童和青少年不宜使用本品。含可待因的止咳药水大量使用容易成瘾，长期使用可引起依赖性，超大剂量可导致死亡。对于术后有镇痛需求的患儿，若使用含可待因药物，则应在最短时间内给予最低有效剂量。一旦患儿在可待因镇痛后出现异常嗜睡、唤醒困难、意识模糊、呼吸音异常或呼吸困难等药物过量征兆，应立即停药和进一步治疗。成人若需服用可待因，使用时间应该不超过 15 天，一旦症状缓解或消除，应立即停药，否则会产生躯体依赖甚至精神依赖。

## 药师分析

可待因是一种异喹啉型生物碱，是联合国列入麻醉品管制的 10 种成瘾性较低的麻醉品之一，其药理作用与吗啡相似，具有较好的镇咳、镇痛作用，抑制呼吸作用比吗啡轻，其复方制剂在临床上应用广泛。临床主要用于镇咳、无痰干咳以及剧烈和频繁的咳嗽。近年来，随着含可待因复方成分的药物广泛使用，药源性危害越来越突出，其不良反应的报道数量日益增多。可待因口服吸收快而完全，其生物利用度 40%~70%。一次口服后，约 1 小时血药浓度达高峰，清除半衰期约为 3~4 小时。易于透过血脑屏障及胎盘，主要在肝脏与葡萄糖醛酸结合，约 15% 经脱甲基变为吗啡。其代谢产物主要经尿排泄。一次口服剂量超过 60mg 时，一些患儿可出现兴奋、烦躁不安、瞳孔缩小、呼吸抑制、低血压、心率过缓。小儿过量可致惊厥，可用纳洛酮对抗。亦可见恶心、呕吐、便秘及眩晕。长期应用亦可产生耐受性、成瘾性。

可待因口服后在肝脏被细胞色素 P450 亚酶 2D6（CYP2D6）转化为吗啡，某些人群可因 DNA 变异而使该酶活性增加，促进可待因更快更彻底地转化为吗啡，而高浓度的吗啡可引起呼吸困难，甚至死亡[1]。快代谢型儿童扁桃体和（或）腺体切除术后服用可待因可增加发生呼吸困难或死亡的风险。据估计每 100 人中有 1~7 人属于"超快代谢型"，某些种群中该比例可能更高。埃塞俄比亚人群高达 29%，非洲裔美国人和希腊人约为 6%。基因测试可用于确定是否存在超快速代谢。新近有文献报道了 3 例使用可待因的儿童死亡病例和 1 例非致死性但严重危及生命的呼吸抑制病例。这些儿童年龄在 2~5 岁，其中 3 例死亡病例是 CYP2D6 基因超快代谢型，1 例严重危及生命的儿童为极端快代谢型。这些病例的给药剂量均未超出正常范围，在给药后 1~2 天出现吗啡中毒症状，3 例死亡病例尸检显示吗啡血药浓度高于正常治疗浓度。

朱淑萍等[2]做了关于复方可待因口服溶液的成瘾倾向调查。168 例患儿在缓解咳嗽等情况下均服用过复方可待因口服溶液，服用时间在 15~200 天，在停止服用后 2~3 天出现典型的戒断反应，其中 22 例（13.1%）患儿表现出烦躁不安，34 例（20.2%）患儿表现出头痛乏力，16 例（9.5%）患儿表现出急躁，11 例（6.5%）患儿表现出情绪低落，6 例（3.6%）患儿表现出失眠，9 例（5.4%）患儿表现出打喷嚏，12 例（7.1%）患儿表现出寒战，17 例（10.1%）患儿表现出打呵欠，15 例（8.9%）患儿表现出心动过速，26 例（15.5%）患儿表现出肌肉酸痛。FDA 发布警告称，在扁桃体和腺样体切除术后儿童中，使用可待因镇痛或可发生潜在的致死性风险[3]。对于术后有镇痛需求的患儿，若使用含可待因药物，则应在最短时间内给予最低有效剂量。FDA 指出，一旦患儿在可待因镇痛后出现异常嗜睡、唤醒困难、意识模糊、呼吸音异常或呼吸困难等药物过量征兆，应立即停药和进一步治疗。考科蓝协作组织做了一个关于儿童慢性咳嗽使用可待因或安慰剂的效果的系统综述。他们搜索了 556 篇文献，发现总体来说没有足够的证据来支持或者反对用含可待因的药物治疗儿童急性咳嗽。由于缺少证据支持可待因的疗效和考虑到目前已知的使用风险（尤其是在儿童中），不建议 12 岁以下的儿童及带有呼吸系统症状的 12~18 岁儿童使用含可待因的药物[4]。CFDA 在 2016 年第 199 号公告附件中提出了含可待因药品说明书修订要求：在【禁忌证】中增加"12 岁以下儿童禁用；哺乳期妇女禁用；已知为 CYP2D6 超快代谢者禁用"；在【不良反应】中增加"呼吸抑制"；【儿童用药】项下，应注明"12 岁以下儿童禁用本品"。对于超快代谢者，可能出现药物过量的症状，如极度嗜睡、意识混乱或呼吸变浅。母亲乳汁中的吗啡浓度也会升高，并可导致乳儿产生危及生命或致死性不良反应"。

参考文献

[1] Gasche Y，Daali Y，Fathi M，et al. Codeine intoxication associated with ultrarapid CYP2D6 metabolism[J]. New England Journal of Medicine，2004，351（27）：2827-2831.

[2] 朱淑萍，曾艳，彭建平. 复方可待因口服溶液的成瘾倾向调查及分析 [J]. 现代诊断与治疗，2016，27（6）：1059-1060.

[3] 历远. 超快速代谢型儿童扁桃体和（或）腺体切除术后应用可待因可致死 [J]. 药物不良反应杂志，2012，14（5）：326-321.

[4] gardiner SJ，Chang AB，Marchant JM，et al. Codeine versus placebo for chronic cough in children[J]. Cochrane Database Syst Rer，2016，7：CD011914.

# 案例 61　孕妇服用拉莫三嗪对胎儿是否有影响

## ✎ 问题描述

患儿母亲有癫痫，孕期使用拉莫三嗪控制病情，是否会对胎儿产生影响？

## ❓ 问题来源

☐ 患儿　　　☐ 家长　　　☑ 医师　　　☐ 药师　　　☐ 护士　　　☐ 其他

## 📦 问题种类

用法用量不良反应

## ✉ 药物信息

【主要药名】拉莫三嗪　　　　　　　　【用药途径】口服

【剂型 / 规格】片剂 /50mg　　　　　　【其他联用药物】无

## 🔊 药师建议

　　癫痫是神经系统的一种常见慢性疾病，约 25% 癫痫患者为育龄期妇女，而该类患者为控制痫性发作，即使在孕期也必须坚持口服抗癫痫药物（antiepileptic drug，AED）治疗。AED 可不同程度地通过胎盘屏障进入胎儿体内，对其健康产生潜在危害。拉莫三嗪作为新一代 AEDs 的代表，致畸风险低、耐受性较好，治疗妊娠期癫痫相对安全，在美国 FDA 原来的妊娠用药 ABCDX 分级系统中，拉莫三嗪属于 C 类（即在动物试验中有不良反应，但没有足够的临床试验证据，或没有动物试验证据，也没有足够的临床试验证据）。在对孕妇使用该药控制癫痫时，应结合妊娠期的药动学变化，进行科学的血药浓度监测，尽量使用最小剂量，以减少致畸作用。同时，孕期应对癫痫患者进行系统的健康教育和用药指导 / 严格的产前检查及恰当的叶酸制剂补充，以达到个体化治疗。

## 👤 药师分析

　　拉莫三嗪（lamotrigine），是目前临床上应用较普遍的一线抗癫痫药物。1994 年，拉莫三嗪被 FDA 批准作为成人及 2 岁以上儿童部分性癫痫的添加治疗药物；1998 年，被批准用于单药治疗成人部分性癫痫；2004 年，英国国立临床规范研究所（NICE）的临床指南推荐其为失张力发作、失神发作、青少年肌阵挛癫痫、Lennox-Gastaut 综合征、部分性发作等癫痫及癫痫综合征的一线用药。2011 年，中国抗癫痫药物专家共识中更明确指出，拉莫三嗪是健康育龄期妇女特发性全面性癫痫及症状性部分性癫痫的首选用药。

2014 年 12 月，FDA 发布了一项指导草案，意在彻底改变妊娠及哺乳期药物治疗的药物标签。根据动物实验和临床用药经验对胎儿致畸相关的影响，将药物分为 A、B、C、D、X 五类。拉莫三嗪属于 C 级别。虽然 FDA 于 2016 年 7 月废除了该分类系统，开始使用新的"怀孕与哺乳期标示规则"（Pregnancy and Lactation Labeling Rule，PLLR），但是原来的 ABCDX 分类系统仍存在一定的参考价值。具体见表 2-7 和表 2-8。

表 2-7　妊娠期药物的危险级别

| 类别 | 危险性 |
| --- | --- |
| A 类 | 有足够的临床试验证据表明孕妇使用后对胎儿没致畸危险 |
| B 类 | 在动物试验是安全的，但没有足够的临床证据证明孕妇使用后对胎儿是安全的，或动物试验有一定不良反应，但临床试验未发现孕妇使用后对胎儿有危险 |
| C 类 | 在动物试验中有不良反应，但没有足够的临床试验证据，或没有动物试验证据，也没有足够的临床试验证据 |
| D 类 | 在临床试验或临床观察中证明对胎儿有危险性，但治疗获益可能超过其潜在危险 |
| X 类 | 在动物试验、临床试验或临床观察中证明能导致胎儿异常，对孕妇或可能怀孕的妇女禁用 |

表 2-8　抗癫痫药的安全分级

| 药物分类 | 级别 | 药品 |
| --- | --- | --- |
| 抗癫痫药 | C | 托吡酯、拉莫三嗪 |
|  | D | 卡马西平、丙戊酸 |

大范围的致突变试验结果表明，拉莫三嗪对人类无遗传学危险。大鼠和小鼠的长期研究结果显示，拉莫三嗪并无致癌性。

拉莫三嗪在肠道内吸收迅速、完全，没有明显的首过代谢。口服给药后约2.5小时达到血浆峰浓度。进食后的达峰时间稍延迟，但吸收的程度不受影响。实验表明，当单次最高给药剂量达450mg时，药代动力学曲线仍呈线性。稳态时最高血药浓度在不同个体之间差异较大，但在同一个体，浓度的差异很小。血浆蛋白结合率约为55%；从血浆蛋白置换出来引起毒性的可能性极低，分布容积为0.92~1.22L/kg。健康成人，平均稳态清除率为（39±14）ml/min。拉莫三嗪的清除主要是代谢为葡萄糖醛酸结合物，然后经尿排泄。尿中排出的原形药不足10%。粪便中所排出的与药物有关的物质仅约为2%。清除率和半衰期与剂量无关。健康成人的平均消除半衰期是24~35小时。葡萄糖醛酸转移酶已被证实是拉莫三嗪的代谢酶。而在婴儿，尤其是新生儿体内的葡萄糖醛酸转移酶含量低、肝脏结合能力弱，使得拉莫三嗪清除率明显减低。并且，年龄越小其拉莫三嗪的清除能力越差。Ohman等观察了9例用拉莫三嗪治疗的孕妇和她们的新生儿在分娩时、产后3天、产后2~3周乳汁和血液中的药物浓度，发现在分娩时新生儿脐带中的血药浓度和母体相近，产后72小时内新生儿体内的拉莫三嗪清除率极低，72小时后的平均血药浓度约是出生时的75%（50%~100%）。当然，母乳喂养可能使药物通过乳汁进入新生儿体内而干扰血药浓度的下降。Mikati等采集了7例同时服用肝酶诱导剂的1岁以内婴儿的64个血样本，测定拉莫三嗪清除率，发现婴儿在1岁以内其对药物的清除能力是逐渐增强的，且2个月以内婴儿的药物清除能力明显低于>2个月的婴儿。皮疹是拉莫三嗪最常见且严重的不良反应。此外，在成人中常见的不良反应还包括眩晕、复视、共济失调、视物模糊、恶心、呕吐、嗜睡、震颤、失眠等。而婴幼儿由于其处于生长发育的特殊时期，不良反应较成人有所区别。Pina-Garza等在一项对1~24月龄部分性癫痫患儿的开放性试验中观察到可能与拉莫三嗪有关的不良反应，最多见的为心律失常，其次为皮疹、嗜睡、失眠、便秘和食欲下降。有研究表明，皮疹在儿童中的发生率与成人相似，且严重的皮疹（导致住院治疗、中断服药及重症多形红斑）的发生率比成人高。

有多项研究表明，妊娠期间患者的拉莫三嗪血药浓度显著下降，从而导致癫痫控制不佳。Ohman等对比了12例女性患者妊娠中晚期和产后1个月的血浆2-N-GLUC/LGT的比值，发现妊娠期这一比值显著增高。由此可推测，妊娠期拉莫三嗪血药浓度下降可能与葡萄糖醛酸结合作用的增强有关。另一项12例妊娠期拉莫三嗪单药治疗患者中的药物代谢研究发现，产后3周内拉莫三嗪血药浓度回复到基础水平，其中有3例出现严重的不良反应（眩晕、复视、共济失调），但药物浓度均在正常范围，适当减少剂量后不良反应均消失。由于妊娠期间拉莫三嗪的药代动力学变化明显，有必要分别在妊娠早、中、晚期及产后对服药患者监测血药浓度，并根据临床情况适当调整剂量。拉莫三嗪已是目前妊娠期女性患者主要的治疗药物之一，而关于其致畸性的研究目前尚无确切的结论。作为一种弱的二氢叶酸还原抑制剂，妊娠期女性使用拉莫三嗪治疗时理论上有胎儿致畸风险，但是在目前的动物生殖毒性研究中，尚无结果表明拉莫三嗪超过人类治疗剂量时有明确致畸作用。Cunnington 等回顾分析了 414 例妊娠早期用拉莫三嗪单药治疗的病例，其中 12 例新生儿主要的出生缺陷（如严重的脏器结构或染色体异常等，不包括早产、体重 <2500g、出生时未发现的产前超声异常、一过性的感染及生化检查异常）；在 88 例妊娠早期拉莫三嗪与丙戊酸钠联合治疗的病例中，11 例出现主要的出生缺陷；而在 182 例妊娠早期拉莫三嗪与其他 AEDs（除丙戊酸钠）联合治疗的病例中，有 5 例出现主要的出生缺陷。这一结果与此前在英国的一项前瞻性随访研究结果相似。目前的多项研究结果均表明，拉莫三嗪的致畸风险明显低于传统的 AEDs。

表 2-9　抗癫痫药物主要导致的畸形类型 [ 例（%）]

| 药物 | 例数 | NTD | 面裂 | 心脏 | 尿道下裂 /GUT | GIT | 骨骼 | 其他 |
|---|---|---|---|---|---|---|---|---|
| 卡马西平 | 900 | 2（0.2） | 4（0.4） | 6（0.7） | 2（0.2） | 2（0.2） | 3（0.3） | 1（0.1） |
| 丙戊酸钠 | 715 | 7（1.0） | 11（1.5） | 5（0.7） | 9（1.3） | 2（0.3） | 8（1.1） | 2（0.3） |
| 拉莫三嗪 | 647 | 1（0.2） | 1（0.2） | 4（0.6） | 6（0.9） | 3（0.5） | 2（0.3） | 4（0.6） |
| 苯妥英 | 82 | 0（0.0） | 1（1.2） | 1（1.2） | 0（0.0） | 1（1.2） | 0 | 0 |

GIT，消化道畸形；GUT，泌尿生殖系统缺陷；NTD，神经管缺陷。

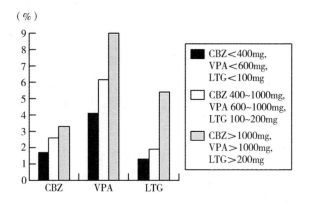

CBZ，卡马西平；LTG，拉莫三嗪；VPA，并戊酸钠

图 2-2　不同药物剂量的致畸率[2]

参考文献

[1] Cunnington M，Tennis P，International Lamotrigine Pregnancy Registry Scientific Advisory Committee. Lamotrigine and the risk of malformations in pregnancy[J]. Neurology，2005，64（6）：955-960.

[2] Morrow JI，Russell A，guthrie E，et al. Malformation risks of antiepileptic drugs in pregnancy：a prospective study from the UK Epilepsy and Pregnancy Register[J]. J Neurol Neurosurg Psychiatry，2006，77（2）：193-198.

[3] 顾婧，丁美萍. 拉莫三嗪在特殊人群中的应用 [J]. 中国临床神经科学，2013，3：027.

[4] 夏伟，唐颖莹，邢爱耘. 孕期新型抗癫痫药物的合理应用和研究进展 [J/CD]. 中华妇幼临床医学杂志（电子版），2016，12（1）：108-113.

## 案例 62　感染引起的皮肤伤口感染是否可用 25% 硫酸镁湿敷

### ✎ 问题描述

患儿感染引起的皮肤伤口感染可否用 25% 硫酸镁进行湿敷?

### ❓ 问题来源

☐ 患儿　　☐ 家长　　☑ 医师　　☐ 药师　　☐ 护士　　☐ 其他

第二章　中枢神经系统用药

## 🔧 问题种类

用法用量

## ✉ 药物信息

【主要药名】25% 硫酸镁　　　　　【用药途径】湿敷

【剂型 / 规格】液体剂 /25%　　　　【其他联用药物】无

## 🔊 药师建议

　　用硫酸镁湿敷治疗患儿感染引起的红肿属于超说明书用药。就药理作用机制而言，一般临床上是用 50% 的硫酸镁溶液作为湿敷的方法，通过镁离子的透入，改善组织间隙与细胞内的渗透压，从而达到局部组织渗出液的吸收和消肿。25% 硫酸镁联合 50% 葡萄糖和维生素 $B_{12}$，持续湿敷效果良好，甚至优于 50% 硫酸镁。患儿系感染引起的红肿，药师建议在使用抗感染药物的前提下，同时使用硫酸镁进行辅助治疗。在无 50% 硫酸镁溶液情况下，也可取 25% 硫酸镁 10ml，50% 葡萄糖 20ml 和维生素 $B_{12}$ 500mg 混合后进行湿敷。用硫酸镁纱布湿敷时应主动向患儿介绍其作用，做好心理护理，使患儿精神放松，配合治疗，从而减轻疼痛。用硫酸镁湿敷法简单易行，材料来源方便。价格低廉，对身体无不良反应。对皮肤刺激小，患儿易于接受，除个别对硫酸镁过敏者，其余患儿都可应用。

## 👤 药师分析

　　硫酸镁是一种传统药物，临床上应用广泛；不同的使用方法可以产生不同的临床效果。硫酸镁可抑制中枢神经系统，松弛骨骼肌，具有镇静、抗痉挛以及减低颅内压等作用，常用于治疗惊厥、子痫、尿毒症、破伤风及高血压脑病等；临床上多以 10% 硫酸镁 10ml 深部肌内注射或用 5% 葡萄糖稀释成 2%~2.5% 的溶液缓慢滴注。口服硫酸镁在肠道吸收很少，因此具有良好的导泻功能；一般清晨空腹口服 5% 硫酸镁以起到导泻的作用。硫酸镁能刺激十二指肠黏膜，反射性地引起总胆管括约肌松弛、胆囊收缩，从而促进胆囊排空，有利胆之功效，可用于治疗胆囊炎胆石症，每次 2~5g，每日 3 次，饭前或餐间口服。硫酸镁外用时，33% 的溶液可以用于十二指肠的引流；50% 的溶液可用于局部消肿。单用硫酸镁溶液外敷方法：患儿应在 48 小时内用硫酸镁溶液加温水袋热敷，48 小时外冷敷。方法是将纱布或脱脂棉，放入50%硫酸镁溶液内充分浸泡后，取出敷于患处，在纱布或脱脂棉之上放置温水袋即可。冷敷时直接用硫酸镁溶液贴敷患处。外敷的时间每次15分钟左右，每日外敷的次数根据硬结大小及炎性反应轻重而灵活掌握，硬结范围小者治疗效果好。

硫酸镁是天然的L型钙离子通道抑制剂，具有抗炎作用。其能够降低局部以及全身组织炎症因子生成，显著抑制内毒素诱导的炎性分子的上调和有活性的RAW264.7细胞核转退因子-κB活化，后者可引起外周疼痛神经阈值下降疼痛增加。另外，硫酸镁具有镇静和改善毛细血管和小动脉的痉挛的作用，$Mg^{2+}$可激活细胞的蛋白激活酶及ATP酶，使细胞膜通透性发生变化，稳定膜电位，消除黏膜水肿，扩张局部血管，增强血液循环。硫酸镁湿敷在临床上已被广泛用于治疗骨膜炎、静脉炎、小儿附睾炎、产后痔疮、钙剂外渗、糖尿病足、妇科会阴小手术及分娩后会阴部水肿等。因此，硫酸镁溶液湿敷可以用于患儿感染引起的红肿；但一般用50%的浓度。

表2-10　两组患儿血肿消退时间及并发症发生率比较 [5]

| 组别 | 例数 | 血肿消退时间 （d, $\bar{x}\pm s$） | 并发症 | |
| --- | --- | --- | --- | --- |
| | | | 例数 | 发生率（%） |
| 观察组 | 27 | 5.8±1.45 | 0 | 0.00 |
| 对照组 | 27 | 7.8±2.11 | 4 | 14.81 |
| $t/x^2$ 值 | | 5.67 | 10.38 | |
| $P$ 值 | | 0.041 | 0.001 | |

参考文献

[1] Fawcett WJ, Haxby EJ, Male DA. Magnesium: physiology and pharmacology[J]. British Journal of Anaesthesia, 1999, 83（2）: 302-320.

[2] Lee CY, Jan WC, Tsai PS, et al. Magnesium sulfate mitigates acute lung injury in endotoxemia rats[J]. Journal of Trauma & Acute Care Surgery, 2011, 70（5）: 1177-1185.

[3] 罗苏琦，王常松，李恩有. 硫酸镁：一种老药的新应用 [J]. 国际麻醉学与复苏杂志 ISTIC, 2013, 34（1）.

[4] 左惠平. 硫酸镁湿敷防止甘露醇所致静脉炎的观察 [J]. 实用诊断与治疗杂志, 2003, 17（6）: 533-533.

[5] 苏映玉，庄珊珊，吴桂丽，等. 硫酸镁湿敷对腹股沟斜疝术后小儿阴囊血肿

预后的影响 [J]. 中华现代护理杂志, 2015 (27): 3325–3326, 3327.

## 案例 63    呋塞米与布洛芬是否可联用

✎ **问题描述**

呋塞米（速尿）与布洛芬是否可联用?

❓ **问题来源**

☐ 患儿　　☐ 家长　　☑ 医师　　☐ 药师　　☐ 护士　　☐ 其他

📦 **问题种类**

相互作用（联合用药、配伍禁忌）

✉ **药物信息**

【主要药名】呋塞米 + 布洛芬　　　　【用药途径】口服

【剂型 / 规格】—　　　　　　　　　【其他联用药物】无

🔊 **药师建议**

> 　　呋塞米与布洛芬两药联合使用具有潜在危害，故建议避免合用。呋塞米为强有力的髓袢利尿剂，广泛应用于治疗充血性心力衰竭和水肿；布洛芬是普遍使用的 NSAIDs 之一，可用于解热、镇痛、抗炎。布洛芬有一定的肾毒性；呋塞米容易造成水和电解质紊乱，可能会加重布洛芬的肾毒性。但儿童由 NSAIDs 所致的肾毒性，仅有少量报道。短期服用布洛芬用于解热和缓解咽喉疼痛时没有发现有明显的肾脏不良反应。另外，相关研究表明布洛芬不会影响呋塞米的利尿作用，但会影响血浆中肾素的活性。两者存在一定的相互作用，但对儿童的治疗效果影响较小，目前没有相关的两药相互作用而导致不良事件的报道。考虑到潜在的危害，药师建议不要将两药联合使用。

👥 **药师分析**

　　呋塞米为强有力的利尿剂，作用于髓袢升支粗段。口服吸收率为 60%~70%，进食能减慢吸收，但不影响吸收率及其疗效。终末期肾脏病患儿的口服吸收率降至 43%~46%。充血性心力衰竭和肾病综合征等水肿性疾病时，由于肠壁水肿，口服吸收率也下降，故在上述情况应肠外途径用药。主要分布于细胞外液，分布容积平均为体重的 11.4%，血浆蛋白结合率为 91%~97%，几乎均与清蛋白结合。本药能通过胎盘屏障，并可泌入乳汁中。口服和静脉用药后作用开始时间分别为 30~60 分钟和 5 分钟，达峰时间为 1~2 小时和 0.33~1 小时。作用持续时间分别为 6~8 小时和 2 小时。$t_{1/2\beta}$ 存在较大的个体差异，正常人为 30~60 分钟，无尿患儿延长至 75~155 分钟，肝肾功能同时严重受损者延长至 11~20 小时。新生儿由于肝肾廓清能力较差，$t_{1/2\beta}$ 延长至 4~8 小时。88% 以原形经肾脏排泄，12% 经肝脏代谢由胆汁排泄。肾功能受损者经肝脏代谢增多。本药不被透析清除。治疗小儿水肿性疾病，起始按体重 2mg/kg，口服，必要时每 4~6 小时追加 1~2mg/kg。新生儿应延长用药间隔。常见的不良反应主要与水、电解质紊乱有关，尤其是大剂量或长期应用时，如直立性低血压、休克、低钾血症、低氯血症、低氯性碱中毒、低钠血症、低钙血症以及与此有关的口渴、乏力、肌肉酸痛、心律失常等。少见者有过敏反应（包括皮疹、间质性肾炎，甚至心搏骤停）、视觉模糊、黄视症、光敏感、头晕、头痛、纳差、恶心、呕吐、腹痛、腹泻、胰腺炎、肌肉强直等，骨髓抑制导致粒细胞减少，血小板减少性紫癜和再生障碍性贫血，肝功能损害，指（趾）感觉异常，高糖血症，尿糖阳性，原有糖尿病加重，高尿酸血症。耳鸣、听力障碍多见于大剂量静脉快速注射时（每分钟剂量大于4~15mg），多为暂时性，少数为不可逆性，尤其当与其他有耳毒性的药物同时应用时。在高钙血症时，可引起肾结石。尚有报道本药可加重特发性水肿。

　　布洛芬是人们日常生活中的必备药，具有解热、镇痛、抗炎的作用。当人们感到头痛、牙痛、关节痛，或普通感冒引起的发热，又或者女性生理期疼痛时，大多会选择布洛芬进行治疗。布洛芬是一种历史悠久的“老药”，自 1966 年在英国上市以来，逐渐成为临床使用最普遍的 NSAIDs 之一。布洛芬的镇痛、消炎作用机制尚未完全阐明，可能作用于炎症组织局部，通过抑制前列腺素或其他递质的合成而起作用，由于白细胞活动及溶酶体酶释放被抑制，使组织局部的痛觉冲动减少，痛觉受体的敏感性降低。治疗痛风是通过消炎、镇痛，并不能纠正高尿酸血症。治疗痛经的作用机制可能是前列腺素合成受到抑制使子宫内压力下降、宫缩减少。布洛芬口服后易吸收，与食物同服时吸收减慢，但吸收量不减少。与含铝和镁的抗酸药同服不影响吸收。血浆蛋白结合率为 99%，服药后 1.2~2.1 小时血药浓度达峰值，用量 200mg，血药浓度为 22~27μg/ml，用量 400mg 时

为 23~45μg/ml，用量 600 mg 时为 43~57μg/ml。一次给药后半衰期一般为
1.8~2 小时，主要在肝内代谢，60%~90% 经肾由尿排出，24 小时内可完全
排出，其中约 1% 为原形物，一部分随粪便排出。布洛芬的不良反应相对
较小，但仍然需要引起患儿的注意。根据美国食品药品监督管理局的药品
黑框警示信息显示，NSAIDs 药物可能会增加严重的心血管事件，如心肌
梗死、中风，甚至可能会致死。这种风险既可能在患儿使用 NSAIDs 药物
的早期发生，也可能在使用一段时间之后发生，且随着使用时间的增加，
致病风险加大。对于刚做完心脏搭桥手术的患儿，布洛芬一定要禁用。此
外，NSAIDs 药物还可能会导致胃肠道发生不良事件，如胃肠道出血、消
化道出血、溃疡、穿孔等，这些不良反应可能发生在任何时间。

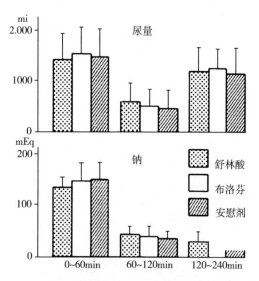

图 2-3　舒林酸组、布洛芬组、安慰剂组分别使用呋塞米后的
平均尿量和钠排泄 [1]

相关研究探讨了两种 NSAIDs（布洛芬和舒林酸）对呋塞米诱导的尿
钠排泄和肾素释放的影响。研究发现，实验组和对照组的尿量和尿钠、尿
钾、尿氯的排泄及肌酐清除率没有显著的治疗差异；但是布洛芬或舒林酸
降低了呋塞米引起血浆肾素活性升高的效应。另外，据相关报道，NSAIDs
有肾脏毒性。NSAIDs 对肾脏的作用包括减少前列腺素 $I_2$ 和 $PGE_2$，这两者
的减少会导致肾脏血流减少和肾小球滤过率下降。最常见的 NSAIDs 相关

的肾脏不良反应是水肿和电解质紊乱。如患儿既往有肾脏疾病时，应避免使用布洛芬。最近的研究表明作为非处方药（OTC）药物的布洛芬引起的严重肾不良反应的发生率很低。于儿童中由 NSAIDs 所致的肾毒性，只有很少的报道。短期服用布洛芬用于解热和缓解咽喉疼痛时没有发现有明显的肾脏不良反应。Lesco 等未发现因肾衰竭引起的住院治疗增多。只有一个患链球菌感染后肾小球肾炎的患儿出现水肿、高血压、血尿。因此，几乎没有证据表明短期应用布洛芬会对健康儿童产生肾毒性。

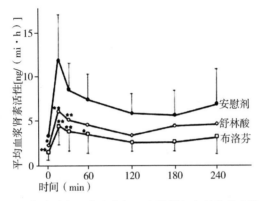

图 2-4　舒林酸组、布洛芬组、安慰剂组分别使用呋塞米后

平均血浆肾素活性[1]

参考文献

[1] Jr RL，Vlasses PH，Rotmensch HH，et al.Sulindac and ibuprofen inhibit furosemide-stimulated renin release but not natriuresis in men on a normal sodium diet.[J].Nephron，1985，41（3）：283-288.

[2] 隋忠国，初晓，翟丽，等．呋塞米的合理用药指导 [J]. 中国医刊，2011，46（10）：80-83.

[3] 施文．布洛芬临床药理学及在儿科临床的疗效和安全性评价 [J]. 中国实用儿科杂志，2000，15（12）：763-765.

## 案例 64　对乙酰氨基酚与布洛芬对于眼肿痛哪个更合适

### 🖊 问题描述

患儿由于眼部肿物疼痛，问应选择对乙酰氨基酚还是布洛芬？各有何特性？

### ❓ 问题来源

☐ 患儿　　☐ 家长　　☑ 医师　　☐ 药师　　☐ 护士　　☐ 其他

### 📦 问题种类

药品对比与选用

### ✉ 药物信息

【主要药名】对乙酰氨基酚 + 布洛芬　　【用药途径】口服

【剂型 / 规格】—　　　　　　　　　　【其他联用药物】无

### 🔊 药师建议

> 　　对乙酰氨基酚是小儿首选的解热镇痛药；布洛芬是一种非甾体抗炎药，同时具有解热、镇痛、抗炎的作用。相关研究表明，对乙酰氨基酚和布洛芬均具有良好的镇痛效果，且无显著差异，都可用于小儿轻中度疼痛的治疗。在使用镇痛药之前，首先需查明疼痛的病因，进行对因治疗，再考虑使用镇痛药以减轻患儿的疼痛症状。若患儿眼睛肿痛为感染性疾病，应当以抗感染为主；基于对乙酰氨基酚为轻中度疼痛的首选药物，药师建议该患儿使用对乙酰氨基酚对症治疗眼睛肿痛。由于对乙酰氨基酚抗炎作用较弱，若患儿眼睛肿痛伴炎症反应，则应使用布洛芬以同时达到镇痛和抗炎的作用。另外，注意两药可能会导致的不良反应。若小儿肝肾功能不全，则需慎用对乙酰氨基酚；若小儿肠胃不耐受，那么使用布洛芬就可能会导致胃肠道出血或溃疡等不良反应。建议医师根据患儿的具体情况选择合适的药物进行治疗。

### 👤 药师分析

　　1956 年，对乙酰氨基酚（acetaminophen，paracetamol）作为阿司匹林的

替代物在英国上市，用于对阿司匹林过敏、不耐受或不适用的病例，如水痘、血友病和其他出血病患儿，以及轻型消化性溃疡与胃炎等。由于其疗效确切，不良反应比非那西丁小，成为解热镇痛药中的主要品种之一。对乙酰氨基酚能抑制前列腺素的合成，具有解热、镇痛作用，用于普通感冒或流行性感冒引起的发热，也用于缓解轻至中度疼痛如头痛、关节痛、偏头痛、牙痛、肌肉痛、神经痛、痛经。对乙酰氨基酚在正常治疗量时耐受性好、不良反应较少，一直被视为一种安全的解热镇痛药而广泛应用。然而，由于用药过量、药物相互作用等因素，该药会引起死亡和肝脏毒性反应。在美国和英国，对乙酰氨基酚已成为导致药源性急性肝衰竭的主要因素，美国毒物控制中心（AAPCC）自1994年就将滥用对乙酰氨基酚列为主要的致死原因。长期大量应用此药的患儿，尤其是肾功能低下者，可出现肾绞痛或急性肾衰竭、少尿、尿毒症或慢性肾衰竭等药源性肾病。服用超量可很快出现恶心、呕吐、胃痛、腹泻、厌食、多汗等症状，严重时于2~4天内将出现肝功能损害，甚至肝功能衰竭。

根据美国食品药品监督管理局的药品黑框警示信息显示，NSAIDs药物可能会增加严重的心血管事件，如心肌梗死、中风，甚至可能会致死。这种风险既可能在患儿使用NSAIDs药物的早期发生，也可能在使用一段时间之后发生，且随着使用时间的增加，致病风险加大[1]。对于刚做完心脏搭桥手术的患儿，布洛芬一定要禁用。此外，NSAIDs药物还可能会导致胃肠道发生不良事件，如胃肠道出血、消化道出血、溃疡、穿孔等，这些不良反应可能发生在任何时间。

张志伟等[2]比较了布洛芬和对乙酰氨基酚在正畸治疗中对疼痛控制的效果，发现布洛芬组和对乙酰氨基酚组之间在任何时间段无显著性差异，但和安慰剂组有显著性差异；见表2-11。沈艳[3]比较了对乙酰氨基酚和布洛芬类药物对小儿扁桃体术后疼痛疗效，发现对照组相比，观察组术后8小时、12小时的视觉模拟评分法（Visual Analogue Scale/Score，VAS）评分均较低，但是组间对比无差异（$P>0.05$）；同时，两组的不良反应发生率比较无区别（$P>0.05$）。因此，对乙酰氨基酚和布洛芬均具有良好的镇痛效果，无显著的差异，都可考虑用于小儿疼痛的对症治疗；表2-12。

表2-11　服用布洛芬、对乙酰氨基酚和安慰剂后疼痛程度评分（$\bar{x}\pm s$）

| 时间 | 布洛芬组 | 对乙酰氨基酚组 | 安慰剂组 |
| --- | --- | --- | --- |
| 0h | $0.22 \pm 0.26$ | $0.19 \pm 0.25$ | $0.28 \pm 0.32$ |
| 4h | $2.83 \pm 1.03$ | $3.31 \pm 0.94$ | $2.66 \pm 0.87$ |
| 8h | $3.86 \pm 0.89^{\#}$ | $4.33 \pm 0.94$ | $4.69 \pm 0.81$ |
| 16h | $4.53 \pm 0.98^{\#}$ | $4.97 \pm 0.80^{\#}$ | $6.13 \pm 0.99$ |

**续　表**

| 时间 | 布洛芬组 | 对乙酰氨基酚组 | 安慰剂组 |
|---|---|---|---|
| 24h | $4.17 \pm 0.97^{\#}$ | $4.67 \pm 0.69$ | $5.03 \pm 0.94$ |
| 36h | $3.17 \pm 0.62^{\#}$ | $3.44 \pm 0.66^{\#}$ | $4.72 \pm 0.75$ |
| 48h | $1.81 \pm 0.43^{\#}$ | $2.28 \pm 0.69^{\#}$ | $3.50 \pm 0.82$ |
| 3d | $1.22 \pm 0.26$ | $1.36 \pm 0.74$ | $1.44 \pm 0.57$ |
| 4d | $0.64 \pm 0.38$ | $0.97 \pm 0.63$ | $0.97 \pm 0.62$ |
| 7d | $0.25 \pm 0.26$ | $0.31 \pm 0.39$ | $0.44 \pm 0.48$ |

与安慰剂组相比，$^{\#}P<0.05$

表 2-12　疼痛程度和药物的选择

| 疼度 | 选择 |
|---|---|
| 轻中度疼痛 | 对乙酰氨基酚是首选，若与炎症或创伤相关的疼痛选布洛芬 |
| 中 – 中重度疼痛 | 可待因、双氢可待因、曲马多 |
| 重度或癌痛 | 吗啡、芬太尼（术后镇痛） |

参考文献

[1] Kelley MT, Walson PD, Edge JH, et al. Pharmacokinetics and pharmacodynamics of ibuprofen isomers and acetaminophen in febrile children[J]. Clin Pharmacol Ther, 1992, 52（2）: 181-9.

[2] 张志伟，贾素霞，李馨 . 在正畸治疗中布洛芬和对乙酰氨基酚对疼痛控制的对比研究 [J]. 中国实用神经疾病杂志，2011，14（12）: 61-62.

[3] 沈艳 . 对乙酰氨基酚和布洛芬类药物对小儿扁桃体术后疼痛疗效对比 [J]. 中国保健营养，2016，26（19）.

## 案例65　复方小儿退热栓是否可替代布洛芬混悬液

### 问题描述

患儿发热39℃，已使用布洛芬混悬液（美林）1天，体温尚未恢复正常，是否仍需继续使用？家中同时还备有复方小儿退热栓，是否可代替使用？

**❓ 问题来源**

☐ 患儿　　☑ 家长　　☐ 医师　　☐ 药师　　☐ 护士　　☐ 其他

**📦 问题种类**

用法用量

**✉ 药物信息**

【主要药名】布洛芬＋复方小儿退热栓　　【用药途径】口服

【剂型／规格】—　　　　　　　　　　　　【其他联用药物】无

**🔊 药师建议**

　　首先需明确发热的病因，病因未明时，不可盲目退热，以免延误诊治；明确诊断并积极对因治疗的同时，才可采取适当措施退热；需根据病情和发热程度选择合理的退热方法；一般先物理降温（冷敷或温水擦浴降温），后药物退热。小儿退热药首选对乙酰氨基酚，需控制剂量。复方小儿退热栓含对乙酰氨基酸。患儿发热 39℃，已使用布洛芬混悬液（美林）1 天，若体温恢复正常，则停止使用退热药；若热度稍有下降但体温仍未恢复正常，则应继续使用退热药，可选择继续使用布洛芬混悬液或用复方小儿退热栓代替使用，注意两药不可联用；若热度没有下降，甚至更高，由于复方小儿退热栓对小儿 39℃以上退热疗效不明显，可考虑继续使用布洛芬混悬液退热；也可考虑布洛芬和复方小儿退热栓交替使用以增加疗效，降低肝肾负担。新生儿体温调节功能尚未发育完善，不宜采用药物降温。出疹性疾病的患儿不宜采用冷敷和温水擦浴降温。同时注意嘱咐患儿合理休息，给予补充营养物质、水分及维生素，防止退热时体液丢失过多而休克。

**👤 药师分析**

　　布洛芬混悬液主要成分为布洛芬。布洛芬能够通过抑制前列腺素的合成，从而发挥解热、镇痛、消炎作用。布洛芬混悬液口服易吸收，服药后 1.2~2.1 小时血药浓度达峰值，血浆蛋白结合率为 99%，主要通过肝脏代谢，半衰期（$t_{1/2}$）为 1.8~2 小时，60%~90% 经肾由尿排出，100% 于 24 小时内排出，其中约 1% 为原形物，一部分随粪便排出。

　　复方小儿退热栓的化学成分为人工牛黄、南板蓝根浸膏粉、对乙酰氨基酚；辅料为半合成脂肪酸甘油酯、聚山梨酯80、羟苯乙酯。对乙酰氨基酚解热镇痛，板蓝根清热解毒，人工牛黄具有解热、抗炎、清心、豁痰、开窍、镇静、抗惊厥之功效。复方小儿退热栓具有解热镇痛、利咽解毒、祛痰定惊的功效，用于小儿发热，惊悸不安，咽喉肿痛及肺热痰多咳嗽等症。栓剂剂型，给药方便安全，但复方小儿退热栓对小儿39℃以上退热疗效不明显。

在儿科使用布洛芬有显著的退热效果，甚至优于对乙酰氨基酚。但不断有报道非甾体抗炎药（Non-steroidal Antiinflammation Drugs，NSAIDs）如布洛芬对肾脏的损害，特别在失钠，低血容量，充血性心力衰竭，肝硬化等缩血管因素存在时，使得前列腺素 $E_2$（$PGE_2$）产生减少，肾小球滤过率下降，对乙酰氨基酚因缺乏对外周 PG 合成的抑制而不易对肾脏造成损害。在失钠狗模型的实验表明，使用布洛芬和对乙酰氨基酚都可使肾血管收缩，布洛芬作用更加明显且持久。而且 NSAIDs 抑制 PG 合成，使胃酸分泌增多，造成胃肠道损伤。相关研究对 28 名随机分别使用对乙酰氨基酚和布洛芬的患儿测定 BUN 及 Cr 发现，短期使用布洛芬与对乙酸氨基酚，肾功能损害的危险性很小。通过对 84192 名患儿的观察发现使用布洛芬不会增加胃肠出血、肾衰竭及过敏反应的危险性。对乙酰氨基酚退热效果确实，耐受性好，不良反应少，临床已广泛使用，应视为儿科退热药物首选。但过量使用则可致严重肝损害乃至死亡，其剂量阈值约为250mg/ kg，此时使用 N- 乙酰半胱氨酸治疗效果很显著。而布洛芬退热效果更佳，不良反应较少，已逐步为大家所接受，但在脱水、失钠、充血性心力衰竭、肝肾功能不全及消化性溃疡的情况下应谨慎使用，特别是长期使用。

表2-13　对乙酰氨基酚和布洛芬治疗效果的比较 [4]

| 组别 | $n$ | 有效例数 | 有效率（%） | $P$ 值 |
|---|---|---|---|---|
| 对乙酰氨基酚 | 62 | 44 | 71.0 | |
| 布洛芬 | 46 | 40 | 87.0 | <0.05 |

参考文献

[1] Sarrell EM, Wielunsky E, Cohenh A. Antipyretic treatment in young children with fever: acetaminophen, ibuprofen, or both alternating in a randomized, double-blind study[J]. Digest of the World Core Medical Journals, 2006, 160（2）: 197.

[2] Colletti AE，Voglh W，Rahe T，et al. Effects of acetaminophen and ibuprofen on renal function in anesthetized normal and sodium-depleted dogs[J]. Journal of Applied Physiology，1999，86（2）：592-597.

[3] Lesko SM，Mitchell AA. Renal function after short-term ibuprofen use in infants and children[J]. Pediatrics，1997，100（6）：954-957.

[4] 陈桧平．对乙酰氨基酚和布洛芬治疗儿童发热的比较 [J]. 临床医学，2000（5）：54-55.

## 案例 66　布洛芬混悬液是否可用于新生儿

### ✎ 问题描述

布洛芬混悬液（美林）的渗透压是多少，是否可用于新生儿？

### ❓ 问题来源

□ 患儿　　□ 家长　　□ 医师　　□ 药师　　□ 护士　　☑ 其他

### 📦 问题种类

用法用量

### ✉ 药物信息

【主要药名】布洛芬　　　　　　　　【用药途径】口服

【剂型 / 规格】液体剂 /15 ml：0.6g　　【其他联用药物】无

### 🔊 药师建议

布洛芬混悬滴剂专为婴幼儿设计，用于婴幼儿的退热，缓解由于感冒、流行性感冒等引起的轻度头痛、咽痛及牙痛等，并可用于治疗新生儿动脉导管未闭用。

布洛芬混悬液治疗小儿发热，具有起效快、作用时间长等优点。本品渗透压为 4500mOsml/kg，浓度 600mg/15ml（200mg/5ml）。根据其药代动力学，布洛芬混悬液易于吸收，约在 1 小时内达到血清峰浓度，降温高峰在服药后 2~4 小时内，可维持更长的退热时间。且布洛芬混悬液口服给药，避免了患儿对肌内注射的恐惧感和对治疗的不合作，芳香味甜，患儿易于接受，应成为小儿退热的首选药物。另外，近来布洛芬治疗新生儿动脉导管未闭（PDA），尤其是早产儿 PDA 被逐渐重视。

## 👤 药师分析

布洛芬混悬液适用于 1~12 岁儿童，用于儿童普通感冒或流行性感冒引起的发热。也用于缓解儿童轻至中度疼痛，如头痛、关节痛、偏头痛、牙痛、肌肉痛、神经痛。布洛芬混悬滴剂则专为婴幼儿设计，用于婴幼儿的退热，缓解由于感冒、流行性感冒等引起的轻度头痛、咽痛及牙痛等。

布洛芬混悬液的标准用法用量见表 2-14：

表 2-14　布洛芬混悬液用法用量

| 年龄（岁） | 体重（kg） | 一次用量（ml） | 次数 |
|---|---|---|---|
| 1~3 | 10.0~15.0 | 4 | 若发热或疼痛不缓解，可每隔 4~6 小时重复用药 1 次，24 小时不超过 4 次 |
| 4~6 | 16.0~21.0 | 5 | |
| 7~9 | 22.0~27.0 | 8 | |
| 10~12 | 28.0~32.0 | 10 | |

布洛芬混悬滴剂的标准用法用量见表 2-15：

表 2-15　布洛芬混悬滴剂用法用量

| 年龄（月） | 体重（kg） | 剂量（次） | 次数 |
|---|---|---|---|
| <6 | | 应遵医嘱 | 若发热或疼痛不缓解，可每隔 6~8 小时重复用药 1 次，24 小时不超过 4 次。 |
| 6~11 | 5.5~8.0 | 1 滴管（1.25ml） | |
| 12~23 | 8.1~12.0 | 1.5 滴管（1.875ml） | |
| 24~36 | 12.1~15.9 | 2 滴管（2.5ml） | |

布洛芬也可用来治疗新生儿动脉导管未闭。布洛芬属非甾体类抗炎药，是非选择性的环加氧酶抑制剂，关闭动脉导管机制同消炎镇痛相似，能有效抑制机体合成前列腺素，降低血中前列腺素水平，促进动脉导管弹力层平滑肌收缩，同时提高肺动脉压，减少主、肺动脉间压差及分流，促进动脉导管闭合，但不影响脑、肠系膜及肾脏的血流，还对胃肠道细胞具有保护作用。给药方法为口服或鼻饲布洛芬混悬液，首剂给予 10mg/kg，于 24 小时、48 小时后再分别给予 5mg/kg。

参考文献

[1] McGarry DJ, Chakravarty P, Wolf CR, et al. Altered protein S-glutathionylation identifies a potential mechanism of resistance to acetaminophen-induced

hepatotoxicity[J]. Journal of Pharmacology and Experimental Therapeutics，2015，355（2）：137-144.

[2] 于力.布洛芬混悬液治疗小儿发热疗效观察 [J].临床合理用药杂志，2011，4（2）：21-22.

[3] 张团海，李伟，陈敏，等.布洛芬混悬液与复方氨基比林治疗小儿发热的疗效比较 [J].儿科药学杂志，2007（5）：44-46.

[4] 俞建德，来庆和，邵波，等.布洛芬口服治疗新生儿呼吸窘迫综合症合并动脉导管未闭临床观察 [J].儿科药学杂志，2005（5）：25-26.

## 案例67　氨咖黄敏口服液的儿童剂量

✎ **问题描述**

患儿男，6岁，体重33kg，因发热医嘱口服氨咖黄敏口服液 7.5ml tid，但说明书显示6岁儿童的剂量为 3.3ml tid，询问所使用的剂量是否正确？

❓ **问题来源**

☐患儿　　☑家长　　☐医师　　☐药师　　☐护士　　☐其他

📦 **问题种类**

用法用量

✉ **药物信息**

【主要药名】氨咖黄敏口服液　　　【用药途径】口服

【剂型 / 规格】口服液 /10ml/ 瓶　　　【其他联用药物】无

🔊 **药师建议**

　　服用剂量通常根据儿童体重计算。该患儿体重33kg，6岁儿童体重一般20kg。因此，该患儿可服用相当于10岁儿童的剂量。且根据氨咖黄敏口服液的成分，每毫升含对乙酰氨基酚25mg，咖啡因1.5mg，氯苯那敏（扑尔敏）0.3mg，人工牛黄1mg。服用7.5ml，即对乙酰氨基酚187.5mg，远低于每次 10~15mg/kg 的退热剂量，咖啡因11.25mg，远低于成人每次100mg，扑尔敏2.25mg，也低于0.35mg/kg。按标准体重计算，7.5ml 也并未超量。但患儿还配有布洛芬混悬液高热时服用，由于同退热药，药师建议服用布洛芬混悬液，可减量服或停一次氨咖黄敏口服液。

## 🧑‍⚕️ 药师分析

　　小儿上呼吸道感染是儿科最为常见的多发病之一，发病多在四季季节交换之时，由于衣着冷暖失宜，或饮食生冷，或室内外气温差异，常导致小儿发热、咳嗽、流涕、咽喉充血肿痛等。

　　氨咖黄敏口服液，主要成分有对乙酰氨基酚、咖啡因、马来酸氯苯那敏和人工牛黄等。临床治疗功效是：用于治疗和缓解儿童上呼吸道感染或流感引起的发热、头痛、流涕、咽痛等症状。其中对乙酰氨基酚为前列腺素合成酶抑制剂，具有解热、镇痛作用；咖啡因是中枢兴奋药，能收缩脑血管，减轻其搏动的幅度，可增加对乙酰氨基酚的解热镇痛效果；马来酸氯苯那敏为抗组胺药，能减轻由感冒和上呼吸道感染引起的流涕、打喷嚏等症状；人工牛黄具有解热、镇痛、解除上呼吸道感染及咽喉充血肿痛作用。

　　氨咖黄敏口服液的不良反应有轻度头晕、乏力、恶心、上腹不适、口干、食欲缺乏和皮疹等，可自行恢复。当服用本品过量时，可很快出现恶心、呕吐、胃痛或胃痉挛、腹泻、厌食、多汗等症状，且可持续24小时。2~4天内出现肝功能损害，表现为肝区疼痛、肝肿大、黄疸。在药物相互作用上，本品不应与含有酒精的饮料、巴比妥类、苯妥英钠及氯霉素同服；长期服用本品或与其他解热镇痛药同服有增加肾毒性。

参考文献

[1] Moriarty C，Carroll W. Paracetamol: pharmacology, prescribing and controversies[J]. Arch Dis Child Edu Pract Ed，2016，101（6）：331-334.

[2] 刘玲. 氨咖黄敏口服液治疗小儿上呼吸道感染疗效观察 [J]. 中国误诊学杂志，2007（7）：1478-1479.

第三章

# 呼吸系统用药

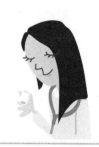

Clinical Practice in
Pediatric Medication
Consultation

## 案例 68　盐酸氨溴索和右美沙芬是否可一起服用

### ✎ 问题描述

盐酸氨溴索（沐舒坦）和右美沙芬是否可一起服用？

### ❓ 问题来源

□ 患儿　　□ 家长　　☑ 医师　　□ 药师　　□ 护士　　□ 其他

### 📦 问题种类

相互作用（联合用药、配伍禁忌）

### ✉ 药物信息

【主要药名】盐酸氨溴索 + 右美沙芬　　　　　　【用药途径】口服

【剂型 / 规格】口服液 /0.6%+ 口服液 /0.20%　　【其他联用药物】无

### 🔊 药师建议

　　盐酸氨溴索片属于祛痰药，右美沙芬属于抗敏镇咳类药物，对小儿而言，服用盐酸氨溴索片时应避免与中枢性镇咳药同时使用，以免稀化的痰液堵塞气道。

### 🧍 药师分析

　　盐酸氨溴索是一种治疗呼吸系统疾病的安全、有效药物，对伴排痰不畅的呼吸系统疾病有确切疗效；大剂量的盐酸氨溴索具有特殊的肺部保护功能，对严重肺部疾病有显著治疗效果。右美芬沙，是临床上最常见的镇咳药之一，适用于无痰干咳，包括频繁、剧烈的咳嗽。

　　盐酸氨溴索注射剂 pH 值约为 5.0，若 pH 值增加会导致氨溴索游离碱沉淀，所以不能与 pH>6.3 的其他溶液混合。盐酸氨溴索与碳酸氢钠、氨茶碱等在体外实验配伍中会产生絮状混浊。通过收集文献统计分析发现，盐酸氨溴索与大部分抗菌药物都存在配伍禁忌。盐酸氨溴索不良反应少，患儿耐受性较好，主要不良反应为胃肠道反应，过敏反应较少。

　　右美芬沙是中枢性镇咳药，为左吗喃的右旋异构体，因而具有非麻醉性中枢性镇咳作用，主要作用于中枢，通过抑制脑干的延髓咳嗽中枢、阻断迷走神经兴奋，从而发挥强力镇咳作用；也可通过外周途径作用 δ1 受体发挥镇咳作用，其安全性高，不良反应少，具有一定的优势。

参考文献

[1] 杨静，宋超. 盐酸氨溴索的临床合理使用 [J]. 中国药房，2012，23（28）：2683-2684.

[2] 冯善武，徐建国. 右美沙芬的药理及临床应用 [J]. 临床麻醉学杂志，2006，22（5）：399-401.

[3] De Mey C，Patel J，Lakha DR，et al. Efficacy and Safety of an Oral Ambroxol Spray in the Treatment of Acute Uncomplicated Sore Throat[J]. Drug Research，2015，65（12）：658-667.

## 案例 69　氨溴索用于 NRDS 的医学证据及用法用量

### ✎ 问题描述

盐酸氨溴索用于新生儿呼吸窘迫综合征（neonatal respiratory distress syndrome，NRDS）是否有明确的循证医学证据？常用的用法用量是什么？

### ❓ 问题来源

☐ 患儿　　☐ 家长　　☑ 医师　　☐ 药师　　☐ 护士　　☐ 其他

### ▦ 问题种类

用法用量

### ✉ 药物信息

【主要药名】盐酸氨溴索　　　　　【用药途径】静脉注射

【剂型 / 规格】注射剂 /2ml：15mg　　【其他联用药物】无

### ◀» 药师建议

近年来，盐酸氨溴索作为一种调节气道黏液分泌的黏液溶解剂在呼吸道感染性疾病中得到广泛应用。盐酸氨溴索注射液说明书中关于 NRDS 治疗的用法用量信息为：静脉给药每日剂量 30mg/（kg·d），分 4 次，注射泵给药，每次至少 5 分钟。较为明确的一项循证医学证据为：Wauer 等于 1992 年报道的一项多中心随机安慰剂对照的双盲试验。入组出生体重低于 1500 克的婴儿。共 179 名新生儿入组，其中 31 名因其他疾病被排除。在其余148名婴儿中，74名婴儿[出生体重（1190±216）g，孕龄（29.1±1.9）周]接受了氨溴索，按上述用法用量给药5天；74名[出生体重（1168±216）g，胎龄（28.9±1.9）周]给予安慰剂。氨溴索组23名（31%）和安慰剂组27名（37%）婴儿在生命的前5个月中死亡。在28天的幸存者中，氨溴索能够显著改善自主呼吸婴儿的PaO$_2$/FiO$_2$比率，平均气道压力，气管排出物的磷脂分布和肺动力学。与对照组相比，氨溴索组支气管肺发育不良（29%对54%）、脑室内出血（25%对44%）和产后获得性肺炎（15%对36%）的发生率显着降低。

然而，在2017年中国医师协会新生儿科医师分会《早产儿呼吸窘迫综合征早期防治专家共识》和2013年更新的《欧洲早产儿新生儿呼吸窘迫综合征管理共识指南》没有关于应用氨溴索的任何建议。

## 药师分析

早产儿呼吸窘迫综合征（NRDS）是由于患儿的肺发育不成熟，缺乏肺表面活性物质（PS）而引起的进行性肺不张、肺泡萎陷，从而出现一系列的呼吸窘迫、呼吸衰竭等临床症状，是导致早产儿死亡的主要原因之一。

氨溴索是一种能够快速且完全排除痰液的药物，其成分主要是盐酸氨溴索。盐酸氨溴索能够调节浆液和黏液的分泌，并能促进肺表面活性物质的合成，增强纤毛的摆动，溶解分泌物，增强人体气管的清除能力，使分泌物较快的排出呼吸道内。

NRDS主要发生在早产儿，与胎儿肺合成、分泌肺表面活性物质不足有关，胎龄24~25周开始合成磷脂和SP-B，以后肺表面活性物质合成量逐渐增多，但直到35周左右肺表面活性物质量才迅速增多，因此胎龄<35周的早产儿易发生NRDS，出生后24~48小时病情最重，病死率较高。

在2010年张志群等[1]基于6个随机对照试验的Meta分析中，早产儿早期使用沐舒坦预防性治疗能有效减少RDS、支气管肺发育不良（BPD）、脑室内出血（IVH）及肺部感染的发病率。但纳入研究数量少、质量较差（如大多数未报道分配方案的隐藏，可能存在选择性偏倚；未使用盲法，可能存在结果测量性偏倚；研究样本量小），因此对结果的解释应慎重。

参考文献

[1] 张志群，黄先玫，芦惠. 沐舒坦预防早产儿呼吸窘迫综合征的Meta分析

[J]. 中国当代儿科杂志，2010, 12（11）：858–863.

[2] Wauer RR，Schmalisch G，Böhme B，et al. Randomized double blind trial of Ambroxol for the treatment of respiratory distress syndrome.[J]. European Journal of Pediatrics，1992，151（5）：357–363.

## 案例 70　硫酸沙丁胺醇缓释胶囊的临床适应证有哪些

### 问题描述

硫酸沙丁胺醇缓释胶囊（爱纳灵）用的临床适应征有哪些？

### 问题来源

☐ 患儿　☑ 家长　☐ 医师　☐ 药师　☐ 护士　☐ 其他

### 问题种类

适应证

### 药物信息

【主要药名】硫酸沙丁胺醇　　　　　【用药途径】口服

【剂型 / 规格】胶囊剂 /4mg　　　　【其他联用药物】无

### 药师建议

　　硫酸沙丁胺醇缓释胶囊用于治疗儿童可逆性气道阻塞（包括夜间哮喘）以及防止儿童过敏原诱导或运动诱导的支气管痉挛；适用于支气管哮喘、哮喘性支气管炎与肺气肿患儿的支气管痉挛；硫酸沙丁胺醇缓释胶囊在治疗哮喘轻中度急性发作中能较好改善患儿的临床症状及肺功能，缓解喘息，维持症状稳定，有较好的安全性；用于治疗儿童和早产儿的低血浆钾浓度。高选择性 $\beta_2$ 受体激动剂可改善轻中度哮喘急性发作患儿的临床症状评分及肺功能，适合不同年龄段儿童，有较好的安全性。儿童用量遵医嘱酌减，一般 5~13 岁儿童，药师建议剂量为 0.1~0.15mg/kg，早晚各 1 次。值得注意的是，哮喘急性发作首选治疗是吸入 SABA，口服用药仅用于轻中度哮喘急性发作的补充治疗，哮喘患儿家庭中应备有吸入短效 $\beta_2$ 受体激动剂来缓解哮喘发作，避免经常使用口服 $\beta_2$ 受体激动剂来控制哮喘症状。

## 💊 药师分析

硫酸沙丁胺醇（Salbutamol Sulfate）为高选择性 $\beta_2$ 受体激动剂，选择性地兴奋气道平滑肌和肥大细胞膜表面 $\beta_2$ 受体，激活腺苷酸环化酶，使细胞内环磷腺苷浓度增加，舒张气道平滑肌；可减少炎症细胞及介质的释放，降低微血管通透性，增加气道上皮纤毛摆动和黏液清除，具有一定的抗炎活性。主要用于治疗各类型的气道梗阻，包括支气管哮喘、慢性支气管炎及肺气肿等。目前儿童临床常用口服剂型有普通片剂和胶囊剂等，每日需服药 3~4 次，如表 3-1 所示，患儿的依从性差，而且血药浓度波动大，易产生不良反应。

表 3–1　英国国家儿童处方集［BNFC（2010–2011）］推荐
盐酸沙丁胺醇普通剂型口服给药剂量

| 年龄 | 给药剂量 | 给药频次 |
| --- | --- | --- |
| 1 个月至 2 岁 | 一次 0.1mg/kg，一次最大剂量不超过 2mg | 一日 3~4 次 |
| 2~6 岁 | 一次 1~2mg | 一日 3~4 次 |
| 6~12 岁 | 一次 2mg | 一日 3~4 次 |
| 12~18 岁 | 一次 2~4mg | 一日 3~4 次 |

硫酸沙丁胺醇缓释胶囊的主要成分为硫酸沙丁胺醇，主要用于治疗支气管哮喘或喘息型支气管炎等伴有支气管痉挛的呼吸道疾病。口服，成人推荐剂量为一次 8mg，一日 2 次，儿童用量遵医嘱酌减，一般 5~13 岁儿童，药师建议剂量为 0.1~0.15mg/kg，早晚各 1 次，由于其通过微丸化技术控制药物的释放，延长了药物作用时间，此药为可分微丸制剂，适用于儿童。较常见的不良反应有震颤、恶心、心悸、头痛、失眠，较少见的不良反应有头晕、目眩、口咽发干等。对于高血压、冠状动脉供血不足、糖尿病、甲状腺功能亢进、心功能不全等患儿应慎用。长期使用可形成耐药性，不仅疗效降低，且有加重哮喘的危险。肾上腺素受体兴奋剂敏感者慎用，使用时从小剂量开始。

参考文献

[1] 王建新，赵立霞，秦永平，等 . 硫酸沙丁胺醇缓释胶囊人体药代动力学和生

物利用度 [J]. 药学学报，2000（9）：683-687.

[2] 陈德晖，翟莺莺，林育能，等．硫酸沙丁胺醇在治疗儿童支气管哮喘中的临床疗效分析 [J]. 临床儿科杂志，2011，29（10）：967-970.

[3] Helfrich E，de Vries TW，van Roon EN. Salbutamol for hyperkalaemia in children[J]. Acta Paediatr, 2001, 90（11）: 1213-1216.

[4] Singh BS，Sadig HF，Noguchi A，et al. Efficacy of albuterol inhalation in treatmcnt ofhyperkalemia in premature neonates[J]. J Pediatr, 2002, 141（1）: 16-20.

## 案例 71　癫痫患儿是否可使用盐酸氨溴索注射液

### 问题描述

癫痫患儿是否可使用盐酸氨溴索注射液？

### 问题来源

□ 患儿　　□ 家长　　☑ 医师　　□ 药师　　□ 护士　　□ 其他

### 问题种类

适应证

### 药物信息

【主要药名】盐酸氨溴索　　　　【用药途径】静脉注射

【剂型 / 规格】注射剂 /2ml：15mg　　【其他联用药物】无

### 药师建议

　　盐酸氨溴索注射液的注意事项、不良反应、药物相互作用以及给药说明均无癫痫患儿慎用或禁用说明，药师建议使用。

### 药师分析

　　盐酸氨溴索（Ambroxolhydrichloride，ABX）是溴己新的有效代谢产物（Bromhexine），作用类似溴己新，但比其作用强大，可显著增加痰量，降低痰液黏度，刺激天然肺表面活性物质的产生和分泌，是一种呼吸系统的黏痰溶解药，广泛应用于慢性阻塞性肺疾病和支气管哮喘等患儿。近年来，随着注射剂的制成，其胃肠道反应明显降低，临床应用范围扩大。

盐酸氨溴索注射液为黏液溶解剂，能增加呼吸道黏膜浆液腺的分泌，减少黏液腺分泌从而降低痰液黏度，促进肺表面活性物质的分泌，增加支气管纤毛运动，使痰液易于咳出。本品从血液至组织的分布快而显著，肺脏为主要靶器官。血浆半衰期为 7~12 小时，没有累积效应，主要在肝脏代谢，大约 90% 由肾脏清除。

参考文献

[1] Bendikov–Bar I，Maor G，Filocamo M，et al. Ambroxol as a pharmacological chaperone for mutant glucocerebrosidase[J]. Blood Cells Mol Dis，2013，50（2）：141–145.

[2] 陈海燕 . 盐酸氨溴索注射液治疗呼吸系统疾病患儿的疗效观察 [J]. 中药物经济学，2015（8）：50–51.

## 案例 72　服用孟鲁司特钠过量后如何处理

### ✎ 问题描述

4 岁患儿本该服用孟鲁司特钠（顺尔宁）4mg，中午误服 20mg，如何处理？

### ❓ 问题来源

□ 患儿　　☑ 家长　　□ 医师　　□ 药师　　□ 护士　　□ 其他

### 📦 问题种类

不良反应

### ✉ 药物信息

【主要药名】孟鲁司特钠　　　　　　【用药途径】口服

【剂型 / 规格】片剂 /10mg　　　　　【其他联用药物】无

### 🔊 药师建议

孟鲁司特钠是非激素类抗炎药，适用于 2~14 岁儿童哮喘的预防和长期治疗，包括预防白天和夜间的哮喘症状，治疗对阿司匹林敏感的哮喘患儿以及预防运动诱发的支气管收缩。本品适用于减轻过敏性鼻炎引起的症状（2~4 岁儿童的季节性过敏性鼻炎和常年性过敏性鼻炎）。本药的安全性范围较宽，不良反应轻微。当过量服用孟鲁司特钠后，可能出现口渴、瞳孔散大、嗜睡等不良反应。本案例中患儿服用孟鲁司特钠过量，正常剂量的 5 倍，如未出现相关不良反应，则可以通过多喝水促进排泄，如果患儿出现一系列不良反应，则药师建议立即来院对症治疗。

## 药师分析

孟鲁司特钠（Montelukast Sodium）是一种口服的白三烯受体拮抗剂，能特异性抑制气道中的半胱氨酰白三烯（CysLT1）受体，从而达到改善气道炎症，有效控制哮喘症状。孟鲁司特钠是非激素类抗炎药，适用于 2~14 岁儿童哮喘的预防和长期治疗，包括预防白天和夜间的哮喘症状，治疗对阿司匹林敏感的哮喘患儿以及预防运动诱发的支气管收缩。本品适用于减轻过敏性鼻炎引起的症状（2~14 儿童的季节性过敏性鼻炎和常年性过敏性鼻炎），每日 1 次，睡前服用。过敏性鼻炎患儿可根据自身的情况在需要时服药，同时患有哮喘和过敏性鼻炎的患儿应每晚用药一次；6~14 岁哮喘和（或）过敏性鼻炎儿童患儿：每日 1 次，每次 1 片（5mg）。2 至 5 岁哮喘和（或）过敏性鼻炎儿童患儿：每日 1 次，每次 1 片（4mg）。

本药的一般耐受性良好，不良反应轻微，通常不需要终止治疗。本药的不良反应发生率与安慰剂相似。目前关于儿童的临床研究及不良反应情况如表 3-2 所示：

表 3-2　孟鲁司特钠儿童应用的临床研究及不良反应报告

| 原发疾病 | 研究情况 | 不良反应 |
| --- | --- | --- |
| 6~14 岁哮喘患儿 | 475 名 6~14 岁患儿，为期 8 周 | 安全性与成人相似，与安慰剂组接近。发生率 >1% 的不良反应是头痛，与安慰剂组没有显著性差异 |
| 2~5 岁哮喘患儿 | 573 名 2~5 岁患儿，为期 2 周 | 与安慰剂组相似，不良反应发生率 >1% 是口渴，与安慰剂组无显著性差异 |
| 2~14 岁季节性过敏性鼻炎儿童 | 280 名 2~14 岁季节性过敏性鼻炎患儿 | 每天晚间服用本药一次耐受性良好，不良反应发生率与安慰剂组相似。不良反应均低于 1% |

在治疗慢性哮喘的研究中，尚无关于临床治疗中本品过量的专门资料。成年患者使用的剂量高达每日 200mg，连续用药 22 周及短期研究中使用的剂量高达每日 900mg，连续用药约 1 周，均未出现有临床意义的不良事件。已有上市后急性药物过量的报道和使用孟鲁司特钠的临床研究中

包括成人和儿童使用高达 1000mg 剂量的报道，临床和实验室发现均一致显示了其在成人患者和儿童患者的安全性，在大部分药物过量的报道中，未见不良事件。最常发生的不良事件与安全性特征一致，包括腹痛、嗜睡、口渴、头痛、呕吐和精神运动过度。一项纳入 689 名哮喘患者的临床研究发现，当过量使用孟鲁司特钠颗粒（52~72mg）后，1 名患者出现口渴不良反应，1 名患者出现口渴和瞳孔散大等不良反应，另 1 名患者出现嗜睡不良反应。

孟鲁司特钠的急性毒性、长期毒性、致癌性、致突变性及生殖毒性等的研究中，剂量分别相当于成人每日推荐剂量的 25 000 倍、125 倍、1000 倍、6000 倍和 4000 倍，均未出现相关的不良反应。表明孟鲁司特钠安全性较好，治疗范围较宽。

参考文献

[1] Knorr B, Franchi LM, Bisqaard H, et al. Montelukast, a leukotriene receptor antagonist, for the treatment of persistent asthma in children aged 2 to 5 years[J]. Pediatrics, 2001, 108（3）：E48.

[2]Nipun Shrestha, Hongzhu Lu.Management of asthma with montelukast[J]. IJSIT, 2015, 4（1）：024–034.

## 案例 73　患儿服用复方福尔可定和小儿伪麻美芬滴剂后兴奋

### ✎ 问题描述

患儿服用复方福尔可定和小儿伪麻美芬滴剂（艾畅）后比较兴奋，是否为服药所致？

### ❓ 问题来源

☐ 患儿　　☑ 家长　　☐ 医师　　☐ 药师　　☐ 护士　　☐ 其他

### 📦 问题种类

相互作用（联合用药、配伍禁忌）

### ✉ 药物信息

【主要药名】复方福尔可定 / 小儿伪麻美芬滴剂　　【用药途径】口服
【剂型 / 规格】口服剂 /1mg/ml；复方制剂 /15ml　　【其他联用药物】无

## 🔊 药师建议

复方福尔可定和小儿伪麻美芬滴剂均为呼吸系统用药，均含有盐酸伪麻黄碱。盐酸伪麻黄碱通过促进去甲肾上腺素的释放，间接发挥拟交感神经作用。选择性收缩上呼吸道血管，对全身血管影响较小，对心率血压影响很小，并能扩张支气管，有利于解除支气管痉挛，与镇咳药有协同的治疗作用。含有伪麻黄碱成分的药物对中枢兴奋均有一定的作用，如失眠、食欲缺乏、出汗、心悸等，二者合用相当于重复用药，服用时需要注意剂量和用法，药师建议只服用一种即可。

## 👤 药师分析

复方福尔可定属于呼吸系统用药，口服溶液由每 5ml 含福尔可定5.0mg、盐酸苯丙烯啶 0.6mg、盐酸伪麻黄 15.0mg、愈创木酚甘油醚50.0mg 组成。福尔可定（Pholcodine）是一种类似可待因的中枢镇咳药，可选择性作用于延髓咳嗽中枢，抑制咳嗽。盐酸苯丙烯啶（Styrene acrylic dilutehydrochloric acid）可竞争性、可逆性阻滞组胺受体，消除组胺导致的变态反应。盐酸伪麻黄碱（Pseudoephedrinehydrochloride）可有效对抗鼻充血及咽鼓管充血。愈创木酚甘油醚通过扩张支气管及降低支气管分泌物黏度而发挥化痰作用。本品用于缓解上呼吸道感染引起的咳嗽、咳痰、流涕、鼻塞等症状。

复方福尔可定口服吸收良好，生物利用度约为 40%，血浆蛋白结合率约为 10%，$t_{1/2}$ 为 37 小时。苯丙烯啶吸收后代谢为羧酸脂类衍生物、约50% 随尿液排泄，$t_{1/2}$ 为 3~5 小时。盐酸伪麻黄碱大部分以原形从尿液排泄。愈创木酚甘油醚口服后约 15 分钟达到 $C_{max}$，$t_{1/2}$ 为 1 小时。

小儿伪麻美芬滴剂（艾畅）也属于呼吸系统药，本药主要成分为盐酸伪麻黄碱和氢溴酸右美沙芬（Dextromethorp Hanhydrobromide），用于因感冒、花粉症或其他上呼吸道过敏引起的鼻塞、流涕、咳嗽等症状的对症治疗。本复方中盐酸伪麻黄碱为拟肾上腺素药，可收缩鼻黏膜血管，减轻鼻塞症状；氢溴酸右美沙芬为镇咳药，通过抑制延髓咳嗽中枢而产生镇咳作用。盐酸伪麻黄碱和氢溴酸右美沙芬在胃肠道的吸收均较好，大部分在肝脏代谢后随尿排出。适用婴幼儿由于感冒、花粉症（枯草热）或其他上呼吸道过敏引起的鼻塞、流涕、咳嗽等症状的对症治疗。儿童口服给药常规剂量为：每 4~6 小时给药 1 次，24 小时内用药不超过 4 次。

表 3-3　复方福尔可定与小儿伪麻美芬滴剂主要成分对照表

| 药品名称 | 组分 | | | | |
|---|---|---|---|---|---|
| | 盐酸伪麻黄 | 盐酸苯丙烯啶 | 福尔可定 | 愈创木酚甘油 | 氢溴酸右美沙芬 |
| 复方福尔可定 | 15mg/5ml | 0.6mg/ml | 5mg/ml | 50mg/5ml | — |
| 小儿伪麻美芬滴剂 | 7.5mg/0.8ml | — | — | — | 2.5mg/0.8ml |

　　复方福尔可定与小儿伪麻美芬滴剂均含有盐酸伪麻黄碱。伪麻黄碱（pseudoephedrine）主要通过促进去甲肾上腺素的释放，间接发挥拟交感神经作用；可选择性地收缩上呼吸道毛细血管，消除鼻咽部黏膜充血、肿胀，减轻鼻塞症状，对全身其他脏器的血管无明显收缩作用，对心率、心律、血压和中枢神经无明显影响，有一定的中枢兴奋作用，可能出现失眠、头痛。

参考文献

[1] 段砺瑕，李元桂，姚婉贞，等. 复方福尔可定糖浆用于镇咳的疗效及安全性评价 [J]. 中国临床药理学杂志，2001，17（1）：48-51.

[2] 刘赜，石倩，白钢，等. 麻黄碱与伪麻黄碱平喘效果及机制比较研究 [J]. 中草药杂志，2009，40（5）：771-774.

## 案例 74　误服小儿伪麻美芬滴剂过量后如何处理

### ✎ 问题描述

患儿应服用小儿伪麻美芬滴剂（艾畅）0.5ml tid，患儿误服为 5ml tid，为正常剂量 10 倍，已服用 3 顿，该如何处理？

### ❓ 问题来源

□患儿　　☑家长　　□医师　　□药师　　□护士　　□其他

### 📦 问题种类

服药注意事项

### ✉ 药物信息

【主要药名】小儿伪麻美芬滴剂　　　　【用药途径】口服

【剂型/规格】复方制剂/15ml　　　　【其他联用药物】无

## ◀) 药师建议

　　小儿伪麻美芬滴剂，主要成分是盐酸伪麻黄碱和氢溴酸右美沙芬，能有效的缓解急性上呼吸道感染的各种临床症状。其机制是作用于呼吸道黏膜 α 肾上腺素受体，有效地收缩鼻黏膜血管，消除鼻黏膜充血肿胀，减少鼻黏膜分泌，也可以减轻鼻咽部分泌物倒流对咽喉部刺激而引起的咳嗽，且不会导致呼吸道分泌物变稠而排出困难。氢溴酸右美沙芬为中枢性镇咳药，通过抑制延髓咳嗽中枢而起镇咳作用，无成瘾性，适用于干咳或咳嗽少痰者。盐酸伪麻黄碱在过量使用后均会出现不同程度的不良反应如心血管不良反应（心动过速、血压升高、心律失常、心肌梗死等）和神经系统不良反应（焦虑、妄想症、幻觉、癫痫发作、颅内出血等），右美沙芬过量使用后可引起神志不清、支气管痉挛、呼吸抑制等。该患儿服用小儿伪麻美芬滴剂剂量超 10 倍，鉴于已有案例的报道，过量使用复方盐酸伪麻黄碱和氢溴酸右美沙芬出现严重的威胁生命的神经系统不良反应如高应激状态、精神障碍和共济失调等，药师建议立即就医。

## ♟ 药师分析

　　小儿伪麻美芬滴剂为复方制剂，其组分为：每 0.8ml 含盐酸伪麻黄碱 7.5mg、氢溴酸右美沙芬 2.5mg。盐酸伪麻黄碱（Pseudoephedrine Hhydrochloride）为拟肾上腺素药，可收缩鼻黏膜血管，减轻症状；氢溴酸右美沙芬（dextromethorphan hydrobromide）为镇咳药，通过抑制延髓咳嗽中枢而产生镇咳作用。服用小儿伪麻美芬滴剂，不同年龄段每次口服剂量表 3-4 如下，每天 4 次。

　　盐酸伪麻黄碱对上呼吸道感染的鼻部症状起效较快，能迅速改善或消除鼻部症状。其机制为盐酸伪麻黄碱作用于呼吸道黏膜 α 肾上腺受体，加强其收缩鼻血管的作用，从而消除鼻塞、流涕、打喷嚏和流泪。对全身其他脏器的血管无明显收缩作用，有一定的中枢兴奋作用，可能出现失眠、头痛。但过量使用盐酸伪麻黄碱可出现心血管不良反应（心动过速、血压升高、心律失常、心肌梗死等）和神经系统不良反应（焦虑、神经不正常、妄想症、幻觉、癫痫发作、颅内出血等）。

表 3-4  小儿伪麻美芬滴剂的用法用量

| 年龄 | 每次口服剂量（ml） |
| --- | --- |
| 0~3 个月 | 0.4 |
| 4~11 个月 | 0.8 |
| 12~23 个月 | 1.2 |
| 24~36 个月 | 1.6 |

氢溴酸右美沙芬为中枢性镇咳药，通过抑制延髓咳嗽中枢而起镇咳作用，无成瘾性，适用于感冒、咽喉炎及其他上呼吸道感染时的咳嗽。不良反应有头晕、头痛、嗜睡、易激动、嗳气、食欲缺乏、便秘、恶心、皮肤过敏，停药后上述反应可自行消失。过量可引起神志不清、支气管痉挛、呼吸抑制等。

对案例报道检索发现，1 例 2 岁患儿，男，10.8kg，过量使用复方盐酸伪麻黄碱（4.5 倍）和氢溴酸右美沙芬（2.25 倍）后，出现严重的威胁生命的神经系统不良反应如高应激状态、精神障碍和共济失调等。

参考文献

[1] Tang F，Liang SY，Chen FL，et al. Study on material basis of Mahuang Fuzi Xixin decoction for anti-inflammation and immune suppression based on combined method of serum pharmacochemistry and serum pharmacology[J]. Zhongguo zhong Yao Za zhi，2015，40（10）：1971-1976.

[2] 冉亚林，文静，高西.伪麻美沙芬滴剂治疗小儿上呼吸道感染 60 例 [J]. 中国药业，2010，19（3）：57.

[3] 刘艳.伪麻美芬滴剂治疗上呼吸道感染患儿鼻部症状的疗效和安全性 [J]. 实用儿科临床志，2006（24）：1732-1733.

[4] Roberge RJ，Hirani KH，Rowland PL 3rd，et al. Dextromethorphan- and pseudoephedrine -induced agitated psychosis and ataxia：case report[J]. J Emerg Med，1999，17（2）：285-288.

## 案例 75  服用硫酸沙丁胺醇缓释胶囊后频频呕吐

### 问题描述

患儿前一天晚上开始服用硫酸沙丁胺醇缓释胶囊 1/3 粒（每 12 小时）1 次，小儿清肺化痰泡腾片 1 片。第二天晚上出现频频呕吐，问是否为不良反应?

### ❓ 问题来源

☐ 患儿　☑ 家长　☐ 医师　☐ 药师　☐ 护士　☐ 其他

### 📦 问题种类

不良反应

### ✉ 药物信息

【主要药名】硫酸沙丁胺醇　　　【用药途径】口服

【剂型 / 规格】胶囊剂 /4mg　　　【其他联用药物】小儿清肺化痰泡腾片

### 🔊 药师建议

　　硫酸沙丁胺醇缓释胶囊可改善哮喘轻中度急性发作的临床症状及肺功能，可用于治疗支气管哮喘、急慢性支气管炎、喘息性支气管炎的治疗，缓解支气管平滑肌痉挛，解除喘息。硫酸沙丁胺醇缓释胶囊说明书较常见的不良反应有震颤、恶心、呕吐、心悸、头痛、失眠；较少见的不良反应有头晕、目眩、口咽。患儿服药后频频呕吐，符合本品的不良反应，药师建议停用硫酸沙丁胺醇缓释胶囊，并给予相应的对症支持治疗。

### 👥 药师分析

　　硫酸沙丁胺醇缓释胶囊的主要成分为硫酸沙丁胺醇，主要用于治疗支气管哮喘或喘息型支气管炎等伴有支气管痉挛的呼吸道疾病。口服，成人推荐剂量为一次 8mg，一日 2 次。较常见的不良反应有震颤、恶心、心悸、头痛、失眠，较少见的不良反应有头晕、目眩、口咽发干等。对于高血压、冠状动脉供血不足、糖尿病、甲状腺功能亢进、心功能不全等患儿应慎用。长期使用可形成耐药性，不仅疗效降低，且有加重哮喘的危险。肾上腺素受体兴奋剂敏感者慎用，使用时从小剂量开始。

　　一项纳入 124 名成年患儿的随机双盲平行对照临床研究发现，与茶碱组对比，硫酸沙丁胺醇缓释胶囊组不良反应发生率为 37%，主要包括颤抖、头痛、焦虑、失眠等、消化不良、反胃、上呼吸道感染、寒战、潮热、咳嗽等不良反应，其不良反应如表 3-5 所示，但都不影响后续的治疗，因此硫酸沙丁胺醇缓释胶囊具有较好的安全性。

第三章

呼吸系统用药

表 3-5　可能与沙丁胺醇缓释胶囊与茶碱相关的不良反应对比

| 身体系统 | 不良反应 | 沙丁胺醇 | 茶碱 |
|---|---|---|---|
| 神经系统 | 震颤 | 15 | 2 |
| | 头痛 | 8 | 5 |
| | 紧张/焦躁 | 2 | 2 |
| | 失眠 | 2 | 0 |
| | 其他 | 0 | 2 |
| | 小计 | 22 | 8 |
| 消化系统 | 消化不良 | 0 | 3 |
| | 恶心 | 1 | 7 |
| | 呕吐 | 0 | 2 |
| | 小计 | 1 | 8 |
| 呼吸系统 | 上呼吸道感染 | 0 | 2 |
| | 感冒症状 | 0 | 2 |
| | 鼻出血 | 0 | 1 |
| | 咳嗽 | 1 | 0 |
| | 哮喘 | 0 | 1 |
| | 小计 | 1 | 6 |
| | 潮热 | 2 | 0 |
| | 瘙痒 | 0 | 1 |
| | 关节疼痛 | 0 | 1 |
| | 心悸 | 1 | 0 |
| | 眼镜浮肿 | 0 | 1 |
| | 小计 | 2 | 2 |
| 总计 | | 23（37%） | 14（23%） |

小儿清肺化痰泡腾片清热化痰，止咳平喘。用于小儿肺热感冒引起的呼吸气促，咳嗽痰喘，喉中作响。用温开水溶解后服用，周岁以下一次1片，1~5岁一次2片，5岁以上一次3~4片，一日2~3次。偶有发热的不良反应，目前暂无呕吐相关不良反应的报道。

参考文献
[1] 陈强，刘建梅，朱绿绮，等．盐酸班布特罗口服液治疗哮喘疗效观察[J]．实

用儿科临床杂志，2004（12）：1082-1083.

[2] 渠宁.硫酸沙丁胺醇对急性轻中度支气管哮喘患儿肺功能的改善作用 [J]. 中国医药指南，2015，13（32）：104-105.

[3] 林芊，刘全华，鲍--笑.妥洛特罗贴剂和口服硫酸沙丁胺醇治疗儿童支气管轻中度哮喘急性发作期的有效性和安全性比较 [J]. 中国当代儿科杂志，2013，15（6）：462-465.

[4] 王建新，赵立霞，秦永平，等.硫酸沙丁胺醇缓释胶囊人体药代动力学和生物利用度 [J]. 药学学报，2000（9）：683-687.

[5] Pierson WE, LaForce CF, Tinkelman D, et al. Long-term, double-blind comparison of controlled-release albuterol versus sustained-release theophylline in adolescents and adults with asthma[J].J Allergy Clin Immunol, 1990, 85（3）: 618-626.

第四章

# 消化系统用药

Clinical Practice in
Pediatric Medication
Consultation

## 案例76　腹泻好转患儿应继续服用布拉酵母菌、头孢克肟、口服补液盐、蒙脱石散吗

### 问题描述

患儿腹泻，医嘱布拉酵母菌、头孢克肟、口服补液盐和蒙脱石散口服，并嘱不腹泻后停用其中3种，余一种继续服用4~5天。请问留哪一种继续服用？

### 问题来源

☐患儿　☑家长　☐医师　☐药师　☐护士　☐其他

### 问题种类

药品对比与选用

### 药物信息

【主要药名】布拉酵母菌　　　　　【用药途径】口服

【剂型/规格】散剂/0.25g（菌粉）　【其他联用药物】无

### 药师建议

口服补液盐补充因腹泻丢失的水、电解质，蒙脱石散控制腹泻症状，不腹泻均可停用。布拉酵母菌调理肠道微生态环境，疗程可适当延长。

### 药师分析

口服补液盐可用于治疗腹泻引起的轻、中度脱水，并可预防脱水。口服补液方法与静脉输液一样有效，口服补液是急性感染性腹泻有效及性价比最高的治疗方法[1]，依据说明书用法，用至腹泻停止。

蒙脱石散具有层纹状结构及非均匀性电荷分布，对消化道内的病毒、细菌及其产生的毒素有固定、抑制作用；提高消化道黏膜屏障对攻击因子的防御功能。蒙脱石散治疗儿童急性水样腹泻可以缩短腹泻病程，减少腹泻排便次数和量，提高治愈率[1]。由于其为物理性作用，一般可用至腹泻停止。

布拉酵母菌散为含活布拉酵母菌的微生态制剂，《中国儿童急性感染性腹泻病临床实践指南》[1]指出某些益生菌对治疗儿童急性感染性腹泻具有疗效，尤其是对病毒感染导致的水样腹泻具有显著疗效。益生菌治疗儿童急

性感染腹泻病的疗效中等，并有菌株和剂量依赖性（剂量 >$10^{10}$~$10^{11}$ CFU），特别是对某些病毒导致的水样腹泻效果更好。推荐益生菌应用于急性水样腹泻。对侵袭性的细菌导致的炎性腹泻不推荐应用。推荐在疾病的早期给予益生菌治疗。布拉酵母菌散说明书显示服用 3~5 天后粪便中布拉酵母菌达到稳态浓度，因此药师建议疗程适当延长。

参考文献

[1] 中华医学会儿科学分会消化学组，《中华儿科杂志》编辑委员会. 中国儿童急性感染性腹泻病临床实践指南 [J]. 中华儿科杂志，2016，54（7）：483–488.

## 案例 77　患儿服布拉酵母菌过量是否会有不良反应

✎ **问题描述**

患儿，44 天，医嘱布拉酵母菌 0.5 袋 qd。家长误以为是 0.5g（2 袋）qd。昨晚喂服 1 次 2 袋。问是否会有不良反应？

❓ **问题来源**

☐ 患儿　　☑ 家长　　☐ 医师　　☐ 药师　　☐ 护士　　☐ 其他

🎁 **问题种类**

毒性反应和过量

✉ **药物信息**

【主要药名】布拉酵母菌　　　　　　【用药途径】口服

【剂型 / 规格】散剂 /0.25g（菌粉）　　【其他联用药物】无

🔊 **药师建议**

　　该患儿为 44 天婴儿，误服量为医嘱剂量的 4 倍，但该制剂为微生态制剂，误服量并未达到严重超量的程度。根据文献查阅结果，该制剂大剂量应用的耐受性良好，可以认为该误服量造成的风险较小。另外，家长反映患儿从服药当晚至第二天晨起均未解便。该制剂有便秘的不良反应，但属偶见，且该患儿未解便的时间较短，药师建议继续观察。另外，由于误服了医嘱剂量的 4 倍，布拉酵母菌散宜间隔 1.5~2 天后再继续服用。

## 🧍 药师分析

　　布拉酵母菌散为含活布拉酵母菌的微生态制剂，适应证为治疗成人和儿童腹泻及肠道菌群失调所引起的腹泻症状。该菌不属于人体胃肠道原籍菌，为非致病性真菌类微生态制剂。说明书显示，布拉酵母菌口服后不会在肠道内定植，产生的是一过性的微生态调节作用。根据不同给药剂量，布拉酵母菌在粪便中的半衰期为 3~9 小时，3~5 天后粪便中布拉酵母菌达到稳态浓度。治疗结束后粪便中的活布拉酵母菌数迅速降低，治疗结束 5 天后无法检测到布拉酵母菌。可见，该制剂是微生态制剂，产生的是一过性的微生态调节作用，发生严重不良反应的风险较小。

　　布拉酵母菌散说明书显示的不良反应有：偶见过敏反应、荨麻疹、顽固性便秘、口干。罕见真菌血症、血管性水肿、皮疹。在植入中央静脉导管的住院患儿、免疫功能抑制患儿、严重胃肠道疾病患儿或高剂量治疗的患儿中罕见真菌感染，其中极少数患儿血培养布拉酵母菌阳性。极度虚弱的患儿中有报道由布拉酵母菌引起败血症的病例。该患儿为门诊患儿，一般情况良好，发生上述罕见真菌感染的概率很小。

　　布拉酵母菌散说明书显示，3 岁以下儿童的用量为：1 袋（含 0.25g 菌粉，含活菌数不低于 $0.99 \times 10^9$CFU）qd。该患儿的医嘱剂量为 0.5 袋（含 0.125g 菌粉，含活菌数不低于 $0.5 \times 10^9$CFU）qd，误服量为 2 袋（含 0.5g 菌粉，含活菌数不低于 $1.99 \times 10^9$CFU）qd，误服量为医嘱剂量的 4 倍，但从菌量来看，未发生严重超量。临床上有使用大剂量布拉酵母菌 0.5g bid 治疗婴儿水泻[1] 的报道，也有在早产儿中使用 100mg/（kg·d）的大剂量布拉酵母菌的报道[2]，发现其耐受性良好，说明该制剂的安全剂量范围较大。

参考文献

[1] 郭红梅，李玫，练敏，等.大剂量布拉氏酵母菌治疗婴儿急性水样腹泻临床对照研究 [J].中国医院用药评价与分析，2010，10（2）：167~169.

[2] 朱将虎，叶晓华，叶伟，等.早产儿口服布拉氏酵母菌的临床观察 [J].中国新生儿科杂志，2012，27（6）：398~400.

## 案例 78　注射用奥美拉唑钠冲配后变色如何处理

## ✎ 问题描述

注射用奥美拉唑钠（洛赛克）冲配后变色，如何处理？

## ❓ 问题来源

☐ 患儿　　☐ 家长　　☐ 医师　　☐ 药师　　☑ 护士　　☐ 其他

## 📦 问题种类

用法用量

## ✉ 药物信息

【主要药名】注射用奥美拉唑钠　　【用药途径】静脉滴注

【剂型／规格】注射剂/20mg　　【其他联用药物】无

## 🔊 药师建议

　　该溶液变色后不建议使用。该药品应尽可能按照药品说明书操作步骤小心配制，并于 4 小时内使用。

## 👤 药师分析

　　查询本院注射用奥美拉唑钠说明书，其配制指导为：将本品冻干物质完全溶于所附 10ml 溶媒中即得。本品的稳定性与 pH 相关，应使用所附 10ml 专用溶媒以确保稳定性。如果配制方法不正确可能会变色。本品溶解后必须在 4 小时内使用。配伍禁忌项下显示，本品禁止用其他溶剂或药物溶解和稀释。配制的溶液不能与其他药物混合或在同一注射器中合用。

　　查阅文献[1-2]，发现该注射用奥美拉唑钠分为静脉滴注和静脉注射制剂两种，我院的为静脉注射制剂。由于奥美拉唑分子结构中具有磺酰基苯并咪唑结构，稳定性受溶液 pH 值、光线、金属离子、温度等多种因素影响，其中 pH 对稳定性影响较大，因此该药的制剂中含有利于其稳定的辅料。该静脉注射用奥美拉唑钠辅料为氢氧化钠，不含金属螯合剂依地酸二钠，为避免外来溶剂中的金属离子影响，需使用专用溶媒溶解（pH 4.0~5.0，含助溶剂聚乙二醇 400），最后配制成 pH 8.8~9.2 的溶液最稳定。该静脉滴注用奥美拉唑钠辅料除了氢氧化钠，还含有金属螯合剂依地酸二钠，无专用溶媒，可以溶解在 100ml 5% 葡萄糖注射液（GS）或 100ml 0.9% 氯化钠注射液（NS）中。如果将静脉注射用奥美拉唑钠按静脉滴注用奥美拉唑钠一样稀释后静脉滴注，其 pH 可低于稳定范围，且静脉注射用制剂不含金属螯合剂，稳定性还可能受到稀释液中微量金属离子的影响。张俊松等[2]将三种静脉注射用奥美拉唑钠 40mg 使用专用溶媒溶解后，进一步用 5% GS 或 NS 稀释，发现稀释后 pH 下降明显。一份样品的 pH 从溶于 10ml 专用溶媒后的 9.08，降至用 5% GS 稀释至 100ml、250ml 后的 8.14、7.49。另一份样品 pH 从溶于 10ml 专用溶媒后的 9.18，降至用 NS 稀释至 100ml、250ml 的 8.24、7.18。该样品用 5% GS 稀释至 100ml 后在 4 小时出现淡黄色变色，用 NS 稀释至 100ml 后在 6 小时出现淡黄色变色。反之，若将静脉滴注用制剂按静脉注射使用，则可导致溶液 pH 过高而发生局部刺激。因此两种制剂不能混用，否则可能出现变色现象。

　　另外一点也应引起注意[1, 3]，注射用奥美拉唑钠冻干瓶内充有氮气保护，瓶内压力较高，导致无法将溶媒一次性全部注入小瓶中。我院静脉注射用奥美拉唑钠说明书显示其配制步骤为：①用注射器从安瓿中抽取 10ml 溶媒；②将约 5ml 溶媒缓慢注入装有奥美拉唑冻干物质的小瓶中；③尽可能回抽空气以降低正压，这有助于注入剩余溶媒；④将注射器中的剩余溶媒全部注入小瓶；⑤振摇小瓶使奥美拉唑与溶媒充分混合。在操作过程中，如回抽空气时将少量奥美拉唑回抽进注射器，将导致注射器中 pH 值远低于 8.8，以致奥美拉唑溶液发生变色。

参考文献

[1] 李素仙，李志宏，陈维红. 注射用奥美拉唑钠制剂分析及使用中对变色的防范措施 [J]. 中国药物与临床，2015，15（3）：379~380.

[2] 张俊松，戚燕，王晓利，等. 注射用奥美拉唑溶液配伍稳定性研究 [J]. 中国药师，2007，10（4）：352~354.

[3] 朱乐亭，韩容，赵志刚. 奥美拉唑注射剂使用过程中变色原因及对策 [J]. 中国药房，2008，19（10）：800.

## 案例 79　酪酸梭菌活菌散剂与蒙脱石散是否可联用

### 问题描述

酪酸梭菌活菌散剂（米雅）与蒙脱石散（思密达）是否可联用？

### 问题来源

□ 患儿　☑ 家长　□ 医师　□ 药师　□ 护士　□ 其他

### 问题种类

相互作用（联合用药、配伍禁忌）

### 药物信息

【主要药名】酪酸梭菌活菌散剂 + 蒙脱石散　　【用药途径】口服

【剂型 / 规格】片剂 /0.35×10$^6$CFU/+ 粉剂 /3g　　【其他联用药物】无

## ◄» 药师建议

蒙脱石散说明书的药物相互作用项下提示，如需服用其他药物，建议与本品间隔一段时间，而酪酸梭菌活菌散剂含活菌，根据蒙脱石的作用机制，可能被蒙脱石所固定、抑制，从而减弱其微生态调节作用。两者需间隔一段时间服用，药师建议先空腹（餐前 1 小时）服用蒙脱石散，餐后 1 小时左右服用酪酸梭菌活菌散剂，两者分开 2 小时左右服用。

## ◈ 药师分析

蒙脱石散适用于成人及儿童急、慢性腹泻，其具有层纹状结构及非均匀性电荷分布，对消化道内的病毒、细菌及其产生的毒素有固定、抑制作用。主要药理作用可以归纳为以下几方面：①覆盖消化道黏膜，与黏液蛋白结合，从质和量两方面增强黏液屏障，起到防止 $H^+$、胃蛋白酶、胆盐、溶血卵磷脂、非类固醇类抗炎药、酒精以及各种病毒、细菌及其毒素对消化道黏膜的侵害作用，可维护消化道的正常生理功能，同时还具有降低结肠过分敏感性的作用。②促进损伤的消化道黏膜上皮再生，修复损伤的细胞间桥，促使细胞紧密连接。③吸附消化道内气体和各种攻击因子，并使之失去致病作用，如轮状病毒和致病性大肠杆菌、霍乱弧菌、金黄色葡萄球菌、幽门螺杆菌、空肠弯曲菌以及它们所产生的毒素。④平衡正常菌群，提高消化道的免疫功能。⑤对消化道局部有止血作用（通过激活凝血因子Ⅶ和Ⅷ）。⑥促进肠黏膜细胞的吸收功能，减少其分泌，缓解幼儿由于双糖酶降低或缺乏造成糖脂消化不良而导致的渗透性腹泻。

酪酸梭菌活菌散剂含酪酸梭菌活菌，酪酸梭菌即酪酸梭状芽孢杆菌，是属于硬壁菌门梭菌纲梭菌目梭菌科梭菌属的一种革兰阳性菌。酪酸梭菌制剂为新一代芽孢类微生态制剂，适用于治疗和改善各种原因引起的肠道菌群紊乱所致的消化道症状，它通过修复肠黏膜、恢复肠道菌群平衡、提高免疫力、抗炎抑癌等多方面发挥作用，不仅克服了应用抗菌药物所造成的微生态失调、耐药菌株增生以及药物的不良反应，而且疗效显著，是具有广阔发展前景的一种制剂。酪酸梭菌的药理作用包括：①抑制肠出血性大肠杆菌、痢疾志贺菌、霍乱沙门菌、霍乱弧菌等肠道致病菌的生长繁殖。②抑制艰难梭菌生长繁殖。③促进双歧杆菌、乳酸菌等肠道有益菌的生长繁殖。④加强肠道黏膜营养代谢，保护受损的黏膜屏障。⑤激活免疫细胞，改善并恢复肠道正常免疫力。⑥防治肿瘤的生长。

参考文献

[1] Leber W. A new suspension form of smectite（Liquid 'Diasorb'）for the treatment of acute diarrhoea: a randomized comparative study[J]. Pharmatherapeutica, 1988, 5（4）: 256–260.

[2] 吕建平，徐秀丽，付孟莉. 酪酸梭菌的药理作用及临床应用 [J]. 临床合理用药杂志，2010, 3（20）: 159–160.

## 案例 80　保儿安颗粒的儿童用法用量

### 问题描述

患儿女，4.5 个月，7kg，诊断为腹泻。保儿安颗粒的说明书未注明 1 岁以下儿童的用量，患儿仅 4.5 个月，医师却开 1/4 包 Bid 的用量，达 1 岁儿童的用量，且患儿腹泻症状未改善，持续 1 周，现已停服保儿安颗粒。

### 问题来源

□患儿　　☑家长　　□医师　　□药师　　□护士　　□其他

### 问题种类

用法用量、不良反应、毒性反应和过量

### 药物信息

【主要药名】保儿安颗粒　　　　　【用药途径】口服

【剂型 / 规格】颗粒剂 /10g　　　　【其他联用药物】无

### 药师建议

　　患儿为 6 个月以内小婴儿，腹泻症状持续 1 周未有改善，应分析原因，必要时就诊进一步检查。若有摄入不佳、脱水症状等应及时就医。

### 药师分析

　　保儿安颗粒主要成分为山楂、稻芽、使君子、布渣叶、莱菔子、槟榔、葫芦茶、孩儿草、莲子心，用于食滞及虫积所致的厌食消瘦、胸腹胀闷、泄泻腹痛、夜睡不宁、磨牙咬指。用法用量：1 岁小儿一次 2.5g（1/4袋），2~3 周岁一次 5g（1/2 袋），4 岁以上一次 10g（1 袋），一日 2 次。该药说明书的注意事项中注明"婴儿应在医师指导下服用"，说明 1 岁以内患儿可以使用此药。医师未减量使用可能出于患儿体重以及症状的考虑。

## 案例 81　西甲硅油是否适合新生儿使用

### ✎ 问题描述

西甲硅油的用法用量及安全性，是否适合新生儿使用？

### ？ 问题来源

□ 患儿　　□ 家长　　☑ 医师　　□ 药师　　□ 护士　　□ 其他

### 🎁 问题种类

用法用量、不良反应

### ✉ 药物信息

【主要药名】西甲硅油　　　　　　　【用药途径】口服

【剂型/规格】乳剂/40mg∶1ml　　　【其他联用药物】无

### 🔊 药师建议

根据西甲硅油的性质，其安全性是很高的。新生儿用药剂量可参考婴儿剂量，做适当减量。已有关于早产儿服用西甲硅油发生视网膜病变的报道，其相关性还有待更多研究，不过这也提示在早产儿中使用西甲硅油宜谨慎。另外，若用于婴儿肠绞痛，使用西甲硅油的有效性并不十分明确，不推荐常规使用。

### 🧍 药师分析

西甲硅油是一种稳定的表面活性剂，为液态二甲硅油的混合物，含良好分散的二氧化硅以增强硅的消泡效果。西甲硅油口服后可降低胃肠道内气泡表面张力，使气泡相互合并，有助于气泡破裂。可用于治疗由胃肠道中聚集了过多气体而引起的不适症状，如腹胀等。西甲硅油乳剂说明书用法：对于因气体在腹部聚集而引起的胃肠道不适，婴儿，1ml（40mg）混合到瓶装食物中，哺乳前或哺乳后喂服。查阅马丁代尔药物大典[1]给药剂量：西甲硅油 20~40mg 饭前口服可缓解婴儿肠绞痛症状。查阅 Micromedex，西甲硅油用于上消化道过多气体，2 岁以下儿童的剂量为 20mg qid，餐后和睡前服用，最大剂量服用 12 次/天（240mg/d）。

依据说明书，西甲硅油的作用是纯粹的物理性作用，没有涉及化学反应，而且其为药理学和生理学惰性物质。西甲硅油不被肠道吸收，因此不会产生全身毒性。口服经过胃肠道转运后又以原形的形式排出。说明书的不良反应显示：迄今尚未观察到有关服用西甲硅油乳剂的不良反应。

但马丁代尔[1]也指出在新生儿的头几个月常见婴儿肠绞痛，通常无需药物治疗，但可以评价一下喂养方式。去除牛奶蛋白似乎有益，但使用低乳糖配方并没有作用。相关文献[2]认为，西甲硅油对于婴儿肠绞痛的作用并不优于安慰剂。

查阅 Micromedex，西甲硅油不良反应有腹泻、恶心、反胃、呕吐。Chan 等[3]报道了 1 例服用西甲硅油的早产儿发生视网膜病变的病例，认为这一病变非常符合栓塞现象，并推测可能是由药物（比如西甲硅油）吸收后导致的。

参考文献

[1] S.C. 斯威曼主编. 李大魁，金有豫，汤光，等译. 马丁代尔药物大典：原著第 37 版 [M]. 北京：化学工业出版社，2013：1691，1618.

[2] Metcalf TJ，Irons TG，Sher LD，et al. Simethicone in the treatment of infant colic：a randomized，placebo-controlled，multicenter trial[J]. Pediatrics，1994，94（1）：29-34.

[3] Chan A，Tsai T，O'Brien J，et al. Simethicone retinopathy in an immature infant[J]. Ophthalmic Surg Lasers Imaging，2010，41 online：e1-2.

## 案例 82　多潘立酮用于新生儿的安全性如何

### ✎ 问题描述

多潘立酮（吗丁啉）是否可在新生儿中安全使用？

### ❓ 问题来源

□患儿　　□家长　　☑医师　　□药师　　□护士　　□其他

### 📦 问题种类

特殊人群用药

### ✉ 药物信息

【主要药名】多潘立酮　　　　　　【用药途径】口服

【剂型 / 规格】片剂 /10mg　　　　【其他联用药物】无

## 🔊 药师建议

　　新生儿应慎用多潘立酮，如确需使用，首先应排除一些可以引起 QT 间期延长的危险因素，比如生理状况、合并用药。使用时应控制好剂量和疗程，并确保给药剂量的准确性。在使用过程中需注意发生锥体外系反应的可能。

## 👤 药师分析

　　多潘立酮是一种多巴胺受体拮抗剂，有镇吐、促胃动力作用。多潘立酮混悬液说明书有 1 岁以上儿童的用量，无新生儿用法用量。查询马丁代尔药物大典[1]，尽管英国未批准用于胃肠淤滞，BNFC 2009 药师建议了胃肠道淤滞的儿童剂量，其中新生儿口服剂量为 100~300μg/kg，每日 4~6 次。BNFC 2009 强调，促动力药（包括多潘立酮）长期治疗胃食管反流有效的证据不能令人信服。如果使用多潘立酮，儿童给药剂量同胃肠道淤滞剂量。查询 Micromedex 数据库，显示多潘立酮在儿童中安全性和有效性未被证实。其关于多潘立酮的重要提示为：使用所需的最低剂量，以及尽可能短的疗程；剂量增加时，需考虑获益是否超过了发生室性心律失常或心源性猝死的潜在风险。

　　多潘立酮混悬液说明书在注意事项内显示：药师建议对新生儿、婴儿和幼儿应准确制定用药剂量，并严格遵循；药物过量可能会导致神经方面的不良反应，但也应考虑其他原因。查询《马丁代尔药物大典》[1]关于多潘立酮的不良反应，显示多潘立酮不易穿过血脑屏障，因此中枢不良反应（如锥体外系反应或困倦）的发生率可能低于甲氧氯普胺；然而，也有张力障碍的报道。Dhakal 等[2]报道了 1 名 13 岁男童服用多潘立酮缓释片发生急性肌张力障碍的病例，笔者建议鉴于可能发生的锥体外系反应，多潘立酮应使用最低有效剂量并避免在老人和儿童中使用缓释剂型。该反应非常罕见，可发生于血脑屏障发育尚不完善的婴幼儿中。关于多潘立酮对心血管系统的影响，马丁代尔药物大典[1]显示，一项小型胃食管反流新生儿口服多潘立酮的研究发现 QT 间期延长，但没有进展为心律失常，血清钾浓度在正常上限或胎龄 32 周及以上是导致 QT 间期延长的危险因素。多潘立酮混悬液说明书在禁忌项下显示，禁止与酮康唑口服制剂、红霉素或其他可能会延长 QT 间期的 CYP3A4 酶强效抑制剂（如氟康唑、伏立康唑、克拉霉素、胺碘酮、泰利霉素）合用。在注意事项中提示，心脏病患儿（心律失常）以及接受化疗的肿瘤患儿应用时有可能加重心律紊乱，需慎用。

第四章

消化系统用药

参考文献

[1] S.C. 斯威曼主编 . 李大魁，金有豫，汤光，等译 . 马丁代尔药物大典：原著第 37 版 [M]. 北京：化学工业出版社，2013：1648.

[2] Dhakal OP，Dhakal M，Bhandari D. Domperidone-induced dystonia：a rare and troublesome complication[J]. BMJ Case Rep，2014，pii：bcr2013200282.

## 案例 83　多潘立酮是否可用于反流性食管炎患儿

✎ **问题描述**

患儿反流性食管炎，是否可用多潘立酮?

❓ **问题来源**

☐ 患儿　　☐ 家长　　☑ 医师　　☐ 药师　　☐ 护士　　☐ 其他

📦 **问题种类**

适应证

✉ **药物信息**

【主要药名】多潘立酮　　　　　　【用药途径】口服

【剂型 / 规格】片剂 /10mg　　　　【其他联用药物】无

🔊 **药师建议**

促动力药（包括多潘立酮）在胃食管反流（GERD）治疗中的应用仍有争议，疗效偏低。

👤 **药师分析**

　　胃内容物（包括十二指肠液）反流入食管产生症状或并发症时，称为胃食管反流病（gastroesophageal reflux disease，GERD）。酸（碱）反流导致的食管黏膜破损称为反流性食管炎（reflux esophagitis，RE）。2003 年中华医学会消化内镜学分会发布的《反流性食管炎诊断及治疗指南》[1] 中药物治疗推荐递减法，开始用质子泵抑制剂，维持治疗用小剂量质子泵抑制剂或治疗量 $H_2$ 受体拮抗剂；反流性食管炎分级为 I 级的患儿可首选 $H_2$ 受体拮抗剂或 $H_2$ 受体拮抗剂联合促动力药。中国胃食管反流病共识意见指南解读 [2] 显示，抑制胃酸分泌是目前治疗 GERD 的基本方法。抑制胃酸的药物包括 $H_2$ 受体拮抗剂和质子泵抑制剂等。在 GERD 的治疗中，促动力药物可以作为抑酸药物治疗的辅助用药。

　　2013 年美国胃肠病学院胃食管反流病诊断和处理指南解读[3]指出 8 周质子泵抑制剂治疗可缓解症状和愈合糜烂性食管炎。无诊断性评估的 GERD 患儿，除抑酸剂外，不应用治疗 GERD 的其他药物，如促动力药和（或）巴氯芬。促动力药在 GERD 治疗中的应用仍有争议，主要适用于胃排空延迟者。促动力药治疗 GERD 的疗效偏低。患儿未经诊断性评估（包括内镜检查），应用促动力药也会影响诊断评估。

　　查阅马丁代尔药物大典[4]，一项包括 4 个随机对照试验的多潘立酮在婴幼儿胃食管反流的系统性综述表明，此药减少症状的有效性证据极少。BNFC 2009 也强调，促动力药（包括多潘立酮）长期治疗胃食管反流有效的证据不能令人信服。

参考文献

[1] 中华医学会消化内镜学分会. 反流性食管炎诊断及治疗指南（2003 年）[J]. 中华消化内镜杂志，2004，21（4）：221-222.

[2] 林三仁. 中国胃食管反流病共识意见指南解读 [J]. 中华医学信息导报，2007，22（10）：13-14.

[3] 刘文忠. 2013 年美国胃肠病学院胃食管反流病诊断和处理指南解读 [J]. 胃肠病学，2013，18（4）：193-199.

[4] S.C. 斯威曼主编. 李大魁，金有豫，汤光，等译. 马丁代尔药物大典：原著第 37 版 [M]. 北京：化学工业出版社，2013：1648.

## 案例84　患儿服用碳酸钙口服混悬液后牙痛是否为不良反应

### 问题描述
患儿服用碳酸钙口服混悬液（剂量为 4 ml bid）后，述牙痛，是否是药物不良反应？此外，患儿同时口服胃苏颗粒。

### 问题来源
☐ 患儿　　☐ 家长　　☐ 医师　　☐ 药师　　☑ 护士　　☐ 其他

### 问题种类
不良反应

### 药物信息
【主要药名】碳酸钙口服混悬液　　　　　　　【用药途径】口服

【剂型/规格】混悬液/48毫升，每5ml含400mg碳酸钙

【其他联用药物】胃苏颗粒

#### ◀ 药师建议

> 该患儿按医嘱可继续服药，若牙痛症状反复出现，应就诊牙医。

#### 药师分析

　　碳酸钙口服混悬液用于缓解由胃酸过多引起的上腹痛、反酸、胃灼热感和上腹不适等。其不良反应中未记载牙痛。该药物为液体制剂，服药后出现牙痛，可能和药物的局部刺激有关，也可能是偶合事件。如果与药物有关，药物也仅是引起牙痛的一个诱因，牙齿本身的疾病如龋齿是牙痛的根本原因。使用吸管服药可减少药物在口腔的停留，减少刺激，服药后马上漱口。

　　胃苏颗粒是中成药冲剂，其不良反应偶有口干。Tredwin 等[1]综述了可以诱发牙齿损害的药物，包括含糖（液体）药物口服制剂（可致龋齿）、减少唾液分泌的药物（可致龋齿）、pH值低可导致牙齿腐蚀的药物（致牙齿酸蚀）、增加胃食管反流易感性的药物（致牙齿酸蚀）等。虽然胃苏颗粒偶有口干的不良反应，但以上这些损害牙齿的作用均需要一定的作用时间才会发生，与本病例不符。

参考文献

[1] Tredwin CJ，Scully C，Bagan-Sebastian JV. Drug-induced disorders of teeth[J]. J Dent Res，2005，84（7）: 596-602.

### 案例85　开塞露儿童剂型与成人剂型的差别

#### ✎ 问题描述
开塞露渗透压是多少？儿童与成人剂型是否有差别？

#### ❓ 问题来源
☐患儿　☐家长　☑医师　☐药师　☐护士　☐其他

#### 📦 问题种类
用法用量

### ✉ 药物信息

【主要药名】开塞露　　　　　　　　　【用药途径】涂抹

【剂型 / 规格】油状体 /10ml　　　　　【其他联用药物】无

### 🔊 药师建议

开塞露（含甘油）的儿童与成人剂型在甘油含量或渗透压上没有区别，其渗透压约为等渗液的 22 倍。

### 👤 药师分析

查询国家食品药品监督管理局网站，开塞露分为含甘油或含山梨醇两种，规格有 10ml 和 20ml 两种。我院使用的开塞露含甘油，规格为每支 10ml，网络查得该开塞露 20ml 的甘油含量与 10ml 相同，均为每毫升含甘油 0.625g，辅料为纯化水。开塞露规格为 10ml 的适应证为：用于小儿及年老体弱者便秘的治疗，用法用量为儿童 1 次 1 支；规格为 20ml 的适应证为便秘，用法用量为成人 1 次 1 支，儿童 1 次 0.5 支。查询其他含甘油的开塞露 10ml 或 20ml 说明书，适应证或用法用量与该品牌类似，部分产品的成分标识与本品不同，为每支含甘油 52.8%~58.3%（重量 / 重量）。将本品甘油含量 0.625g/ml 换算为重量比：甘油密度约 $1.26g/cm^3$，0.625g 甘油体积约为 0.50ml，即开塞露每毫升含甘油 0.50ml+ 纯化水 0.5ml，开塞露每毫升的重量为 0.625g+0.5g 水 =1.125g，算得甘油比重为 55.6%（重量 / 重量），这在其他品牌开塞露的甘油浓度范围内。可见开塞露成人与儿童剂型除了药物容量不同，在甘油含量上没有区别。

0.9% 氯化钠溶液为等渗液，其渗透浓度为 308mmol/l。开塞露的渗透浓度为每升含甘油 625g/92.09（甘油分子量）=6.79mol，即渗透浓度为 6790mmol/L，为高渗液，其渗透压约为等渗液的 22 倍。

## 案例 86　熊去氧胆酸胶囊能否与碳酸钙 $D_3$ 片同时服用

### ✎ 问题描述

熊去氧胆酸胶囊能否与碳酸钙 $D_3$ 片（钙尔奇）同时服用？

### ❓ 问题来源

□ 患儿　　☑ 家长　　□ 医师　　□ 药师　　□ 护士　　□ 其他

## 🔲 问题种类

相互作用（联合用药、配伍禁忌）

药品对比与选用

## ✉ 药物信息

【主要药名】熊去氧胆酸胶囊　　　　　【用药途径】口服

【剂型 / 规格】胶囊剂 /250mg　　　　【其他联用药物】碳酸钙 $D_3$ 片

## 🔊 药师建议

> 　　未查到两者发生相互作用的直接资料，但碳酸钙 $D_3$ 中的碳酸钙属抗酸药的一种，熊去氧胆酸说明书以及马丁代尔均不建议其与抗酸药同时使用，不能完全排除两者发生相互作用的可能。药师建议两者间隔 2 小时服用，以避免可能的相互作用。

## 👥 药师分析

　　分别查询两种药物的说明书，熊去氧胆酸胶囊说明书的药物相互作用项下显示，该药不应与考来烯胺（消胆胺）、考来替泊（降胆宁）以及含有氢氧化铝和（或）蒙脱石（氧化铝）等抗酸药同时服用，因为这些药可以在肠中和熊去氧胆酸结合，从而阻碍吸收，影响疗效。如果必须服用上述药品，应在服用该药前 2 小时或在服药后 2 小时服用熊去氧胆酸胶囊，而碳酸钙也属于抗酸药的一种。碳酸钙 $D_3$ 咀嚼片说明书的药物相互作用项下未提到熊去氧胆酸。

　　查询马丁代尔药物大典[1]，熊去氧胆酸项下指出其要避免与胆汁酸结合的药物同时使用，如抗酸药、活性炭、考来烯胺等，因为它们会降低熊去氧胆酸的作用效果。碳酸钙项下显示，抗酸药包括钙盐可与许多其他药物发生相互作用，既改变胃 pH 值和排空，又形成不吸收的复合物。通过服用碳酸钙和其他药物间隔 2~3 小时可降低两者的相互作用。

参考文献

[1] S.C. 斯威曼主编 . 李大魁，金有豫，汤光，等译 . 马丁代尔药物大典：原著第 37 版 [M]. 北京：化学工业出版社，2013：2353，1635.

第五章

# 心血管系统用药

Clinical Practice in
Pediatric Medication
Consultation

## 案例 87　地高辛酏剂与毛花苷丙的异同点

### ✎ 问题描述

地高辛酏剂与毛花苷丙（西地兰）的区别，如何进行血药浓度检查？

### ❓ 问题来源

☐ 患儿　　☐ 家长　　☑ 医师　　☐ 药师　　☐ 护士　　☐ 其他

### 📦 问题种类

药品对比与选用

### ✉ 药物信息

【主要药名】地高辛酏剂　　　　　　【用药途径】口服

【剂型 / 规格】液体剂 /0.005%　　　【其他联用药物】无

### 🔊 药师建议

去乙酰毛花苷主要以原形通过肾脏清除，小部分代谢为地高辛起作用。除了需快速洋地黄化时去乙酰毛花苷起效稍快，去乙酰毛花苷和地高辛其他的药效学作用是相似的。目前两种药物都使用地高辛试剂盒进行血药浓度监测。取血时间：是否需要与现在的 TDM 一致：负荷剂量 6h 后或给药后 3–5 天。

### 🧍 药师分析

查询 Micromedex 数据库，西地兰（Cedilanid）为毛花苷 C（lanatoside C）或去乙酰毛花苷（deslanoside）的别称，而去乙酰毛花苷为毛花苷 C 的衍生物[1]。查询国家食品药品监督管理局数据查询网站，以关键字"毛花苷"搜索国产药品，仅查得去乙酰毛花苷注射液或毒毛花苷 K 注射液两种药物，未查得毛花苷 C。因此西地兰应是指去乙酰毛花苷注射液，该药和地高辛酏剂为我院在用的药品。

查询马丁代尔药物大典[1]和 Micromedex 数据库，去乙酰毛花苷与地高辛作用相似。在治疗各种心律失常和充血性心力衰竭方面，去乙酰毛花苷和地高辛有相似的功效。用于快速洋地黄化（emergency digitalization），去乙酰毛花苷起效稍快，可能优于地高辛。然而，地高辛有口服或肠道外制剂可选择，而且与去乙酰毛花苷在其他药效学方面是相当的。去乙酰毛花苷主要以原形经肾脏清除。该药的代谢大部分在肾脏进行，活性代谢产物主要是地高辛，约17%的去乙酰毛花苷代谢为地高辛，另外3%转化为其他次要代谢产物。去乙酰毛花苷的半衰期33~36小时，活性代谢产物地高辛半衰期与去乙酰毛花苷相似，为31~49小时（平均36小时）。

我院地高辛血药浓度监测使用的是西门子VIVA-E临床化学分析仪，其测定方法是均相酶放大免疫检测技术（EMIT 2000）。由于去乙酰毛花苷与地高辛结构相近，使用该方法检测地高辛时，含去乙酰毛花苷的血样也能产生反应（交叉反应）。表达似乎有所欠缺，后加"提示VIVA-E的地高辛试剂盒测定结果收到了去乙酰毛花苷的影响"。

Bakke等[2]试验了5种地高辛放射免疫法试剂盒，与去乙酰毛花苷的交叉反应分别为30%（1种试剂盒）、70%~80%（2种试剂盒）和100%（2种试剂盒），100%交叉反应的试剂盒可用于测定去乙酰毛花苷血药浓度。国内也有使用地高辛试剂盒放免测定西地兰的报道[3]，证明方法可行。我院现用的地高辛EMIT 2000试剂盒说明书中注：在Synchror CX$_4$，Hitachi 704或Hitachi 717分析仪上，使用该试剂盒测定地高辛血药浓度时，西地兰0.8ng/ml可以使1ng/ml地高辛浓度提升50%，提示了两者的交叉反应程度较高，但暂无在我院现用的VIVA-E分析仪上的测试数据，尚无数据证实EMIT 2000地高辛试剂盒与去乙酰毛花苷交叉反应的程度，根据既往临床监测效果推测，两者交叉反应程度较高。在有进一步研究数据前，含去乙酰毛花苷的血样目前仍以该法测定。

治疗药物监测一般在用药达稳态（5个半衰期）后取血测定，地高辛和去乙酰毛花苷达稳态时间约需1周左右。新生儿半衰期较长，达稳态时间可能更长。若怀疑中毒，应及时取血测定，不用等待稳态达到。如果使用负荷剂量，可在负荷剂量后取血测定。

另外，需要特别注意的是取血的时间点，地高辛用药后必须在体内达到分布平衡后再取血，一般是负荷剂量用药后6~8小时，或者下次给予维持量前取血测定。若提前取血，体内较高的血药浓度不能反映真实的药效情况。Bakke等[2]研究认为可在注射去乙酰毛花苷后8小时时取血测定。

参考文献

[1] S.C. 斯威曼主编. 李大魁，金有豫，汤光，等译. 马丁代尔药物大典：原著第37版[M]. 北京：化学工业出版社，2013：1213.

[2] Bakke OM, Aslaksen A, Lehmann V, et al. Pharmacokinetics and serum concentration—effect relationship of intravenous deslanoside[J]. J Cardiovasc

Pharmacol，1981，3（5）：1015–1025.

[3] 彭司勋．《中国药学年鉴》编辑委员会．地高辛放免试剂盒测定西地兰血药浓度 [M]// 中国药学年鉴．北京：人民卫生出版社，1987：211.

## 案例 88　普罗帕酮是否可用于新生儿心律失常

### ✎ 问题描述

新生儿心律失常是否可使用 ATP 和普罗帕酮（心律平）？是否有新生儿剂量？

### ❓ 问题来源

☐ 患儿　　☐ 家长　　☑ 医师　　☐ 药师　　☐ 护士　　☐ 其他

### ▣ 问题种类

药品对比与选用

### ✉ 药物信息

【主要药名】普罗帕酮　　　　　　　【用药途径】口服

【剂型 / 规格】片剂 /50mg　　　　　【其他联用药物】无

### 🔊 药师建议

　　有文献报道普罗帕酮用于新生儿心律失常。中国国家处方集（儿童版）推荐了 <15kg 儿童口服普罗帕酮的用量。欧洲 EHRA 和 AEPC 推荐了普罗帕酮用于不同类型儿科心律失常病症的用法用量。但该药有心肌抑制作用和促心律失常作用，可致恶性心律失常、心搏骤停或猝死，而且其药代动力学个体差异很大，血药浓度和临床反应相关性差，新生儿又是肝肾功能发育不完善的人群，药物排泄功能较差。因此该药用于新生儿应谨慎选择其适用范围，确需使用时应密切监测用药反应及心电图变化。不能用于器质性心脏病患儿。

　　ATP 在新生儿的应用有文献报道，但是其不良反应可能较腺苷高，应备齐抢救措施后应用。

## 🧑 药师分析

普罗帕酮在我院有口服片剂和注射剂两种剂型。该药为Ⅰc类（即直接作用于细胞膜）的抗心律失常药，可用于室上性和室性心律失常的治疗。ATP通用名三磷酸腺苷二钠，我院是注射剂型，为辅酶类药，说明书适应证为进行性肌萎缩、脑出血后遗症、心功能不全、心肌疾患及肝炎等的辅助治疗。两种药物说明书的儿童用药项下显示在儿童中使用的安全性和有效性尚不清楚或未进行该项实验且无可靠参考文献。

马丁代尔药物大典[1]未能查到盐酸普罗帕酮或三磷酸腺苷二钠的儿童用量。Micromedex数据库显示，儿童使用盐酸普罗帕酮的安全性和有效性尚未证实；未能查到三磷酸腺苷二钠的儿童用药信息。该数据库中可查到腺苷的儿童用量，且比较了腺苷和三磷酸腺苷的作用，认为在终止室上性心动过速方面，对ATP的研究更广泛。ATP的不良反应发生率可能较腺苷要高，包括心脏和非心脏的不良反应。

查阅中国国家处方集（儿童版）[2]，普罗帕酮的儿童用法用量如下。①口服：一日按体表面积$200\sim600mg/m^2$或体重<15kg，一日$10\sim20mg/kg$；>15kg，一日$7\sim15mg/kg$；分3次服用；②静脉注射：负荷量一次$1\sim1.5mg/kg$，于10分钟内缓慢注射，必要时$10\sim20$分钟可重复；维持量每分钟$4\sim7\mu g/kg$，24小时总量不应超过$6mg/kg$。未能查到三磷酸腺苷。

关于普罗帕酮和ATP的进一步资料：

马丁代尔药物大典[1]指出，盐酸普罗帕酮是有一些负性肌力和β肾上腺素受体阻滞活性的Ⅰc类抗心律失常药。治疗需在严密监视心电图和血压的情况下进行。有报道该药成功用于多种儿童心律失常。Janousek等[3]对婴儿和儿童口服普罗帕酮治疗心律失常的安全性作了回顾性多中心研究，认为普罗帕酮在治疗多种儿科快速性心律失常方面是相对安全的药物。其致心律失常的发生率似乎较恩卡尼或氟卡尼低，主要出现在有结构性心脏病的患儿中。

欧洲心脏节律学会（Europeanheart Rhythm Association，EHRA）和欧洲儿科和先天性心脏病协会（Association for European Paediatric and Congenital Cardiology，AEPC）心律失常工作组于2013年联合发布了儿科心律失常的药物和非药物治疗共识[4]，其中可选择普罗帕酮的情况包括：①静脉给药，负荷剂量2小时给予$2\ mg/kg$，维持剂量$4\sim7\mu g/$（kg·min）（class Ⅱa，level B），可用于血流动力学稳定的规则的窄QRS心动过速婴儿和儿童的急性治疗。②口服，药师建议的剂量为每日$200\sim600mg/m^2$或$10\sim15mg/kg$，分3次服用，可作为婴儿和儿童室上性心动过速（supraventricular tachycardia，SVT）和室性心动过速（Ventricular tachycardia，VT）的预防性抗心律失常用药，需注意在左心室射血分数（LVEF）减少时禁用、有传导系统疾病和肾功能损害时慎用；QRS 时限在基线上增加 >25% 时提示需减少剂量或停药；可轻度减慢房室结传导。普罗帕酮口服还可用于预激综合征、复发性和症状性 SVT 的预防性抗心律失常用药（class Ⅰ，level C）等。非对照性研究证实了普罗帕酮长期用于儿科 SVT 具有良好的效果和耐受性。由于有心肌抑制作用和促心律失常作用，普罗帕酮不可用于结构性心脏病患儿。Ⅰc 类（氟卡尼和普罗帕酮）可致传导障碍，延长 PR 间期和 QRS 波时限，还可致 Brugada 样心电图，因此连续监测 PR 间期和 QRS 波时限可能有利于剂量调整。

王野峰等[5]指出，普罗帕酮为 Ⅰc 类抗心律失常药物，抗心律失常谱较广，在我国儿科应用较为广泛。由于普罗帕酮具有一定的负性心肌作用，在心动过速发作持续时间较长、已发生心功能低下时应用，具有一定危险性，可能导致心搏骤停或猝死。林利等[6]在小儿抗心律失常药物的循证医学评价中指出，普罗帕酮必须用于无器质性心脏病的患儿。Ito 等[7]研究了普罗帕酮静脉和口服给药治疗婴儿和儿童心动过速的药代动力学和临床疗效，发现该药表观清除率的个体间差异可达 10 倍，不同个体间稳态谷浓度变异很大，并且该药及其活性代谢产物的血药浓度和临床反应相关性较差，通过血药浓度测定对普罗帕酮进行治疗药物监测意义不大。张励兵等[8]报道了 1 例新生儿应用普罗帕酮引起室内传导阻滞的病例，作者认为普罗帕酮致恶性心律失常不仅发生于器质性心脏病患儿，也可发生于非器质性心脏病患儿；不仅大剂量下发生，在小剂量下也可发生；静脉注射速度快和慢均可发生。普罗帕酮的大多数不良反应，停药或减量后可消失，且由于其血药浓度与疗效、不良反应、心电图变化相关性差，而与药物代谢、个体遗传差异、个体敏感性等因素有关系，故在临床上监测用药反应及心电图变化的意义就显得至关重要。由于新生儿肝肾功能发育不完善，对药物排泄功能差，易引起药物不耐受，故提醒临床医师要严格掌握新生儿普罗帕酮的用药指征。如病情需要，应从小剂量开始试用，逐渐加量至能基本控制心律失常，又不引起负性心肌作用的剂量，切不可盲目使用。

小儿抗心律失常药物的循证医学评价[6]中，药师建议了 ATP 的儿童用法用量：对阵发性室上性心动过速、某些室性心动过速以及由触发激动引起的部分房性心动过速有效。儿科剂量为每次 0.1~0.4 mg/kg，弹丸式推注有效。半衰期仅为 7~10 秒。不良反应短暂，有低血压、面色潮红、胸闷、气管痉挛、窦性停搏、房性及室性期前收缩。早期有报道[9-11]认为其在婴儿或新生儿期抗心律失常作用是安全可靠的。

黄雪波[12]认为 ATP 终止阵发性室上性心动过速发作的药理作用尚未

完全清楚。近年来，ATP 作为阵发性室上性心动过速急性治疗的主要药物之一，已广泛地应用于成人，但在新生儿中报道较少。三磷酸腺苷是一种紧急转律药物，可用于顽固性室上速。因其具有较强的刺激迷走神经作用，易引起血压下降、窦性心动过缓、心室停搏等症状，因此，必须在心电监护和备齐抢救药物后使用。

参考文献

[1] S.C. 斯威曼主编. 李大魁，金有豫，汤光，等译. 马丁代尔药物大典：原著第 37 版 [M]. 北京：化学工业出版社，2013：1325，1326，2169.

[2]《中国国家处方集》编委会. 中国国家处方集（化学药品与生物制品卷·儿童版）[M]. 北京：人民军医出版社，2013：188.

[3] Janousek J，Paul T. Safety of Oral Propafenone in the Treatment of Arrhythmias in Infants and Children（European Retrospective Multicenter Study）[J]. Am J Cardiol，1998，81（9）：1121-1124.

[4] Brugada J，Blom N，Sarquella-Brugada G，et al. Pharmacological and non-pharmacological therapy for arrhythmias in the pediatric population：EHRA and AEPC-Arrhythmia Workinggroup joint consensus statement[J]. Europace，2013，15（9）：1337-1382.

[5] 王野峰，陈智，肖云彬，等. 婴儿心房扑动治疗及随访分析 [J]. 临床儿科杂志，2017，35（2）：125-128.

[6] 林利，袁越. 小儿抗心律失常药物的循证医学评价 [J]. 实用儿科临床杂志，2012，27（13）：975-978.

[7] Ito S，gow R，Verjee Z，et al. Intravenous and oral propafenone for treatment of tachycardia in infants and children：pharmacokinetics and clinical response[J]. J Clin Pharmacol，1998，38（6）：496-501.

[8] 张励兵，袁越，李云. 新生儿应用心律平引起室内传导阻滞 1 例 [J]. 中国实用儿科杂志，2012，27（7）：557-558.

[9] González de Dios J，Burgueros Valero M，Garcíaguereta L，et al. Adenosine triphosphate（ATP）in the management of paroxysmal supraventricular tachycardia：experience in the neonatal period[J]. Rev Esp Cardiol，1995，48（4）：260-265.

[10] De Wolf D，Rondia G，Verhaaren H，et al. Adenosine-tri-phosphate treatment for supraventricular tachycardia in infants[J]. Eur J Pediatr，1994，153（11）：793-796.

[11] Haas NA，Pufahl C，König SA. Adenosine triphosphate for supraventricular tachycardia in newborns and suckling infants[J]. Dtsch Med Wochenschr，1994，119（40）：1351-1356.

[12] 黄雪波. 三磷酸腺苷治疗新生儿阵发性室上性心动过速的临床观察及护理 [J]. 中国妇幼保健，2008，23：3926.

## 案例 89　前列地尔的使用方法及不良反应

### ✎ 问题描述
前列地尔（保达新）在儿童中的使用方法及不良反应是什么？

### ❓ 问题来源
☐ 患儿　　☐ 家长　　☑ 医师　　☐ 药师　　☐ 护士　　☐ 其他

### 📦 问题种类
用法用量、不良反应

### ✉ 药物信息
【主要药名】前列地尔　　　　　　【用药途径】静脉注射

【剂型 / 规格】每安瓿冻干品含前列地尔 – α – 环糊精包合物 666.7μg，其中前列地尔 20μg　　　　　　【其他联用药物】无

### 🔊 药师建议

前列地尔的使用方法：该药用于儿童的起始剂量为每分钟 50~100ng/kg，也可 5~10ng/kg 起，逐渐上调或下调至最低有效剂量维持，连续静脉输注。该药最高剂量可达每分钟 400ng/kg。该药需溶解与生理盐水中，配制后 12 小时内有效，超过有效期不得使用。

前列地尔的不良反应：该药儿童应用的不良反应多为心血管不良反应，也有呼吸、消化、神经、血液系统、骨骼和内分泌系统的不良反应报道，包括严重不良反应病例。骨骼病变可在停药后继续存在数月，应注意区别。该药应使用最低有效剂量并做好不良反应监测。

### 👤 药师分析

前列地尔是舒张血管和防止血小板聚集的前列腺素，其内源性物质称为前列腺素 $E_1$，该药主要用于先天性心脏病。注射用前列地尔（保达新）说明书显示，该药用于儿童的安全性和有效性尚未确立。马丁代尔药物大典[1] 关于该药的儿童用法：用于维持新生儿动脉导管未闭先天性心脏病直至可进行手术。连续静脉输注，起始剂量每分钟 50~100ng/kg，应尽

第五章　心血管系统用药

快减少剂量至维持作用所需要的最小剂量。在有些患儿中较低的起始剂量即有效。BNFC 2009 药师建议的初始剂量是每分钟 5~10ng/kg，根据反应以每分钟 5~10ng/kg 调整剂量，最大剂量每分钟 100ng/kg。美国注册药品信息中最大剂量可达每分钟 400ng/kg，但总的看来，较快的输注速度并不能提高效果。前列地尔也可通过置于开放导管的脐动脉导管连续输注。查询 Micromedex 数据库：用于先天性心脏病患儿动脉导管未闭的姑息治疗，起始剂量为每分钟 50~100ng/kg，连续静脉输注，可增至每分钟 400ng/kg。达到作用后应减慢输注速度，以最低有效量维持。逐步减少剂量，从每分钟 100 到 50 到 25 到 10ng/kg。中国国家处方集（儿童版）[2] 的用法：持续静脉注射。在新生儿以每分钟 50ng/kg 起，获得满意效果后减量至每分钟 5~10ng/kg，若无反应，可加量至每分钟 400ng/kg。

　　药品说明书关于该药的不良反应：动脉内输注期间，输注肢端常出现疼痛、红斑和水肿（1%~10%）。静脉滴注期间偶尔出现相似症状，可能会出现滴注后静脉发红。这些与药物有关的或在穿刺过程中所引起的不良反应，在剂量减小或停止输注时即会消失。偶尔出现下列症状，大多与给药途径无关：头痛（1%~10%）、胃肠道反应（如腹泻、恶心、呕吐）、面红、感觉异常。动脉或静脉输注后，下列症状或体征较罕见（0.1%~1%）：血压下降、心动过速、心绞痛、氨基转移酶升高（0.01%~0.1%）、白细胞减少或增多（0.01%~0.1%）、关节症状、意识混乱、中枢性惊厥、体温升高、出汗、寒战、发热、过敏反应。C- 反应蛋白的改变（CRP）较罕见。有报道在非常少的患儿中，经 4 周以上的治疗后可出现长骨的可逆性肥厚。

　　马丁代尔药物大典[1] 关于该药用于儿童的不良反应描述：先天性心脏病婴儿用前列地尔治疗的报道中，最常见的不良反应是窒息、发热、潮红、低血压、心动过缓、心动过速、腹泻和惊厥。其他报道包括水肿、心脏停搏、低血钾、弥散性血管内凝血和长骨皮质增生。长时间输注可能导致动脉导管壁和肺动脉壁变薄。新生儿呼吸窘迫综合征应避免应用前列地尔，有出血倾向者应慎用前列地尔，输液期间应监测血压和呼吸情况。根据相关报道，已有婴儿应用前列地尔出现骨膜或骨质增生的报道，该不良反应与疗程相关，但在短程治疗后也可以观察到骨膜变化。相关的骨的变化在停用前列地尔后会持续数月。大多数骨骼病变在 6~12 个月后消失。有新生儿输注前列地尔因胃黏膜增生导致胃出口梗阻的报道，有学者认为是剂量依赖性的，停止治疗后通常可以消失。也有先天性心脏病婴儿应用前列地尔出现坏死性小肠结肠炎的报道。有婴儿应用前列地尔出现血糖升高的报告，也有婴儿出现低血糖的报道。

　　查询 Micromedex 数据库，前列地尔在新生儿中的不良反应有心动过缓（7%）、心动过速（3%）、潮红（10%）、发热（14%）；严重不良反应有心脏停搏（1%）、弥散性血管内凝血（1%）、抽搐发作（4%）、呼吸暂停（10%~12%）以及婴儿性骨皮质增生症。

　　另外，前列地尔（保达新）说明书用于治疗成人Ⅲ、Ⅳ期慢性阻塞型动脉疾病（Fontaine 分类）的用法用量如下：静脉滴注，40μg 前列地尔溶于 50~250ml 生理盐水中，2 小时滴完，每日 2 次，或 60μg 前列地尔溶于 50~250ml 生理盐水中，3 小时滴完，每日 1 次；动脉输注，20μg 前列地尔溶于 50ml 生理盐水。10μg 前列地尔由输液泵于 60~120 分钟内经动脉输完。如有必要且可以耐受，剂量可增至 20μg，每天 1 次。如果动脉内输注是通过一个导管，药师建议剂量为 0.1~0.6 ng/（kg·min），输液泵输注 12 小时以上。另外，本品治疗 3 周后，应明确治疗是否已取得良好效果。若患儿已不再对治疗有所反应，应停止使用。所有治疗期不能超过 4 周。稳定性：该药必须在输注前新鲜配制，并在 12 小时内用完。超过有效期不得使用。

---

参考文献

[1] S.C. 斯威曼主编 . 李大魁，金有豫，汤光，等译 . 马丁代尔药物大典：原著第 37 版 [M]. 北京：化学工业出版社，2013.

[2]《中国国家处方集》编委会 . 中国国家处方集（化学药品与生物制品卷·儿童版）[M]. 北京：人民军医出版社，2013：219.

## 案例 90　多巴酚丁胺在新生儿的安全性和用法用量

✎ **问题描述**

多巴酚丁胺在新生儿的安全性和用法是什么？多巴酚丁胺与多巴胺何时合用？

❓ **问题来源**

☐患儿　　☐家长　　☑医师　　☐药师　　☐护士　　☐其他

📦 **问题种类**

用法用量

✉ **药物信息**

【主要药名】多巴酚丁胺　　　　　　【用药途径】静脉滴注

【剂型 / 规格】注射剂 /20mg：2ml　　【其他联用药物】多巴胺

## ◀ 药师建议

多巴酚丁胺的不良反应多与剂量相关。多巴胺和多巴酚丁胺为目前新生儿低血压最常用的正性肌力药，在安全性方面两者也是可以类比的。

多巴酚丁胺的最佳剂量仍有待探索，马丁代尔药物大典提示 BNFC 2009 的用法为起始剂量每分钟 5μg/kg，最大剂量每分钟 20μg/kg，持续静脉注射。中国国家处方集（儿童版）建议的儿童剂量为静脉滴注，每分钟 2~20μg/kg。

临床上有多巴酚丁胺合用多巴胺的用法，但新生儿低血压通常首选多巴胺，若治疗效果不佳，可以考虑合用。

## ▲ 药师分析

盐酸多巴酚丁胺注射液说明书显示，可有心悸、恶心、头痛、胸痛、气短等不良反应。如出现收缩压增加（多数增高 10~20mmHg，少数升高 50mmHg）、心率增快（多数在原来基础上每分钟增加 5~10 次，少数可增加 30 次以上）者，与剂量有关，应减量或暂停用药。儿童用药部分显示，本品在小儿应用中缺乏研究。马丁代尔药物大典[1]关于多巴酚丁胺的不良反应主要有 $\beta_1$ 受体激动药特性，其主要不良反应包括与剂量相关的心率加快、血压升高、异位性搏动、心绞痛或胸痛、心悸，如果发生这些不良反应，应减少剂量或暂时停药。出现室性心动过速罕见；已有在多巴酚丁胺应激试验中出现心脏破裂的罕见报道。说明书和马丁代尔药物大典均指出该药的不良反应多与剂量相关，未对儿童（包括新生儿）应用多巴酚丁胺的安全性或不良反应做特别说明。Mahoney 等[2]在一项关于新生儿应用多巴酚丁胺的综述中指出，该药是治疗新生儿低血压最常用的拟交感神经正性肌力药之一，自 20 世纪 70 年代后期就开始在儿科人群中超说明书应用。作者认为由于心肌尚未充分发育，新生儿可能不易耐受其心率上升的不良反应。Subhedar 等[3]综述比较了多巴胺和多巴酚丁胺在早产儿低血压的应用，提示两者致心动过速的发生率以及在改变心率方面没有显著性差异。另一篇比较多巴胺和多巴酚丁胺在新生儿低血压中应用的文献[4]提到，治疗极低体重婴儿低血压时，多巴胺可产生可逆性的脑垂体抑制，导致 TSH、$T_4$、催乳素和生长激素水平下降，但多巴酚丁胺没有这一不良反应。孙慧清等[5]亦研究了多巴胺与多巴酚丁胺对低血压早产儿内分泌的影响，发现多巴胺可引起 TSH、$T_4$ 及 GH 降低，但停药后很快反弹上升；多巴酚丁胺仅轻度抑制 TSH 分泌，对 $T_4$ 及 GH 影响不大。

查阅马丁代尔药物大典[1]，英国未授权多巴酚丁胺在儿童中的用法。BNFC 2009 中，药师建议可以对新生儿、婴儿和儿童持续静脉注射（提高心肌收缩力）多巴酚丁胺，初始剂量为每分钟 5μg/kg，根据反应调整剂量，最大剂量为每分钟 20μg/kg。Micromedex 数据库显示，多巴酚丁胺在提升早产儿血压而不产生过度心动过速方面不如多巴胺有效，若这些患儿已经接受了最佳的多巴胺治疗，使用多巴酚丁胺不会提供额外的益处。中国国家处方集（儿童版）[6]关于多巴酚丁胺的用法用量：用于器质性心脏病时心肌收缩力下降引起的心力衰竭。静脉滴注每分钟 2~20μg/kg。根据病情调节所需的速度，一般从小剂量开始，视病情调整剂量。叶翠等[7]在"早产儿低血压对远期预后的影响及其干预措施进展"一文中指出，多巴胺和多巴酚丁胺一般从 5μg/（kg·min）开始，每 30 min 监测一次血压，如血压仍低，再以 5μg/（kg·min）的速度递增，直至血压升至正常。多巴胺治疗低血压的效果优于多巴酚丁胺。但如果是心力衰竭导致的低血压最好选用多巴酚丁胺。Gupta 等[4]指出，治疗新生儿低血压多巴胺和多巴酚丁胺有相当的效果，在某些特定疾病状态合并未成熟心肌时，使用多巴酚丁胺可能有潜在的优势。多巴胺或多巴酚丁胺用于早产儿低血压的最佳剂量仍未确定。

另外，一篇诊治极早产儿低血压的全球调查[8]发现，正性肌力药中最常用的一线用药是多巴胺（80% 机构采用），其中 62% 为单药应用，18% 与多巴酚丁胺合用。若治疗失败，二线用药最为常用的是多巴酚丁胺，与多巴胺合用或单用。

参考文献

[1] S.C. 斯威曼主编 . 李大魁，金有豫，汤光，等译 . 马丁代尔药物大典：原著第 37 版 [M]. 北京：化学工业出版社，2013：1226.

[2] Mahoney L，Shah G，Crook D，et al. A Literature Review of the Pharmacokinetics and Pharmacodynamics of Dobutamine in Neonates[J]. Pediatr Cardiol，2016，37（1）：14–23.

[3] Subhedar NV，Shaw NJ. Dopamine versus dobutamine forhypotensive preterm infants[J]. Cochrane Database Syst Rev，2003（3）：CD001242.

[4] Gupta S，Donn SM. Neonatalhypotension：Dopamine or dobutamine?[J]. Semin Fetal Neonatal Med，2014，19（1）：54–59.

[5] 孙慧清，熊虹 . 多巴胺与多巴酚丁胺对低血压早产儿内分泌的影响 [J]. 实用儿科临床杂志，2008，23（8）：621–623.

[6]《中国国家处方集》编委会 . 中国国家处方集（化学药品与生物制品卷·儿

童版）[M]. 北京：人民军医出版社，2013：178.

[7] 叶翠，黄俊谨，孔祥永. 早产儿低血压对远期预后的影响及其干预措施进展 [J]. 中国新生儿科杂志，2014，29（1）：61-62.

[8] Stranak Z, Semberova J, Barrington K. International survey on diagnosis and management of hypotension in extremely preterm babies[J]. Eur J Pediatr，2014，173（6）：793-798.

## 案例91　西地那非用于新生儿肺动脉高压的用法用量及安全性

### ✒ 问题描述

西地那非用于新生儿持续性肺动脉高压（PPHN）的用法用量及安全性是什么？

### ❓ 问题来源

☐ 患儿　　☐ 家长　　☑ 医师　　☐ 药师　　☐ 护士　　☐ 其他

### 📦 问题种类

用法用量、不良反应

### ✉ 药物信息

【主要药名】西地那非　　　　　　【用药途径】口服

【剂型/规格】片剂/0.5mg　　　　【其他联用药物】无

### 🔊 药师建议

西地那非的用法用量：该药用于 PPHN 的最佳用法用量仍需进一步研究。国外的口服剂量范围在 0.25~2mg/kg，q4~8h。我国专家共识的推荐口服剂量为 0.5~1.0mg/ 次，q6h。

西地那非的安全性：该药用于 PPHN，其长期用药的安全性数据仍不足。在婴儿中已发现的和用药相关的不良事件有低血压、动脉导管开放，尚未发现严重不良事件，还需在神经系统、眼科、心血管系统、血液系统、死亡率等方面开展进一步研究。

## 👤 药师分析

新生儿持续肺动脉高压（persistent pulmonary hypertension of the newborn, PPHN）是指出生后肺血管阻力持续性增高，使由胎儿型循环过渡至正常成人型循环发生障碍，引起的心房和（或）动脉导管水平血液的右向左分流，临床出现严重低氧血症等症状。经典的 PPHN 多见于足月儿或过期产儿，但近年来由于极低或超低出生体重儿存活率增加，支气管肺发育不良（bronchpulmonary dysplasia, BPD）并发的肺动脉高压开始受到重视；这种慢性肺动脉高压可出现在新生儿后期，甚至在新生儿重症监护病房（NICU）出院后在儿科病房被诊断。选择血管扩张剂降低肺动脉压力是治疗手段之一，吸入一氧化氮（inhaled nitric oxide, iNO）作为选择性肺血管扩张剂，已属于足月或近足月儿 PPHN 的标准治疗手段。西地那非属于目前应用经验最多的磷酸二酯酶-5（PDE-5）抑制剂，通过抑制 PDE-5 的降解，增加血管平滑肌 cGMP，使 NO 通路的血管扩张效果持续[1]。

查阅马丁代尔药物大典[2]，尽管在英国没有获得批准，但 BNFC 2009 药师建议对以下新生儿及儿童肺动脉高压者使用西地那非：心脏手术后的肺动脉高压、停止吸入氧化亚氮、特发性肺动脉高压以及 PPHN。BNFC 2009 推荐在新生儿及 18 岁以下患儿中使用西地那非治疗肺动脉高压时，初始口服剂量为 250~500μg/kg，每 4~8 小时 1 次。根据治疗反应逐渐调整剂量最大至 2mg/kg，每 4 小时 1 次。在新生儿中需要逐渐停药。欧洲药品管理局（EMA）[3] 批准的西地那非治疗儿童肺动脉高压（Pulmonary arterialhypertension, PAH）的剂量范围是 8~20kg 患儿，10mg tid；>20kg 患儿，20mg tid；对于 <8kg 的 PAH 患儿，治疗剂量通常在 0.5~2.0mg/kg tid，但是安全性和有效性不确定。FDA 或 EMA 对于更小的婴儿中使用西地那非未做特别说明。我国新生儿肺动脉高压诊治专家共识[1] 关于西地那非的用量如下：用于 PPHN，常用口服 0.5~1.0mg/ 次，每 6 小时 1 次，可显著降低肺动脉压力。西地那非急性期主要不良反应是体循环低血压。对于早产儿 BPD 并发肺动脉高压，常用口服 0.5~1.0mg/ 次，每 6 小时 1 次，可显著降低肺动脉压力；但对呼吸和氧合改善不明显，对长期疗效尚不确定；BPD 肺高压常需要较长期用药，而长期使用（>2 年）西地那非有增加病死率风险的报道。Kelly 等[4] 于 2017 年发表了更新的西地那非治疗新生儿肺动脉高压的 Cochrane 系统评价，认为使用西地那非可能有助于减少新生儿肺动脉高压病死率以及改善氧合，特别在条件有限无法应用 iNO 的地区。仍需进一步研究以确定其最佳剂量和给药途径。其治疗 PPHN 的安全性和有效性还未被大型随机试验所证实。

关于西地那非的不良反应，2012 年 FDA 曾发布消息，称西地那非并未获准用于治疗儿童 PAH，不推荐其用于 1~17 岁的 PAH 患儿。这是基于一项儿科长期临床试验得出的结论，该试验结果显示：接受高剂量西地那非治疗儿童的死亡风险高于接受低剂量治疗儿童；低剂量西地那非不能有效改善运动能力[5]。Abman 等[3]代表儿童肺动脉高压协作网（the Pediatric Pulmonaryhypertension Network，PPHNet）于 2013 年对该消息作了回应，认为儿童 PAH 应用西地那非确需进一步评价其有效性和安全性，特别在长期使用的情况下。文章中药师强烈建议 PAH 患儿避免使用高剂量西地那非，并推荐目前在用该药的患儿在密切监测下调整剂量，与 EMA 批准的治疗儿童 PAH 的剂量范围一致。由于 FDA 发布的消息是基于一项长期单药治疗的随访研究，因此与在危重病房（NICU、PICU 或 CICU）短期应用西地那非关系不大，在这些危重病房使用西地那非虽然也有必要进一步研究其安全性和有效性，但相应的用药人群和应用指针是不同的。2014年，FDA 发布澄清信息称，既往药师建议并非表明西地那非绝对不可用于儿童 PAH。FDA 认为，与治疗获益相比，某些情况下儿童接受西地那非治疗的风险是可以接受的，如难以选择其他治疗方案且在西地那非治疗过程中密切监测。西地那非的药品说明书也将增加上述相关信息[5]。

西地那非说明书不良反应主要为头痛和潮红。其余常见不良反应包括消化不良、鼻塞、视物异常、背部疼痛、头晕和皮疹。Samiee-Zafarghandy 等[6]综述了西地那非在婴儿中应用的安全性，未发现严重不良事件，仍需要更多前瞻性研究以评价在该人群中应用西地那非潜在的不良反应。作者指出，在婴儿中，与用药相关的不良事件报告有低血压和动脉导管开放，并根据已有的文献报道进一步从以下几个方面分析了婴儿发生严重不良事件的潜在风险。①神经系统病变：一项前瞻性研究发现西地那非可能增加婴儿脑血流，另一项研究则从 MRI、脑诱发电位、脑电图、神经学检查方面评价了西地那非可能对婴儿神经发育方面的影响，未发现异常。尚需要更多相关研究提供其在神经发育方面的安全性数据。②眼科病变：除了 PDE-5，西地那非还可抑制 PDE-6，而这是参与视觉传导过程的关键酶，虽然现有研究尚未发现应用西地那非的早产儿视网膜病变风险有显著性增加，但还需进一步研究证实。③心血管系统病变：西地那非的婴儿心血管反应数据存在矛盾。低血压不良事件方面仅有导致轻至中度低血压的零星报道，没有严重血流动力学不稳定事件。有研究发现西地那非特别与 iNO 合用时，可造成肺血管扩张从而导致剂量依赖的通气灌注不匹配，然而这一效应与动物或人体的研究不一致，尚需要良好设计的安全性评价试验开展进一步探讨。④出血性疾病：有口服西地那非发生出血性事件的个案报道，与用药的相关性松散，尚无相关研究探讨。⑤死亡风险：西地那非对肺动脉高压婴儿的死亡率的影响仍是未知的，已有的数据表明，婴儿应用西地那非并未导致死亡风险增加。Kelly 等[4]在《西地那非治疗新生儿肺动脉高压》一文中指出仍需要大规模随机临床试验对西地那非与阳性对照药物（其他肺血管扩张剂）进行比较，并对存活患儿进行随访，以评价西地那非相对于其他肺血管扩张剂的有效性以及长期安全性。

参考文献

[1] 中华医学会儿科学分会新生儿学组，《中华儿科杂志》编辑委员会 . 新生儿肺动脉高压诊治专家共识 [J]. 中华儿科杂志，2017，55（3）：163-168.

[2] S.C. 斯威曼主编 . 李大魁，金有豫，汤光，等译 . 马丁代尔药物大典：原著第 37 版 [M]. 北京：化学工业出版社，2013：2114，2115.

[3] Abman SH，Kinsella JP，Rosenzweig EB，et al. Implications of the U.S. Food and Drug Administration Warning against the Use of Sildenafil for the Treatment of Pediatric Pulmonaryhypertension[J]. Am J Respir Crit Care Med，2013，187（6）：572-575.

[4] Kelly LE，Ohlsson A，Shah PS. Sildenafil for pulmonaryhypertension in neonates[J]. Cochrane Database Syst Rev，2017，8：CD005494.

[5] 李星炜 . 西地那非并非禁用于儿童肺动脉高压 [J]. 药物不良反应杂志，2014，16（2）：70.

[6] Samiee-Zafarghandy S，Smith PB，van den Anker JN. Safety of Sildenafil in Infants[J]. Pediatr Crit Care Med，2014，15（4）：362-368.

## 案例 92　枸橼酸咖啡因在新生儿的用法用量

### ✎ 问题描述

枸橼酸咖啡因的介绍。

### ❓ 问题来源

□ 患儿　　　□ 家长　　　☑ 医师　　　□ 药师　　　□ 护士　　　□ 其他

### 📦 问题种类

用法用量

### ✉ 药物信息

【主要药名】枸橼酸咖啡因　　　　　　【用药途径】口服或静脉给药

【剂型 / 规格】注射液 /1ml：20mg；口服液 /1ml：20mg（国内暂无此制剂）

【其他联用药物】无

### ◀» 药师建议

　　枸橼酸咖啡因能有效治疗早产新生儿原发性呼吸暂停，安全指数较高，不良反应较少，但需根据新生儿的具体生理情况确定用药剂量。

### 药师分析

　　枸橼酸咖啡因是枸橼酸与咖啡因的等比例混合物。枸橼酸咖啡因能明显降低早产儿支气管肺发育不良（bronchopulmonory dysplasia，BPD）和严重视网膜病（retinopathy of prematurity，ROP）的发生率，提高不合并神经系统发育异常的出生体重为 500~1250g 的早产儿 18~21 月龄存活率。甲基黄嘌呤类药物（茶碱、氨茶碱和枸橼酸咖啡因）是治疗早产儿呼吸暂停（apnea of prematurity，AOP）的主要药物，也是针对 AOP 病因治疗以外的首选治疗药物。茶碱类药物的主要作用机制是增加中枢化学感受器对与二氧化碳的敏感性，阻止细胞内环磷酸腺苷降解而增加其积累，对呼吸中枢具有直接兴奋作用，另外还有增加膈肌收缩和心排出量以及改善氧合等作用。但茶碱类药物的有效治疗血药质量浓度范围窄，用于新生儿呼吸暂停参考值 6~12mg/L，治疗质量浓度和中毒质量浓度较为接近。因此，剂量过低达不到治疗效果，一旦过量容易出现不良反应。茶碱类不良反应包括心动过速、烦躁、恶心、畏食、喂养不耐受（包括腹胀、胃潴留）、血糖增高以及影响中性粒细胞功能，甚至减少脑血流量等，从而影响其疗效。枸橼酸咖啡因作用机制与茶碱类相似，其作用机制包括刺激呼吸中枢、阻断腺苷受体和改善呼吸肌功能等，其呼吸兴奋作用更强，不良反应较氨茶碱小，有效血药质量浓度范围广（5~25mg/L），<50mg/L 时很少出现不良反应，半衰期长，维持量时每日只需给药 1 次，因此国外已逐渐用其取代氨茶碱。苯甲酸钠咖啡因，因可与胆红素竞争性结合血清蛋白，加重黄疸，早产儿不适合使用。国外多中心大样本随机对照研究表明枸橼酸咖啡因可降低 BPD 的发生率，甚至有潜在的神经保护作用，其机制可能与使用枸橼酸咖啡因后明显缩短患儿正压辅助通气和氧疗持续时间有关。

表 5-1　氨茶碱组、枸橼酸咖啡因组、氨茶碱联合纳洛酮早产儿一般资料比较[1]

| 临床特征 | 氨茶碱组<br>（n=30） | 枸橼酸咖啡<br>因组<br>（n=32） | 观察组<br>（n=32） | $F/\chi^2$ 值 | P 值 |
|---|---|---|---|---|---|
| 性别（例，男 / 女） | 17/13 | 19/13 | 18/14 | 0.075 | >0.05 |
| 胎龄（周，$\bar{x}\pm s$） | 29.6±1.6 | 29.8±1.5 | 29.7±1.7 | 0.069 | >0.05 |
| 出生体质量（g，$\bar{x}\pm s$） | 1225±141 | 1220±158 | 1216±169 | 0.575 | >0.05 |
| 产前糖皮质激素（例） | 22 | 24 | 25 | 0.200 | >0.05 |
| 受孕方式（例，自然 / 试管） | 22/8 | 24/8 | 22/10 | 0.334 | >0.05 |
| 分娩方式（例，解剖分娩 / 自然分娩） | 17/13 | 18/14 | 18/14 | 0.001 | >0.05 |
| 多胎（例） | 6 | 8 | 7 | 0.229 | >0.05 |
| 5min Apgar 评分（分，$\bar{x}\pm s$） | 5.2±1.6 | 5.8±1.8 | 5.1±2.0 | 1.285 | >0.05 |
| 氧疗（例） | 21 | 21 | 23 | 0.146 | >0.05 |
| 经鼻持续呼吸正压通气（例） | 16 | 17 | 17 | 0.000 | >0.05 |
| 机械通气（例） | 3 | 4 | 4 | 0.124 | >0.05 |
| 肺表面活性物质应用（例） | 14 | 16 | 15 | 0.088 | >0.05 |

表 5-2　氨茶碱组、枸橼酸咖啡因组、氨茶碱联合纳洛酮早产儿疗效比较[1]

| 项目 | 氨茶碱组<br>（n=30） | 枸橼酸咖啡<br>因组<br>（n=32） | 观察组<br>（n=32） | $F/\chi^2$ 值 | P 值 |
|---|---|---|---|---|---|
| 呼吸暂停（例） | 15 | 7 | 8 | 6.704 | >0.05 |
| 死亡（例） | 2 | 2 | 2 | 0.006 | >0.05 |
| 氧疗持续时间（d，$\bar{x}\pm s$） | 21.6±14.3<br>（n=21） | 19.3±12.8<br>（n=21） | 19.9±11.9<br>（n=23） | 0.171 | >0.05 |
| 支气管肺发育不良（例） | 6 | 3 | 4 | 1.539 | >0.05 |
| 早产儿视网膜病（例） | 8 | 9 | 9 | 0.022 | >0.05 |

续　表

| 项目 | 氨茶碱组 （$n$=30） | 枸橼酸咖啡因组 （$n$=32） | 观察组 （$n$=32） | $F/\chi^2$ 值 | $P$ 值 |
|---|---|---|---|---|---|
| 脑损伤（例） | | | | | |
| 颅内出血（Ⅰ、Ⅱ级） | 18 | 20 | 22 | 0.151 | >0.05 |
| 颅内出血（Ⅲ、Ⅳ级） | 4 | 5 | 5 | 0.085 | >0.05 |
| 脑白质损伤 | 13 | 12 | 14 | 0.319 | >0.05 |
| 单侧或双侧耳听测试未通过（例） | 9 | 8 | 11 | 0.763 | >0.05 |
| 出院纠正胎龄 （周，$\bar{x}\pm s$） | 36.6±2.3 | 35.9±2.2 | 36.4±2.4 | 0.873 | >0.05 |
| 出院体质量(g, $\bar{x}\pm s$） | 2.068±257 | 1.996±227 | 2.058±252 | 0.788 | >0.05 |
| 出院时间（d, $\bar{x}\pm s$） | 43.9±16.2 | 36.9±14.0 | 42.0±15.8 | 1.732 | >0.05 |
| 出院费用（元，$\bar{x}\pm s$） | 41.608±19.290 | 33.066±16.523 | 38.099±17.547 | 1.812 | >0.05 |

枸橼酸咖啡因在水溶液中快速解离，其中枸橼酸分子在输注或吸收后可快速代谢。枸橼酸咖啡因的药动学如下。吸收：枸橼酸咖啡因中咖啡因起效发生在输注开始的几分钟内，早产新生儿在口服给予咖啡因 10mg/kg 后，血浆咖啡因峰浓度（$C_{max}$）为 10mg/L，达峰平均时间（$T_{max}$）为 30 分钟至 2 小时，吸收程度不受配方乳喂养方式影响，但 $T_{max}$ 可能延长。分布：枸橼酸咖啡因给药后，咖啡因快速分布进入脑部，早产新生儿脑脊液中的咖啡因浓度接近于血浆中的浓度，新生儿的咖啡因平均分布容积（$V_d$）为 0.8~0.9L/kg，稍高于成人（0.6L/kg）。目前尚无新生儿或婴儿的血浆蛋白结合率数据，成人的体外血浆蛋白结合率平均值约为 36%。咖啡因容易通过胎盘进入胎儿血液循环，并分泌进入乳汁。生物转化：由于早产新生儿肝酶系统还不成熟，所以咖啡因在其体内的代谢非常有限，大多数活性物质通过尿液排泄。肝细胞色素 P450 1A2（CYP1A2）参与年龄较大的个体体内咖啡因的生物转化。早产新生儿体内咖啡因和茶碱之间可发生相互转化：在给予茶碱后，咖啡因浓度约为茶碱浓度的 25%，给予咖啡

因后，预计约有 3%~8% 的咖啡因转化为茶碱。清除：由于肝脏和（或）肾脏功能不成熟，相对于成年人，咖啡因在婴幼儿体内的清除缓慢，新生儿体内咖啡因的清除几乎完全通过肾脏排泄完成，新生儿体内的咖啡因平均半衰期（$t_{1/2}$）和尿内以代谢分子形式排泄的比例（A）与胎龄 / 矫正胎龄成反比。新生儿 $t_{1/2}$ 为 3~4 天，A 约为 86%（6 天内）。至 9 个月内，婴儿对咖啡因的代谢接近于成人（$t_{1/2}$=5 小时，A=1%）。尚未开展肝或肾功能不全的新生儿的咖啡因药代动力学研究。在严重肾脏功能受损的情况下，考虑到药物可能存在蓄积，应减少咖啡因日维持剂量，其剂量调整应依据血液咖啡因测定结果，观察到患有胆汁淤积型肝炎的早产新生儿咖啡因清除半衰期延长，血浆药物浓度超过正常范围，提示应谨慎地设定这些患儿的剂量。

负荷剂量：静脉输注（30 分钟）枸橼酸咖啡因 20 mg/kg。24 小时后维持剂量：每 24 小时 1 次静脉输注（10 分钟）或口服枸橼酸咖啡因 5mg/kg。如早产儿对推荐的负荷量临床应答不充分，可在 24 小时后给予 10~20mg/kg 的第二次负荷剂量，如在维持阶段应答不充分的患儿，可以考虑 10 mg/（kg·d）。

然而，咖啡因剂量并非越大越好，大剂量咖啡因显著增加脑血流速度，从而增加早产儿脑出血危险性；甲基黄嘌呤尚能增加氧耗，不利于早产儿体重增长。咖啡因和其他甲基黄嘌呤类药物已知的药理毒性特性可提示枸橼酸咖啡因可能产生的不良反应，包括对中枢神经系统的刺激作用，如易激惹、烦躁不安和颤抖；以及对心脏不良影响，如心动过速、高血压和每搏输出量增加。这些不良影响与剂量相关，必要时应测定血浆药物浓度并减少剂量。

参考文献

[1] 李文斌，常立文，刘伟，等 . 氨茶碱联合纳洛酮防治早产儿呼吸暂停与枸橼酸咖啡因疗效比较 [J]. 中华实用儿科临床杂志，2014，29（18）：1381–1384.

Clinical Practice in
Pediatric Medication
Consultation

## 案例 93  氨甲环酸氯化钠注射液用法用量及注意事项

### ✎ 问题描述

氨甲环酸氯化钠注射液用于外科术前及术后预防出血治疗的用法用量及注意事项是什么？

### ❓ 问题来源

☐ 患儿    ☐ 家长    ☑ 医师    ☐ 药师    ☐ 护士    ☐ 其他

### 📦 问题种类

用法用量、服药注意事项

### ✉ 药物信息

【主要药名】氨甲环酸氯化钠　　　　【用药途径】静脉滴注

【剂型/规格】注射剂/100ml　　　　【其他联用药物】无

### 🔊 药师建议

　　氨甲环酸的用法用量：短期用于预防外科手术或牙科操作引起的出血，一般成人每日静脉滴注 1000~2000mg，分 1~2 次，根据年龄和症状可适当增减剂量（儿童每次 10mg/kg，每日 3 次或 4 次）。静脉注射或滴注，一次 0.25~0.5g，一日 0.75~2g。

　　氨甲环酸的注意事项：有血栓形成倾向者（如急性心肌梗死）慎用。由于氨甲环酸氯化钠注射液可导致继发性肾盂肾炎和输尿管凝血块阻塞，故血友病或肾盂实质病变发生大量血尿时要慎用。与其他凝血因子（如因子IX）等合用，应警惕血栓形成，一般认为在凝血因子使用后 8 小时再用氨甲环酸氯化钠注射液较为妥当。氨甲环酸氯化钠注射液一般不单独用于弥散性血管内凝血所致的继发性纤维蛋白溶解性出血，以防进一步血栓形成，影响脏器功能，特别是急性肾衰竭时，如有必要，应在肝素化的基础上应用氨甲环酸氯化钠注射液。宫内死胎所致的低纤维蛋白原血症出血，肝素治疗较氨甲环酸氯化钠注射液安全。因给药后尿液中药物浓度常较高，慢性肾功能不全时，用量应酌减；治疗前列腺手术出血时，氨甲环酸氯化钠注射液用量也应减少。氨甲环酸氯化钠注射液与青霉素或输注血液有配伍禁忌。长期应用氨甲环酸氯化钠注射液的患者，应做眼科检查监护（如视力测验以及视觉、视野和眼底检查）。

## 药师分析

　　纤维蛋白溶解现象与机体在生理或病理状态下的纤维蛋白分解、血管通透性增加等有关，同时也与纤维蛋白溶解引起的机体反应、各种出血症状及变态反应等的发生发展和治愈相关联。氨甲环酸氯化钠注射液可抑制这种纤溶酶的作用，从而有止血、抗变态反应、消炎效果。

　　抗纤维蛋白溶酶的作用：氨甲环酸（Tranexamic Acid）能和纤溶酶原上的纤维蛋白亲和部位的赖氨酸结合。部位（LBS）强烈吸附，阻抑了纤溶酶、纤溶酶原与纤维蛋白结合，从而强烈地抑制了由纤溶酶所致纤维蛋白分解；另外，在血清中巨球蛋白等抗纤溶酶的存在下，氨甲环酸抗纤维蛋白溶解作用更加明显，止血作用更加显著。止血作用：异常亢进的纤维蛋白溶解酶会引起血小板的凝集抑制及凝固因子的分解，轻度的亢进首先导致纤维蛋白的分解，因而考虑在一般出血时，氨甲环酸可阻抑纤维蛋白分解而起到止血作用。抗变态反应、消炎作用：氨甲环酸可抑制引起血管渗透性增强、变态反应及炎症性病变的激肽及其他活性肽的产生（豚、大鼠）。

　　健康成人静脉注射氨甲环酸 1000mg，氨甲环酸被迅速吸收。给药后24 小时，给药量的 76% 以原形经尿排除。

表 6-1　氨甲环酸氯化钠注射液不良反应主要表现

| 不良反应 | 不良反应发生频次 | 不良反应比例 |
| --- | --- | --- |
| 恶心 | 309 | 68.50% |
| 呕吐 | 125 | 27.70% |
| 眩晕 | 5 | 1.10% |
| 头痛 | 8 | 1.20% |
| 心慌 | 4 | 0.90% |

　　《"严重创伤输血专家共识"解读》指出，2010 年和 2011 年，《柳叶刀》杂志上的 2 篇随机对照试验的结论肯定了氨甲环酸的止血作用，并

推动其在严重创伤患儿中的使用 [2-3]。在全球 40 个国家的 274 所医院中，共纳入 20 211 例严重出血或有严重出血危险的患儿，研究表明，没有证据证明对严重创伤患儿使用氨甲环酸会增加血管栓塞及外科干预的风险；另外，虽然使用氨甲环酸并不能减少最终的总输血量，但能有效降低创伤出血患儿的死亡率 [2-4]。而新的研究表明，使用氨甲环酸有可能改善创伤性颅脑损伤患儿的预后 [5]。但要注意氨甲环酸的使用时机和剂量。

参考文献

[1] Hamlin BR, DiGioia AM, Plakseychuk AY, et al. Topical versus intravenous tranexamic acid in total knee arthroplasty[J]. The Journal of Arthroplasty, 2015, 30（3）: 384–386.

[2] CRASH-2 trial collaborators, Shakur H, Roberts I, et al. Effects of tranexamic acid on death. vascular occlusive events, and blood transfusion in trauma patients with significanthaemorrhage（CRASH-2）: a randomised, placebo-controlled trial[J]. Lancet, 2010, 376（9734）: 23–32.

[3] CRASH-2 collaborators, Roberts I, Shakur H, et al. The importance of early treatment with tranexamic acid in bleeding trauma patients: an exploratory analysis of the CRASH-2 randomised controlled trial. Lancet, 2011, 377（9771）: 1096–1101.

[4] Roberts I, Shakur H, Ker K, et al. Antifibrinolytic drugs for acute traumatic injury[J]. Cochrane Database Syst Rev, 2011, 19（1）: CD004896.

[5] Perel P, Al-Shahi Salman R, Kawahara T, et al. CRASH-2（Clinical Randomisation of an Antifibrinolytic in Significanthaemorrhage）intracranial bleeding study: the effect of tranexamic acid in traumatic brain injury–a nested randomised, placebo-controlled trial[J]. Health Technol Assess, 2012, 16（13）: 1–54.

## 案例 94　低分子量肝素用于新生儿溶栓剂量

### ✎ 问题描述

低分子量肝素用于新生儿溶栓剂量是多少?

### ❓ 问题来源

□患儿　　□家长　　☑医师　　□药师　　□护士　　□其他

### 📦 问题种类

用法用量

## ✉ 药物信息

【主要药名】低分子量肝素　　　　【用药途径】皮下注射

【剂型／规格】注射液／2500U　　　【其他联用药物】无

## ◉ 药师建议

　　本院制剂为那曲肝素钙（速碧林），目前没有新生儿推荐剂量，低分子肝素的推荐剂量如下：依据患儿体重范围，按 0.1ml/kg 的剂量每 12 小时皮下注射 1 次。对体重低于 40kg 的患儿，可能出现低分子肝素用量不足或出血症状，对这些患儿应加强临床观察。低分子肝素的使用时间不应超过 10 天，应用本品治疗过程中应监测血小板计数。根据 Pubmed 检索结果，那曲肝素钙剂量应与依诺肝素钠基本一致。由于没有新生儿推荐剂量，药师建议临床从最低剂量开始使用，并密切观察患儿的血小板，如果出现血小板减少症，应立即停药。

## 👥 药师分析

　　低分子量肝素为低分子量的硫酸氨基葡萄糖，平均分子量 4000~6000，由各种解聚分组分法制成的短链肝素制剂，根据分子量、链末端结构和化合物结合盐类的不同，可以分为不同的商品制剂，目前中国市场上使用的主要有依诺肝素钠和那曲肝素钙，均为无色或淡黄色的澄明液体。

　　普通肝素是由葡萄糖胺、L- 艾杜糖醛苷、N- 乙酰葡萄糖胺和 D- 葡萄糖醛酸交替组成的黏多糖硫酸脂，平均分子量为 15 000，呈强酸性，是动物体内一种天然抗凝血物质，天然存在于肥大细胞。作为一种抗凝剂，肝素是由 2 种多糖交替连接而成的多聚体，在体内外都有抗凝血作用。低分子肝素是普通肝素经过物理分离法、化学裂解法与合成法等使标准肝素解聚而成。

　　如果患儿有与肝素（普通肝素或低分子肝素）有关的血小板减少症病史，又必须肝素治疗，可考虑应用低分子肝素钙，此时应进行严密临床观察和至少每天 1 次血小板监测，如果出现血小板减少症，应立即停药。如果应用肝素（普通肝素或低分子肝素）时出现血小板减少症，仍需要肝素治疗时，可考虑应用其他的低分子肝素制剂，此时应至少每天监测并尽早停药。

　　低分子量肝素具有明显而持久的抗血栓作用，其抗血栓形成活性强于抗凝血活性，因而在出现抗栓作用的同时出血的危险性较小。其机制在于通过与抗凝血酶Ⅲ（AT-Ⅲ）及其复合物结合，加强对Ⅹa因子和凝血酶的抑制作用。但由于其分子链较短，对抗Ⅹa活性较强而久，对凝血酶抑制作用较弱。此外，还能促进组织型纤维蛋白溶解酶激活物（t-PA）的释放，发挥纤维蛋白溶解作用，并能保护血管内皮，增强抗栓作用，对血小板的功能影响较小。

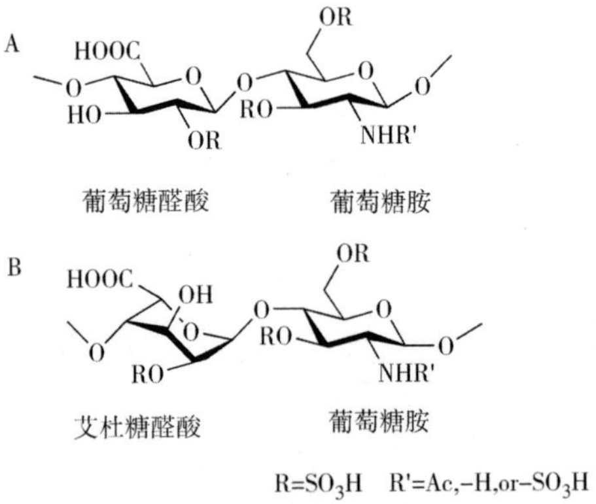

$R=SO_3H \quad R'=Ac,-H,or-SO_3H$

图 6-1 肝素及低分子量肝素重复双糖单元结构

低分子量肝素的活性/抗凝血活性的比值为 1.5~4.0，而普通的肝素为 1，保持了普通肝素的抗血栓作用而降低了出血的危险。低分子量肝素具有半衰期长、生物利用度高等优点，其有效性和安全性均优于普通肝素，量效关系明确，可用固定剂量无需实验室监测调整剂量，应用方便。

参考文献

[1] Bak YK, Lampe JW, Sung MK. Effects of dietary supplementation ofglucosamine sulfate on intestinal inflammation in a mouse model of experimental colitis[J]. Journal of Gastroenterology and Hepatology, 2014, 29（5）: 957–963.

第六章 血液及造血系统用药

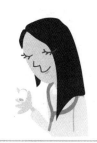

第七章

# 抗变态反应用药

Clinical Practice in
Pediatric Medication
Consultation

## 案例 95　马来酸氯苯那敏是否可用于静脉注射

### ✎ 问题描述

马来酸氯苯那敏注射液（扑尔敏）是否可用于静脉注射？

### ❓ 问题来源

☐ 患儿　　☐ 家长　　☑ 医师　　☐ 药师　　☐ 护士　　☐ 其他

### 📦 问题种类

用法用量

### ✉ 药物信息

【主要药名】扑尔敏针　　　　　　　【用药途径】肌内注射

【剂型/规格】注射剂/1ml：1 mg　　　【其他联用药物】无

### 🔊 药师建议

对于儿童，马来酸氯苯那敏可口服给药，用于对症缓解过敏性疾病，如鼻炎和荨麻疹。12 岁以下儿童口服剂量 0.35mg/（kg·d），每 4~6 小时服用 1 次。儿童具体口服剂量表 7-1：氯苯那敏在 2 岁以下儿童中的安全性和有效性有限，有包括死亡的严重不良反应报告。《英国国家处方集》（BNFC 2009）认为，1 个月至 2 岁的婴幼儿可口服给予 1mg，每日 2 次。

马来酸氯苯那敏可通过持续 1 分钟以上缓慢静脉注射给药，作为一种过敏性休克急救时的辅助治疗。氯苯那敏可肌内注射，给药剂量为每日 0.35mg/kg，分 3~4 次；也可用 0.9% 氯化钠溶液稀释后静脉注射，注射时间不应短于 1 分钟，24 小时内可重复给药 4 次。使用 24~48 小时，可以防止复发。用于过敏的对症处理，儿童的静脉的给药剂量见表 7-2：

表 7-1　马来酸氯苯那敏口服给药剂量

| 年龄 | 剂量 |
|------|------|
| 2~5 岁 | 每 4~6 小时 1mg |
| 6~11 岁 | 每 4~6 小时 2mg，每日不超过 12mg，缓释剂型不超过每 12 小时 8mg |

续　表

| 年龄 | 剂量 |
| --- | --- |
| ≥ 12 岁 | 每 4~6 小时 4mg，每日不超过 24mg，缓释剂型不超过每 12 小时 8~12mg |

表 7-2　马来酸氯苯那敏静脉给药剂量

| 年龄 | 剂量 |
| --- | --- |
| <6 月 | 250µg/kg，最大单剂 2.5mg |
| 6 个月至 6 岁 | 2.5mg |
| 6~12 岁 | 5mg |
| 12~18 岁 | 10mg |

新生儿、早产儿不宜使用马来酸氯苯那敏。

## 药师分析

　　马来酸氯苯那敏注射液（chlorphenamine maleate injection）是一类抗组胺药，为 $H_1$ 受体拮抗剂。临床用于治疗过敏性疾病，如荨麻疹、药物过敏、过敏性鼻炎等。用药途径通常为口服，严重者可应用注射剂肌内注射。口服起效慢，肌内注射疼痛，患儿不接受，影响了治疗效果。口服后吸收迅速而完全，生物利用度为 25%~50%，口服给药后 15~60 分钟起效，肌内注射后 5~10 分钟起效。血浆蛋白结合率 69%~72%。主要经肝脏代谢，中间代谢产物无药理活性。原形药物和代谢产物主要经肾排出，亦可随粪便、汗液和乳汁排泄。消除半衰期为 12~15 小时。马来酸氯苯那敏经胃肠道吸收相对缓慢，口服给药后 2~6 小时达到血浆峰浓度。生物利用度低，有报道生物利用度为 25%~60%。氯苯那敏的首关代谢作用似乎相当明显。循环中大约有 70% 的氯苯那敏和血浆蛋白结合。氯苯那敏的药动学个体差异很大，报道其半衰期为儿童平均 9.6~13.1 小时（范围 5.2~23.1 小时），成人 12~43 小时。氯苯那敏在体内分布广泛，并可进入中枢神经系统。马来酸氯苯那敏代谢广泛，代谢产物包括去甲基氯苯那敏和双去甲基氯苯那敏。原形药物和代谢产物主要经尿液排泄，并与尿液 pH 和尿流率有关，粪便中仅能检出极低量药物。马来酸氯苯那敏作用维持时间为

4~6 小时，相比根据药动学参数得到的预计值要短一些，该药在儿童中的吸收较成人更快更广泛，消除更快，半衰期也更短。

中国药典规定，静脉注射剂不得添加抑菌剂[1]。马来酸氯苯那敏注射液的成分为马来酸，辅料为注射用水，不含有抑菌剂，因此，加入输液中是允许的。马来酸氯苯那敏注射液的 pH 5.0~5.5，与血浆 pH 接近，符合静脉输液用药质量要求。马来酸氯苯那敏注射液加入输液中，可以明显增强治疗效果，缩短治疗时间，起到类似中药药引子的作用。应该注意的是，$H_1$ 受体拮抗剂不良反应较大，特殊人群应注意使用[2]。

参考文献

[1] 潘卫三. 药学专业知识二 [M]. 北京：中国中医药出版社，2007：111-112.
[2] 杨立新. 马来酸氯苯那敏注射液静脉点滴的临床观察 [J]. 中国实用医药，2011，6（2）：141.

## 案例 96　患儿服用赛庚啶与氯雷他定后发热是否应停药

### ✎ 问题描述

5 岁患儿持续两天服用赛庚啶与氯雷他定（华畅）后，夜晚发热至 40℃，白天退热，是否应停药？两者的使用剂量各是多少？

### ❓ 问题来源

☐ 患儿　　☑ 家长　　☐ 医师　　☐ 药师　　☐ 护士　　☐ 其他

### 📦 问题种类

不良反应、相互作用

### ✉ 药物信息

【主要药名】氯雷他定（华畅）　　　　【用药途径】口服

【剂型 / 规格】颗粒 /5mg　　　　　　【其他联用药物】赛庚啶

### 🔊 药师建议

用药后高热可能与氯雷他定不良反应中的发热有关，药师建议立即停药并进一步咨询医师。用于 2~6 岁儿童的过敏性疾病和瘙痒时，盐酸赛庚啶的口服给药剂量为每次 2mg，每日 2 次或 3 次，必要时，可增至最大剂量每日 12mg；对于 7~14 岁儿童，可每次给予 4mg，每日 2 次或 3 次，最大剂量至每日 16mg。氯雷他定口服给药可用于对症缓解儿童的季节性过敏性鼻炎和慢性特发性荨麻疹。按照年龄，给药剂量如下：2~5 岁，5mg，每日 1 次；6 岁及 6 岁以上，常用成人剂量为每次口服 10mg，每日 1 次。2 岁以下儿童慎用。

## 🧍 药师分析

赛庚啶（cyproheptadine）属于哌啶类衍生物，是一种 $H_1$ 受体拮抗剂、5- 羟色胺拮抗剂、抗组胺药。本药有强抗组胺作用，并有中度抗 5- 羟色胺作用及轻度抗胆碱作用，可刺激食欲。适用于过敏性鼻炎、荨麻疹等。注意事项：①本品不宜与乙醇合用，可增加其镇静作用；②不宜与中枢神经系统抑制药合用；③与吩噻嗪类药物（如氯丙嗪等）合用可增加室性心律失常的危险性，严重者可致尖端扭转型心律失常；④孕妇、哺乳期妇女、精神病患儿、青光眼、尿潴留和幽门梗阻患儿禁用；⑤服用本品期间不得饮酒或含有酒精的饮料；⑥老年人及小于 2 岁小儿慎用。

表 7-3　赛庚啶药品不良反应

| 不良反应涉及系统 | 临床表现 |
| --- | --- |
| 心血管系统 | 心动过速，心悸，水肿 |
| 中枢神经系统 | 镇静，中枢神经系统刺激，癫痫，疲劳，头痛，紧张，抑郁等 |
| 皮肤系统 | 皮疹，血管性水肿，对光敏感等 |
| 胃肠道系统 | 刺激食欲，口干，恶心，腹泻，腹痛等 |
| 血液系统 | 溶血性贫血，白细胞减少症，血小板减少症等 |
| 骨骼肌系统 | 肌痛，感觉异常，关节痛等 |
| 呼吸道系统 | 支气管痉挛，鼻出血，咽炎等 |
| 其他 | 过敏反应 |

氯雷他定（loratadine）系长效三环类抗组胺药，对外周 $H_1$ 受体有高效选择性拮抗作用，无镇静作用，无毒蕈碱样抗胆碱作用。本品起效快，口服后 1~5 小时血药浓度达峰值。成人及 12 岁以上儿童，口服 1 次 / 日，10 毫克 / 次；2~12 岁儿童，体重 >30kg 者，口服 1 次 / 日，10 毫克 / 次；

体重≤30kg者1次/日，5毫克/次。口服给药后可经胃肠道迅速吸收，约在1~2小时出现血浆峰浓度。如果在进食时服药，会增加生物利用度，但会延迟血浆浓度的达峰时间。氯雷他定经广泛代谢，主要代谢产物地氯雷他定具有强效的抗组胺活性。报道的氯雷他定和地氯雷他定的平均消除半衰期分别为8.4小时和28小时。约97%的氯雷他定与血浆蛋白结合，地氯雷他定的结合率稍低（73%~77%）。在母乳中可检测到氯雷他定及其代谢产物，但似乎在很大程度上不会穿透血脑屏障。一次给药后，大部分药物以活性代谢产物形式经尿液和粪便等量排泄。注意事项：①妊娠期及哺乳期妇女慎用；②对肝功能受损者，由于清除率减少，应减低剂量，可按隔日10mg服药；③同时服用酮康唑、大环内酯类抗菌药物、西咪替丁、茶碱等药物，会提高氯雷他定在血浆中的浓度，应慎用；④其他已知能抑制肝脏代谢的药物，在未明确与氯雷他定相互作用前应谨慎合用；⑤氯雷他定对心脏功能无影响，但偶有心律失常报道，有心律失常病史者应慎用；⑥抗组胺药能清除或减轻皮肤对所有变应原的阳性反应，因此在做皮试前约48小时应停止使用氯雷他定。

表7-4 氯雷他定不良反应

| 不良反应涉及系统 | 临床表现 |
| --- | --- |
| 心血管系统 | 低血压，高血压，心悸，心动过速，胸痛，晕厥等 |
| 中枢神经系统 | 头痛，嗜睡，疲劳，焦虑，抑郁，头晕，发热，偏头痛，兴奋，紧张，多动等 |
| 皮肤系统 | 脱发，皮炎，皮肤干燥，皮疹，瘙痒，对光敏感等 |
| 胃肠道系统 | 口干，恶心，呕吐，胃炎，腹痛，腹泻等 |
| 内分泌系统 | 乳房疼痛和扩大（罕见），月经过多，痛经等 |
| 泌尿系统 | 尿液变色等 |
| 骨骼肌肉系统 | 运动过度，关节痛，肌痛，肌痉挛等 |
| 呼吸系统 | 鼻腔干燥，咽炎，呼吸困难，鼻塞，喘息，鼻出血等 |
| 其他 | 流汗、结膜炎、眼痛等 |

参考文献

[1] Lutsky BN, Klöse P, Melon J, et al. A comparative study of the efficacy and safety of loratadine syrup and terfenadine suspension in the treatment of 3– to

6–year–old children with seasonal allergic rhinitis[J]. Clinical Therapeutics，1993，15（5）：855–865.

## 案例97 患儿口服氯雷他定糖浆后呕吐

### 问题描述

2 岁患儿口服氯雷他定糖浆（开瑞坦）和赛庚啶片后出现呕吐，餐后即吐，如何处理？患儿曾单独服赛庚啶片 1 周未有不良反应。

### 问题来源

□ 患儿　　☑ 家长　　□ 医师　　□ 药师　　□ 护士　　□ 其他

### 问题种类

不良反应

### 药物信息

【主要药名】氯雷他定糖浆　　　　【用药途径】口服

【剂型 / 规格】口服剂 /60ml：60mg　　【其他联用药物】赛庚啶

### 药师建议

　　氯雷他定属于长效类三环抗组胺药，无镇静作用，无毒蕈碱样抗胆碱作用。本品起效快，口服后 1 小时血药浓度达峰值。赛庚啶有强抗组胺作用，并有中度抗 5– 羟色胺作用及抗胆碱作用，可刺激食欲。两者合用治疗荨麻疹对机体作用增强，增强了抗组胺作用，使得胃肠反应加快加强，可能产生呕吐反应。一般情况下，患儿只需服用氯雷他定糖浆即可，赛庚啶无需进行配伍。对于接触性荨麻疹需要氯雷他定联合赛庚啶进行治疗，患儿每次服用赛庚啶剂量为 2mg，每日 3 次。如果患儿用药后出现多次呕吐，药师建议立即就医。

### 药师分析

　　氯雷他定系长效三环类抗组胺药，无镇静作用，无毒蕈碱样抗胆碱作用。起效快，口服后 1 小时血药浓度达峰值。本药口服后迅速自胃肠黏膜吸收，1.3 小时后血药浓度达峰值。单次口服 10mg、20mg、40mg，1~1.5 小时达血药峰浓度（$C_{max}$），分别为 5μg/ml、11μg/ml、26μg/ml，$C_{max}$ 与给药剂量成比例。单次口服 10 mg，30min 后可在血中测得，血浆半衰期约为 12 小时，血浆蛋白结合率为 98%。

　　大部分药物在肝脏代谢，首过代谢为仍具有抗组胺活性的去羧甲基乙氧基氯雷他定。氯雷他定及其代谢物均不易通过血－脑脊液屏障，其代谢产物随尿液、粪便、汗液、乳汁等排出体外，其药品不良反应统计如表 7-5 所示：

表 7-5　氯雷他定不良反应

| 不良反应涉及系统 | 临床表现 |
| --- | --- |
| 胃肠道系统 | 口干，恶心，呕吐，胃炎，腹痛，腹泻等 |
| 中枢神经系统 | 头痛，嗜睡，疲劳，焦虑，抑郁，头晕，发热，偏头痛，兴奋，紧张，多动等 |
| 皮肤系统 | 脱发，皮炎，皮肤干燥，皮疹，瘙痒，对光敏感等 |
| 心血管系统 | 低血压，高血压，心悸，心动过速，胸痛，晕厥等 |
| 内分泌系统 | 乳房疼痛和扩大（罕见），月经过多，痛经等 |
| 泌尿系统 | 尿液变色等 |
| 骨骼肌肉系统 | 运动过度，关节痛，肌痛，肌痉挛等 |
| 呼吸系统 | 鼻腔干燥，咽炎，呼吸困难，鼻塞，喘息，鼻出血等 |
| 其他 | 流汗、结膜炎、眼痛等 |

　　慢性酒精性肝病患儿服用本药，氯雷他定和脱羧乙氧氯雷他定的血浆半衰期随肝脏损伤程度的加重而延长。慢性肾功能不全患儿和健康老年人血浆氯雷他定和脱羧乙氧氯雷他定 AUC 和 $C_{max}$ 增加。血液透析不能清除本药，腹膜透析能否清除本药尚未明确。

参考文献

[1] 中华医学会皮肤性病学分会免疫学组. 中国荨麻疹诊疗指南（2014 版）[J]. 中华皮肤科杂志，2014，47（7）：514-515.

[2] https：//www.accessdata.fda.gov/drugsatfda_docs/label/2009/087056s045lbl.pdf（FDA 官网说明书）

## 案例 98　患儿服用氯雷他定片过量

### ✎ 问题描述

患儿，女，6 岁，住院，医嘱每晚服用氯雷他定半片，但前一天未服用，第二天服用整片药物。咨询是否有问题？后续如何服药？是否需减量？

### ❓ 问题来源

☑患儿　□家长　□医师　□药师　□护士　□其他

### ❖ 问题种类

用法用量

### ✉ 药物信息

【主要药名】氯雷他定片（10mg 崩解片）　　　【用药途径】口服

【剂型 / 规格】片剂 /10mg　　　　　　　　　【其他联用药物】无

### ◀» 药师建议

　　氯雷他定用于缓解过敏性鼻炎有关的症状，也可用于缓解慢性荨麻疹、瘙痒性皮肤病及其过敏性皮肤病的症状及体征。对氯雷他定过敏或者特异体质者不建议使用本品，氯雷他定可能会引起嗜睡、乏力、口干。本品用法是口服，用量为：大于 12 岁儿童，一次 10mg，一日 1 次；2~12 岁儿童，体重 >30kg，一次 10mg，一日 1 次；体重 ≤ 30kg，一次 5mg，一日 1 次。如果患儿错过用药时间，应在记起时立即补用。但若已接近下一次用药时间，则无需补用，按平常的规律用药。请勿一次使用双倍剂量，如果用药过量，需要立即停药。如成人过量服用本品（40~180mg）后，可能出现嗜睡、心动过速和头痛等；儿童过量服用本品（>10mg）可能出现锥体外系迹象、心悸等。除了意识受损的患儿以外，药物过量的治疗主要通过催吐使患儿吐出药物，随后给予活性炭。如果催吐不成功或被禁止，应使用生理盐水进行洗胃。氯雷他定不能通过血液透析消除，目前还不清楚是否可以通过腹膜透析消除。

## 👤 药师分析

氯雷他定（loratadine）规格 10mg×10 片 / 盒，属于长效三环类抗组胺药，对外周 $H_1$ 受体有高效选择性拮抗作用。本药无镇静作用，无毒蕈碱样抗胆碱作用，起效快，口服后 1~5 小时血药浓度达峰值。口服给药后可经胃肠道迅速吸收，约在 1~2 小时出现血浆峰浓度。如果在进食时服药，会增加生物利用度，但会延迟血浆浓度的达峰时间。氯雷他定经广泛代谢，主要代谢产物地氯雷他定具有强效的抗组胺活性。报道的氯雷他定和地氯雷他定的平均消除半衰期分为 8.4 小时和 28 小时。约 97% 的氯雷他定与血浆蛋白结合，地氯雷他定的结合率稍低（73%~77%）。在母乳中可检测到氯雷他定及其代谢产物，但似乎在很大程度上不会穿透血脑屏障。一次给药后，大部分药物以活性代谢产物形式经尿液和粪便等量排泄。

有超剂量服用氯雷他定致严重不良反应的报道。7 岁 5 个月男性患儿，体重 19kg，自行服用 10mg 氯雷他定片 2 日后出现手足舞动、双足不自主踩脚、躯干抽动等症状，活动时加剧，睡眠时消失。停药 3 日后症状加重，出现站不稳、不能行走、安静时躯干及右下肢抽动伴点头、头枕部疼痛等症状，就医诊断为肌张力不全，予神经节苷脂及维生素 $B_6$ 治疗后好转。

氯雷他定服用注意事项：①妊娠期及哺乳期妇女慎用；②对肝功能受损者，由于清除率减少，应减低剂量，可按隔日 10mg 服药；③同时服用酮康唑、大环内酯类抗菌药物、西咪替丁、茶碱等药物，会提高氯雷他定在血浆中的浓度，应慎用；④其他已知能抑制肝脏代谢的药物，在未明确与氯雷他定相互作用前应谨慎合用；⑤氯雷他定对心脏功能无影响，但偶有心律失常报道，有心律失常病史者应慎用；⑥抗组胺药能清除或减轻皮肤对所有变应原的阳性反应，因此在做皮试前约 48 小时应停止使用氯雷他定。

参考文献

[1] Taketomo C，Hodding J，Kraus D. Pediatric dosage hand book.（2010）. https://www.accessdata.fda.gov/drugsatfda_docs/label/2000/20641s7lbl.pdf

[2] 刘炘，宋新文，王芳琳 . 氯雷他定致儿童肌张力不全 1 例并文献分析 [J]. 中国药房，2012（16）：1521-1522.

# 抗肿瘤用药

Clinical Practice in
Pediatric Medication
Consultation

## 案例 99　异环磷酰胺 24 小时内的稳定性如何

### ✎ 问题描述

化疗药异环磷酰胺配制 24 小时内的稳定性如何？

### ❓ 问题来源

☐ 患儿　　☐ 家长　　☐ 医师　　☐ 药师　　☑ 护士　　☐ 其他

### 📦 问题种类

药品贮存及有效期

### ✉ 药物信息

【主要药名】异环磷酰胺　　　　　　　【用药途径】静脉滴注

【剂型 / 规格】粉针剂 /600mg　　　　【其他联用药物】无

### 🔊 药师建议

异环磷酰胺说明书中明确说明配伍的水溶液不稳定，须现配现用，与文献报道的不一致，药师建议执行说明书规定。

### 🧍 药师分析

美国从 1971 年起经过 17 年临床验证，于 1988 年 12 月获美国 FDA 批准，异环磷酰胺 / 巯乙磺酸钠（I/M）上市，并列为最高等级ⅠA 级抗肿瘤药。I 是结构上与环磷酰胺有相似的烷化氧氮磷环类药物，是一种前体药物，在肝内经酶作用转化为有细胞毒活性的代谢物。其作用机制类似于其他烷化剂，即与 DNA 链发生不可逆的交联，干扰 DNA 的合成。

经静脉注射和口服后的药动学性质不取决于所用剂量，而是与给药时间顺序有关。单次口服后 1 小时内可达血药峰浓度，口服的生物利用度为 100%。静脉给药后 I 的分布容积（$V_c$）相当于全部体液，但口服给药后分布容积较小。或许由于 I 在脂肪中分布较多，在肥胖患儿和老年患者的分布容积增加。稳态血药浓度在患儿间是不同的，这反映分布容积的不同而不是药物清除的差别。I 和环磷酰胺一样，是一种需在体内经细胞色素 P450 混合功能氧化酶系统活化发挥细胞毒活性的前体药物。

M 给药后在血浆内几乎完全氧化成二巯基丙磺酸钠，在血管内很快经肾清除。肾小管上皮中的谷胱甘肽还原酶又可使滤过的二巯乙磺酸钠转化回巯乙磺酸钠（约 1/3）。M 的游离巯基与尿道毒性代谢物如丙烯醛结合形成稳定的无毒化合物，经尿排出体外。由于尿道中 M 浓度超过血浆内的浓度，可发生区域的 I 解毒作用。M 对 I 的细胞毒性无降低作用。M 的平均 $t_{1/2}$ 为 0.4 小时，二巯乙磺酸钠的 $t_{1/2}$ 为 1.2 小时。口服后 M 的尿内浓度约为静脉给药的 1/2。静脉给药 M 在 4 小时内几乎完全排出，而口服给药则在 8 小时内完成。

文献报道[2] 注射用异环磷酰胺与复合氨基酸注射液、0.9% 氯化钠注射液、5% 葡萄糖注射液、10% 葡萄糖注射液、5% 碳酸氢钠注射液，在 25℃及 35℃下配伍，24 小时内溶液外观澄明无色变，pH、含量无明显变化，可以配伍使用。

参考文献

[1] Judson I，Verweij J，gelderblom H，et al. Doxorubicin alone versus intensified doxorubicin plus ifosfamide for first–line treatment of advanced or metastatic soft–tissue sarcoma: a randomised controlled phase 3 trial[J]. Lancet Oncol，2014，15（4）: 415–423.

[2] 王培民，杨继红，潘秀芳 . 注射用异环磷酰胺与 5 种输液配伍的稳定性考察[J]. 中国医院药学杂志，1999，19（2）: 86–87.

## 案例 100 异环磷酰胺静脉用滴速是多少？

### ✎ 问题描述

异环磷酰胺滴速多少？该患儿为儿童霍奇金病。

### ❓ 问题来源

☐ 患儿　　☐ 家长　　☐ 医师　　☐ 药师　　☑ 护士　　☐ 其他

### 📦 问题种类

用法用量、服药注意事项

### ✉ 药物信息

【主要药名】异环磷酰胺　　　　【用药途径】静脉注射

【剂型 / 规格】注射剂 /1g　　　　【其他联用药物】无

## ◀》 药师建议

异环磷酰胺的不良反应主要为尿路刺激征及肾毒性，表现为血尿及血肌酐升高，快速滴注时，可导致肾小管坏死，毒性增加。静脉滴注时，应溶解于 500ml 溶媒中，滴注时间为 3~4 小时。

## ▲ 药师分析

异环磷酰胺在体外无抗癌活性，进入人体内被肝脏或肿瘤内存在的磷酰胺酶或磷酸酶水解，变为活化作用型的磷酰胺氮芥而起作用。其作用机制为与 DNA 发生交叉联结，抑制 DNA 的合成，也可干扰 RNA 的功能，属细胞周期非特异性药物。另一方面，已有报道异环磷酰胺对环磷酰胺的耐药或环磷酰胺治疗后复发的肿瘤仍然有效。用药剂量与血浆药物浓度之间具有线性关系。异环磷酰胺血浆蛋白结合率较低。分布容积大约相当于全身总体液量，静脉给药后可在数分钟内在各器官和组织检测到异环磷酰胺。未转化的异环磷酰胺可能会通过血 – 脑脊液屏障，关于其活性代谢产物则仍有争议。目前无证据说明异环磷酰胺可通过胎盘屏障或分泌到乳汁中去。由于异环磷酰胺已在动物实验中证实有致畸性，以及异环磷酰胺与环磷酰胺的结构相似性，因此不能排除异环磷酰胺通过胎盘屏障和分泌到乳汁中的可能性。异环磷酰胺及其 4– 羟基代谢产物的血浆半衰期为 4~7 小时，主要通过肾脏排泄。按 1.6~2.4g/（$m^2 \cdot d$）的剂量连续 3 天分次给药时，剂量的 57% 在 72 小时内以代谢产物或未转化的异环磷酰胺的形式排泄。按 $3.8~5g/m^2$ 单次大剂量给药时，给药剂量的 80% 在 72 小时内以代谢产物或未转化的异环磷酰胺的形式排泄。上述剂量的未转化药物的单独排泄量分别达 15% 和 53%。

儿童霍奇金病（Hodgkin disease）是目前远期生存率较高的儿童肿瘤性疾病之一。基于危险度分组的全身化疗加上受累部位的低剂量放疗是目前国际上最常采用的治疗方案。治疗前分期按前述 Ann Arbor 分期系统标准。危险度分组药师建议按前述危险度分组标准。治疗计划框架：R1~3 组化疗分别为 4、6、6~8 个疗程，第 2、4、6 个疗程后进行评估，若 2 个疗程完全缓解可不放疗；2 个疗程后部分缓解可采用低剂量受累部位放疗，若治疗失败，则进行个体化治疗。放疗原则：年龄 >5 岁伴巨大肿块或 2 个疗程评估未完全缓解者，化疗结束后放疗；年龄 ≤ 5 岁者，则在化疗结束时仍有肿瘤残留才考虑放疗。R3 组患儿 2 个疗程未完全缓解者，化疗至 8 个疗程。

表 8-1　儿童霍奇金病化疗方案

| 方案名称 | 药物（剂量及用药途径） | 用药时间 |
|---|---|---|
| MOPP | 氮芥（6mg/m², 静脉点滴）；长春新碱（1.4mg/m², 静脉注射） | 第 1、8 天 |
| | 甲基苄肼（每天 100mg/m², 口服）；泼尼松[40mg/（m²·d），口服] | 第 1~4 天 |
| ABVD | 阿霉素（25mg/m², 静脉点滴）；博来霉素（10mg/m², 静脉点滴）；长春花碱（6mg/m², 静脉注射）；达卡巴嗪（375mg/m², 静脉点滴） | 第 1、15 天 |
| C5942 方案（A） 阿糖胞苷（每 12 小时 3mg/m², 静脉点滴） | | 第 1、2 天 |
| Ara-C/VP-16ᵃ 足叶乙苷（每 12 小时 200mg/m², 静脉点滴） | | 第 1、2 天 |
| C5942 方案（B） 环磷酰胺（600mg/m², 静脉点滴） | | 第 1 天 |
| COPP/ABV | 长春新碱（1.4mg/m², 静脉注射） | 第 1 天 |
| | 甲基苄肼（每天 100mg/m², 口服） | 第 1~7 天 |
| | 泼尼松（每天 40mg/m², 口服） | 第 1~14 天 |
| | 阿霉素（35mg/m², 静脉点滴）；博来霉素（10mg/m², 静脉点滴）；长春花碱（6mg/m², 静脉注射） | 第 8 天 |
| C5942 方案（C） 环磷酰胺（1200mg/m², 静脉点滴） | | 第 1、2 天 |
| CHOP | 长春新碱（1.4mg/m², 静脉注射） | 第 1 天 |
| | 阿霉素[25mg/（m²·d），静脉点滴] | 第 1~3 天 |
| | 甲泼尼龙（每 6 小时 250mg/m², 静脉点滴） | 第 1 天 |
| | 甲泼尼龙（每天 60mg/m², 静脉点滴） | 第 2~5 天 |

注：21~28 天为 1 个疗程；ᵃC5942 方案：低、中危组患儿，COPP/ABV 共 4~6 疗程；高危组或 Ⅳ 期患儿 COPP/ABV、CHOP 和 Ara-C/VP-16 交替，共 6 个疗程

参考文献

[1] Siskin M，Katritzky A R，Wang F C. ABSORBENT COMPOSITION CONTAINING MOLECULES WITH AhINDERED AMINE AND A METAL SULFONATE，PHOSPHONATE OR CARBOXYLATE STRUCTURE FOR ACIDgAS SCRUBBING PROCESS[J]. 2013.

第八章

抗肿瘤用药

# 案例 101  硫唑嘌呤和硫鸟嘌呤有何异同

## ✎ 问题描述

硫唑嘌呤和硫鸟嘌呤有何异同?

## ❓ 问题来源

☐ 患儿　　☐ 家长　　☐ 医师　　☐ 药师　　☐ 护士　　☑ 其他

## 📦 问题种类

用法用量

## ✉ 药物信息

【主要药名】硫唑嘌呤 / 硫鸟嘌呤　　　　【用药途径】口服

【剂型 / 规格】—　　　　　　　　　　　【其他联用药物】无

## 🔊 药师建议

免疫抑制剂是对机体免疫反应具有抑制作用的药物。根据合成方法,免疫抑制剂大致可分为微生物酵解产物、生物制剂、半合成化合物和完全有机合成物,硫唑嘌呤属于完全有机合成物。硫唑嘌呤作为糖皮质激素的替代剂在自身免疫性皮肤病中具有重要的治疗作用。临床应用过程中,预测及处理硫唑嘌呤在不同疗程中出现的不良反应是临床用药的关键。硫鸟嘌呤属于硫嘌呤类药物,其本身为无活性的前体药物。硫鸟嘌呤目前在临床上主要用于急性淋巴细胞白血病的维持治疗。

## 👥 药师分析

硫唑嘌呤(Azathioprine,AZA)的诞生与 1953 年 Georgehitchings 与他的助手 Gertrude Elion 在研究抗癌药物的过程中的突破有关,他们研制出了抗癌新药 6- 巯基嘌呤;之后又通过深入研究癌细胞核酸代谢的规律,将 6- 巯基嘌呤的结构加以改变,研制成硫唑嘌呤。硫唑嘌呤具有抑制 T 淋巴细胞和 B 淋巴细胞的作用,是一种免疫抑制剂。

硫唑嘌呤为 6- 巯基嘌呤的衍生物,在体内转变为 6- 巯基嘌呤而起作用。其免疫抑制的作用机制主要有:①释放出的 6- 巯基嘌呤是嘌呤代谢的拮抗药;②烷基化对巯基官能团的封闭作用;③通过多种途径抑制核酸的生物合成，从而阻止参与免疫识别和免疫放大的细胞的增生；④向脱氧核糖核酸（DNA）链内掺入硫代嘌呤类似物，而导致DNA破坏。硫唑嘌呤与皮质类固醇和（或）其他免疫抑制药及治疗措施联用或单独施用，可用于防止器官移植（肾、心、肝脏）发生的排斥反应，也用于治疗严重类风湿关节炎、系统性红斑狼疮、皮肌炎、自身免疫性慢性活动性肝炎、结节性多动脉炎、自身免疫性溶血性贫血、自发性血小板减少性紫癜等。

硫唑嘌呤口服易吸收，口服后1小时达血药峰浓度，生物利用度为47.4%，总蛋白结合率为30%。硫唑嘌呤在红细胞和肝脏内通过氧化作用和甲基化作用降解，少量本药及其代谢物可分泌至乳汁中。硫唑嘌呤肾脏清除率为57ml/（min·kg），24小时50%~60%随尿液排泄，48小时内12%随粪便排泄，半衰期约为3小时。硫唑嘌呤可被血液透析清除。

硫鸟嘌呤（6-Thioguanine，6-TG）也是常见的抗肿瘤药物之一，为鸟嘌呤类似物，在体内转化为硫鸟嘌呤核糖核酸后方具活性，作用机制与巯嘌呤相似，可抑制嘌呤的合成。硫鸟嘌呤属细胞周期特异性药物，对处于S期的细胞最敏感，在抑制细胞脱氧核糖核酸（DNA）合成的同时，亦可轻度抑制核糖核酸（RNA）的合成。可用于急性淋巴细胞白血病及急性非淋巴细胞白血病的诱导缓解期及继续治疗期，亦用于慢性粒细胞白血病的慢性期及急变期。

硫鸟嘌呤口服后约30%被吸收，血液浓度达峰时间为8小时，生物利用度为14%~46%，分布半衰期为15分钟。在肝脏经甲基化及脱氨作用代谢为氨甲基巯嘌呤及巯嘌呤而失活。24小时内40%的药物以代谢物的形式随尿排出。

参考文献

[1] tiating Azathioprine for Crohn's Disease[J]. Barrettg. Levesque, Edward V. Loftus. Clinicalgastroenterology andhepatology. 2012（5）.

[2] 刘学礼. 诺贝尔奖百年鉴[M]. 上海：上海科技教育出版社，2001：1981.

[3] 裴丽，罗艳，李翔. 硫唑嘌呤不良反应的临床表现与安全用药[J]. 实用药物与临床，2013，16（9）：845-848.

## 案例102　阿霉素和顺铂如何冲配问题

### ✎ 问题描述

阿霉素能否用浓氯化钠冲配？顺铂能否用5%葡萄糖溶液冲配？

**❓ 问题来源**

☐ 患儿　☐ 家长　☐ 医师　☐ 药师　☐ 护士　☑ 其他

**📦 问题种类**

用法用量

**✉ 药物信息**

【主要药名】阿霉素　　　　　　　　　【用药途径】静脉注射

【剂型/规格】注射剂/10mg　　　　　【其他联用药物】无

**🔊 药师建议**

> 　　阿霉素（多柔比星）和0.9%氯化钠两药可以在体外配伍，属大输液配伍类型且8小时以上可配、不发生改变或药物损失小于10%，属针管内配伍类型且2小时以上可配、不发生改变或药物损失小于10%均属于可配范围。顺铂与5%葡萄糖注射液配伍时含量会随时间延长而下降，而与0.9%氯化钠注射液配伍较稳定，故药师建议顺铂与0.9%氯化钠注射液配伍，以增加配伍液稳定性。

**👤 药师分析**

　　阿霉素（Adriamycin，ADR）是一类通过干扰转录过程和阻止RNA合成的抗肿瘤药物。用于治疗急性白血病（淋巴细胞性和髓细胞性）、恶性淋巴瘤、乳腺癌、肺癌（小细胞和非小细胞肺癌）等。作为一种细胞周期非特异性抗肿瘤药，阿霉素对各期细胞均有作用，其中对S早期细胞最为敏感，M期次之，对G1期最不敏感，对G1、S和G2期有延缓作用。阿霉素既含有脂溶性的蒽环配基，又有水溶性的柔红糖胺基，并有酸性酚羟基和碱性氨基，因此具有较强的抗癌活性。可嵌入DNA的碱基对之间，使DNA链裂解，阻碍DNA及RNA的合成。此外，阿霉素在酶的作用下还原为半醌自由基，与氧反应可导致氧自由基的形成，并有破坏细胞膜结构及功能的特殊作用。阿霉素抗瘤谱广，对无氧代谢细胞也有效，因此在肿瘤的化疗中占有重要地位。

　　阿霉素静脉注射后，迅速分布于心、肾、肝、脾、肺组织中，但不能透过血-脑脊液屏障。血浆蛋白结合率极低。主要在肝脏代谢，代谢产物主要为阿霉素醇。主要经胆汁排泄，6小时内仅5%~10%随尿液排出。排泄物中50%为原形、23%为阿霉素醇。阿霉素的三相半衰期分别为 30min、3 小时和 40~50 小时。阿霉素与 0.9% 氯化钠两药在体外可以配伍，其中属大输液配伍类型且 8 小时以上可配、不发生改变或药物损失小于 10%，属针管内配伍类型且 2 小时以上可配、不发生改变或药物损失小于 10% 均属于可配范围。配制方法是每小瓶内容物用 5ml 氯化钠注射液溶解。配制后的溶液于室温避光可稳定保存 24 小时，4~10℃下可保持稳定 48 小时。

顺铂（Cisplatin，DDP）为治疗多种实体瘤的一线用药。静脉给药后迅速吸收，分布于全身各组织，其中肾、肝、卵巢、子宫、皮肤、骨等含量较多，而脾、胰、肠、心、肌肉、脑中较少。腹腔给药时，腹腔器官内的药物浓度较静脉给药时高 2.5~8 倍。大部分和血浆蛋白结合，其代谢呈双相性，半衰期 α 相为 25~49 分钟，表示游离铂的血浆清除率；半衰期 β 相为 58~73 小时，表示结合铂的排泄率。本药清除缓慢，5 日内从尿排泄为给药量的 27%~54%，少量经胆道排泄。在溶媒选择上，顺铂与 5% 葡萄糖注射液配伍时含量随时间延长而下降，而与 0.9% 氯化钠注射液配伍较稳定，故药师建议顺铂与 0.9% 氯化钠注射液配伍，以增加配伍液稳定性。

参考文献

[1] Briasoulis E, Karavasilis V, Tzamakou E, et al. Interaction pharmacokinetics of pegylated liposomal doxorubicin（Caelyx）on coadministration with paclitaxel or docetaxel[J]. Cancer Chemotherapy and Pharmacology, 2004（5）: 53（5）: 452-457.

[2] 方罗，林能明 . 多柔比星药动学研究进展 [J]. 肿瘤学杂志，2007（5）：424-429.

[3] 杨红，龚灿，王长虹，等 . 顺铂化疗联合用药的增效减毒作用研究进展 [J]. 中国药师，2015，18（5）：836-840.

第八章 抗肿瘤用药

第九章

# 激素类用药

Clinical Practice in
Pediatric Medication
Consultation

## 案例 103　地塞米松是否可与青霉素、阿莫西林同袋输注

### 问题描述

地塞米松可否与青霉素、阿莫西林钠克拉维酸钾（强力阿莫仙）同袋输注？

### 问题来源

□患儿　　□家长　　□医师　　□药师　　□护士　　☑其他

### 问题种类

用法用量

### 药物信息

【主要药名】地塞米松磷酸钠　　　　【用药途径】肌内注射、静脉注射等

【剂型/规格】注射剂/2mg　　　　　【其他联用药物】无

### 药师建议

　　不建议地塞米松与青霉素、阿莫西林钠克拉维酸钾（强力阿莫仙）同袋输注。

### 药师分析

　　查阅 MCDEX 合理用药信息支持系统 2017，结果如下：

　　地塞米松磷酸钠针和青霉素 G 钠针在体外配伍时不稳定，容易产生沉淀或发生理化性质改变，不推荐配伍；

　　地塞米松磷酸钠针和阿莫西林克拉维酸钾针在体外可以配伍，其中属大输液配伍类型且 8 小时以上可配，不发生改变或药物损失小于 10%；

　　青霉素 G 钠针和阿莫西林克拉维酸钾针在体外可以配伍，其中属大输液配伍类型且 8 小时以上可配，不发生改变或药物损失小于 10%；

　　MCDEX 合理用药信息支持系统 2017 的结论是：

　　地塞米松磷酸钠针与青霉素 G 钠针混合后出现混浊、沉淀、产气、变色或药物分解，不可在同一容器中混合给药。地塞米松磷酸钠针与阿莫西林克拉维酸钾针可以配伍使用；阿莫西林克拉维酸钾针与青霉素 G 钠针可以配伍使用。

参考文献
2017 版 MCDEX 合理用药信息支持系统

## 案例104　甲泼尼龙的儿童用法用量

**✒ 问题描述**

5 岁患儿服醋酸泼尼松（强的松）15mg qd，改用甲泼尼龙（美卓乐）剂量应为多少？

**❓ 问题来源**

☐ 患儿　　☐ 家长　　☑ 医师　　☐ 药师　　☐ 护士　　☐ 其他

**📦 问题种类**

用法用量

**✉ 药物信息**

【主要药名】泼尼松 / 甲泼尼龙　　　　【用药途径】口服

【剂型 / 规格】5 毫克 / 片　　　　　　【其他联用药物】无

**🔊 药师建议**

泼尼松 15mg 转换为甲泼尼龙应为 12mg。

**👤 药师分析**

　　查询 2011 年原卫生部办公厅印发的《糖皮质激素类药物临床应用指导原则》，泼尼松和甲泼尼龙均为中效糖皮质激素，5mg 泼尼松的等效剂量为 4mg 甲泼尼龙。马丁代尔药物大典[1] 亦显示"粗略地说，主要皮质激素的糖皮质激素（或抗炎）作用的大致等效剂量为：泼尼松 5mg，甲泼尼龙 4mg"。据此推算，泼尼松 15mg 转换为甲泼尼龙应为 12 mg。

　　进一步查询，泼尼松片为酯化的醋酸泼尼松片，甲泼尼龙片则为无酯化结构，根据分子量推算，醋酸泼尼松 15mg 约相当于泼尼松 13mg（醋酸泼尼松分子量为 400.5 Da，泼尼松分子量为 358.4 Da），转换为甲泼尼龙约为 11mg。另外，马丁代尔药物大典[1] 认为，酯化可改变药物效果，给予同等糖皮质激素剂量的复合物，其临床效果却并不相同。因此醋酸泼尼松 15mg 转换为 11mg 甲泼尼龙只是粗略的估算，临床效果是否等效有待使用后的观察调整。

参考文献

[1] S.C. 斯威曼主编. 李大魁，金有豫，汤光，等译. 马丁代尔药物大典：原著第 37 版 [M]. 北京：化学工业出版社，2013：1430.

## 案例 105　患儿母亲服米非司酮促排恶露是否需停止母乳

### ✒ 问题描述

新生患儿母亲服米非司酮促排恶露，是否需停止母乳喂养？

### ❓ 问题来源

☐ 患儿　　☐ 家长　　☑ 医师　　☐ 药师　　☐ 护士　　☐ 其他

### 📦 问题种类

特殊人群用药

### ✉ 药物信息

【主要药名】米非司酮　　　　　　【用药途径】口服

【剂型 / 规格】片剂 /25mg　　　　【其他联用药物】无

### 🔊 药师建议

不能排除初乳与成熟乳中药物分布是否有显著不同，不能排除人种间的差异，不能完全排除 α1– 酸性糖蛋白的遗传多态性带来的药物代谢的变化。该推论还需更为直接的研究结果的支持，本次咨询的推论来源于有限的文献数据的推测。

### 👤 药师分析

米非司酮为孕激素受体拮抗药，可与内源性孕酮竞争受体而拮抗孕酮的作用，具有终止妊娠、抗着床、诱导月经和促进宫颈成熟的作用。查阅国内文献[1-3]，临床上也用于治疗产后组织残留、产后恶露不尽、子宫收缩乏力性产后出血等。给药剂量及疗程不一，有服用 2 剂（50mg 早、25mg 晚），有服用 3 天（50mg q12h×3d），也有服用更长时间的。

查询 MCDEX 合理用药信息支持系统 2017 中的药物专论信息，显示"本药可随人类乳汁排泄，哺乳期妇女禁用"。查询该系统内的药品说

第九章

激素类用药

明书，哺乳期用药项下显示的内容不一，有以下几种："尚不明确""禁用""不推荐使用（米非司酮在乳汁中的含量和对婴儿的影响尚无定论）""停止哺乳 5~7 天（尚不知道米非司酮是否被分泌在乳汁中，但是，许多与米非司酮有相似化学结构的药物可被分泌到乳汁中。由于米非司酮对婴儿的影响尚不清楚，哺乳妇女应当咨询保健医师以决定是否应当在用药后停止哺乳 5~7 天）""舍弃乳汁若干天（尚不知道米非司酮是否被分泌在人乳汁中，但是，许多有相似化学结构的激素被分泌到乳汁中。由于米非司酮对婴儿的影响尚不清楚，哺乳妇女应当咨询保健医师以决定是否应当在用药后舍弃乳汁若干天）"。因此，综合国内药品说明书信息，可以推荐舍弃乳汁若干天。根据该药的半衰期（说明书显示消除半衰期 20~34 小时）推算，末次服药后 5 个半衰期后可以认为该药物在体内基本消除，可以安全哺乳，即末次服药 5~7 天后可以哺乳。为避免回奶，母亲应定时将母乳挤出以维持母乳分泌（每日挤 8~12 次）。

进一步查询美国国家医学图书馆（U.S. NLM）旗下数据库 TOXNET 的子库——药物与哺乳数据库 LactMed，该数据库认为有限的信息表明服用单剂量米非司酮无需中断哺乳，选择 200mg 的剂量可能要优于 600mg 的剂量。

该数据库引用的文献[4]显示，12 名产后 6~12 个月的哺乳期妇女服用米非司酮和米索前列醇行药物流产，收集随后 5 天的乳汁样本并检测米非司酮含量，其中 2 名服用单剂量 200mg 米非司酮的母亲，所收集的乳汁样本中均未能测出米非司酮（<5.6µg/L）。10 名服用单剂量 600mg 米非司酮的母亲，第一天平均乳汁浓度为 172µg/L（$n = 9$）；第二天 66µg/L（$n=9$）；第三天 31µg/L（$n = 10$）；第四天 24µg/L（$n = 4$）；第五天 25µg/L（$n = 3$）。服药后 6~9 小时收集的乳汁中米非司酮浓度最高，服药后 9~15 小时收集的乳汁中药物含量有明显下降。作者估计一个纯母乳喂养的婴儿接受的经体重矫正的药物剂量约为母亲剂量的 0.5%，即相对婴儿剂量（Relative infant dose，RID）为 0.5%。RID>10% 被视为婴儿药物暴露的一个"关切水平"，RID 为 10% 以内的药物所导致的乳汁暴露被认为不具备显著的临床意义[5]。因此，根据文献 4 有限的数据所提供的信息，单次服用 200mg 或 600mg 米非司酮，用药期间哺乳的风险是可以接受的。

与文献 [4] 比较，本咨询所涉及的米非司酮给药剂量及疗程均不同，剂量相对较小（25mg、50mg *vs.* 200mg、600mg），疗程相对较长（数日 *vs.* 1 次剂量）。另外，文献 4 涉及的是产后 6~12 个月的婴儿，本咨询涉及的是产后数日的新生儿，相应的乳汁也有区别，文献 4 是成熟乳，而本咨询是初乳（与成熟乳相比，初乳蛋白含量更高，特别是分泌型免疫球蛋白，乳糖含量更高，脂肪含量较低[6]）。米非司酮分子量 429.6Da，分子量大小介于易于扩散入乳汁（分子量 <200Da）和很少扩散入乳汁（分子量 >800Da）之间[6]，但其血清蛋白结合率高（可达 99.2%），与血清中 α1-酸性糖蛋白（α1-acidglycoprotein，AAG）高度结合，结合达饱和后，剩余药物可与血清白蛋白结合），限制了其进入乳汁的比例。其在较高剂量时呈现饱和状态的血清非线性动力学特征[7]，研究表明血清米非司酮浓度达到 2.5μmol/L（即 1.1μg/ml）时代表 AAG 结合能力达到饱和。AAG 对米非司酮的药代动力学影响极大。当服用米非司酮 ≥ 100mg 时，血清米非司酮浓度相似，因血清 AAG 结合能力达到饱和。据此推测，文献 [4] 显示的即为米非司酮在饱和状态下的乳汁分布，有 2 位服用 200mg 米非司酮的母亲在饱和状态下仍未检测到乳汁分布，另外 10 位服用 600mg 的母亲有乳汁分布，但按最高乳汁含量计算，乳儿的相对剂量也仅为 0.5%。本次咨询为服用 50mg、25mg 米非司酮的母亲，根据有限的数据推测，其乳汁分布非常低，母亲服用数剂低剂量米非司酮对乳儿造成影响的风险较小。米非司酮经肝药酶 CYP3A4 代谢，代谢产物有一定活性，该酶在出生后才开始逐渐发育，可以推测米非司酮在新生儿体内的代谢较慢，不排除当母亲长时间服用米非司酮，经乳汁摄入新生儿体内的米非司酮产生一定量的蓄积，从而产生有临床意义的影响。

此外，α1-酸性糖蛋白在个体间存在显著的遗传多态性，这可影响到米非司酮的游离浓度，进而影响到其进入乳汁的量。这或许可以部分解释文献 [4] 中服用 600mg 剂量的母亲其乳汁浓度可以相差十几倍（0.913μmol/L *vs.* 0.058μmol/L）

参考文献

[1] 冯淑娜. 米非司酮在改善产后组织残留治疗疗效及预后的应用价值 [J]. 现代诊断与治疗，2016，5：785-787.

[2] 钟萍. 复方益母草胶囊联合米非司酮治疗产后恶露不尽临床观察 [J]. 辽宁中医药大学学报，2016，18（12）：204-206.

[3] 洪虹. 缩宫止血合剂联合米非司酮和米索前列醇治疗子宫收缩乏力性产后出血的效果分析 [J]. 上海医药，36（1）：27-29.

[4] Sääv I, Fiala C, hämäläinen JM, et al. Medical abortion in lactating women--low levels of mifepristone in breast milk[J]. Acta Obstetgynecol Scand,2010,89(5)：618-622.

[5] 谭小平，丁也，郭阳，等. 拉莫三嗪在产后早期癫痫女性乳汁中的分泌特点及母乳喂养安全性评价 [J]. 实用药物与临床，2017，20（9）：1043-1047.

[6] Newton ER，Hale TW. Drugs in Breast Milk[J]. Clin Obstetgynecol，2015，58（4）: 868–884.

[7] 廖爱华 . 米非司酮人体药代动力学特征与抗孕激素作用的临床效果 [J]. 国外医学：计划生育 / 生殖健康分册，2007，26（1）: 38–41.

第十章

# 泌尿系统用药

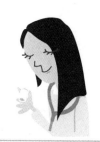

Clinical Practice in
Pediatric Medication
Consultation

# 案例 106   呋塞米的作用及不良反应

## ✏ 问题描述

利尿药呋塞米（速尿）的作用及不良反应如何？是否可以 24 小时注射？其效果是否优于口服？

## ❓ 问题来源

☐ 患儿　　☐ 家长　　☑ 医师　　☐ 药师　　☐ 护士　　☐ 其他

## 📦 问题种类

用法用量、不良反应

## ✉ 药物信息

【主要药名】呋塞米　　　　　　　　【用药途径】静脉注射、肌内注射

【剂型 / 规格】注射剂 /20mg：2ml　　【其他联用药物】无

## 🔊 药师建议

　　呋塞米是一种速效、强效利尿药，其不良反应多与高剂量有关，最常见的不良反应是水和电解质紊乱。婴儿长期治疗时须谨慎小心，肾系统不成熟会导致血药浓度异常升高和半衰期延长，因此，须小心监护水和电解质平衡。另外，还有关于婴儿和新生儿骨矿物质减少和肾钙化的报道。长期使用后，尿钙浓度的增加更易发生在新生儿。呋塞米用于治疗水肿有持续静脉滴注的用法，与间歇大剂量静脉注射相比，持续静脉滴注可降低毒性风险。当口服吸收不稳定时，可考虑肠外途径给药。

## 👤 药师分析

　　查询马丁代尔药物大典[1] 以及药品说明书，内容如下：

　　呋塞米是一种速效、强效利尿药。与其他的袢利尿剂或强效利尿药类似，主要用来治疗心力衰竭所引起的水肿，包括肺水肿和肾、肝功能紊乱，并且对噻嗪类利尿药不敏感的患儿也有治疗作用。也用来治疗由于肾衰竭或肾功能不全所引起的少尿。呋塞米可单独使用或与其他抗高血压药合用治疗高血压。

　　大多数不良反应与高剂量使用呋塞米有关，但严重不良反应少见。最常见的不良反应是水和电解质紊乱，包括低钠、低钾和碱中毒，尤其是大

剂量使用或长时间使用后常见。呋塞米能增加尿钙的排泄，有早产儿发生肾钙质沉着的报道。可能的不良反应还有高尿酸血症和痛风，高血糖和糖尿，胰腺炎和阻塞型黄疸。其他不良反应还包括视物模糊、黄视症、眩晕、头痛和直立性低血压、皮疹和光敏反应、超敏反应、发热、骨髓抑制反应、耳鸣和耳聋（尤其在快速高剂量使用呋塞米时，多为暂时性，少数为不可逆性，尤其当与其他有耳毒性的药物同时应用时）。

婴儿和新生儿长期使用呋塞米，由于引起尿钙排泄量增多可继发甲状旁腺功能亢进，有骨矿物质减少、佝偻病、骨折和肾钙化的报道。呼吸窘迫综合征早产儿使用呋塞米会增加动脉导管未闭的发病率。另外，呋塞米还是一种潜在的胆红素在白蛋白结合位点上的置换剂，黄疸婴儿使用时需谨慎，剂量超过 1.5mg/kg 或者重复给药可能会增加游离胆红素。

胃肠道能相当快速地吸收呋塞米；生物利用度为 60%~70%，但吸收是可变和不稳定的。个体内和个体间变化差异大。本药吸收受口服剂型、潜在的疾病和食物的影响。说明书也提示：对于充血性心力衰竭和肾病综合征等水肿性疾病，由于肠壁水肿，口服吸收率下降，故应肠外途径用药。肠道外用药宜静脉给药、不主张肌内注射。静脉注射时宜用氯化钠注射液稀释，而不宜用葡萄糖注射液稀释。

连续静脉输注袢利尿药可能比间歇大剂量静脉注射疗效更明显，并且可提供更稳定的尿流量以及对尿平衡更小的影响。连续的静脉输注所伴随的低血浆浓度也能降低毒性风险。

呋塞米用于治疗儿童水肿时，静脉给药的每日剂量在 0.5~1.5mg/kg 至最高每日 20mg。BNFC 2009 药师建议的儿童用药方案包括口服、缓慢静脉注射和持续静脉滴注。持续静脉滴注的用法：1 个月至 18 岁，每小时 0.1~2mg/kg。心脏手术后，初始剂量应为较低的每小时 100 µg/kg，直到尿液排出量超过每小时 1ml/kg 后加倍，每 2 小时 1 次。用于治疗少尿时，BNFC 2009 药师建议的儿童用药方案包括口服、静脉注射，无持续静脉滴注的用法。

参考文献

[1] S.C. 斯威曼主编 . 李大魁，金有豫，汤光，等译 . 马丁代尔药物大典：原著第 37 版 [M]. 北京：化学工业出版社，2013：1244–1246.

## 案例 107　无尿患儿泵滴入尼卡地平的稀释浓度

### 🖋 问题描述

9 岁患儿，35kg，无尿，限制液量。予尼卡地平（佩尔）泵滴入，稀释浓

度为 8 mg/10ml（0.8mg/ml），每小时 2ml 泵入。但说明书显示稀释浓度为
0.1~ 0.2mg/ml 为宜。问能否提高浓度？有何不良反应？

## ❓ 问题来源
☐ 患儿　　☐ 家长　　☑ 医师　　☐ 药师　　☐ 护士　　☐ 其他

## 📦 问题种类
用法用量

## ✉ 药物信息
【主要药名】尼卡地平　　　　　　　【用药途径】静脉滴注
【剂型 / 规格】注射剂 /2ml：2mg　　【其他联用药物】无

## 🔊 药师建议

　　刺激性药物静脉滴注需考虑稀释浓度、滴注时间、滴注速度等，三者相互
关联，但一般而言稀释浓度还是首先需要考虑的因素。医师应先预估该药的给
药时长，然后制订一个合理的稀释浓度。如果能经中心静脉给药最好，由于药
液泵入后，能很快被血液稀释，可以有效减少静脉炎的发生。若经外周静脉给
药，且持续时间较长，药师建议在限制入液量允许的范围内，尽可能接近
说明书推荐的稀释浓度，同时避免经小静脉给药，且每 12 小时宜改变输注
部位。

## 👤 药师分析

　　盐酸尼卡地平为钙拮抗剂，通过抑制钙离子内流而发挥血管扩张作
用。适应证为手术时异常高血压的紧急处理和高血压急症。药品说明书的
用法为：用生理盐水或 5% 葡萄糖注射液稀释，配成浓度为 0.01%~0.02%
（1ml 中含盐酸尼卡地平 0.1~0.2mg）后使用。查阅马丁代尔药物大典[1]，
推荐 0.1mg/ml 盐酸尼卡地平用于静脉输液。查询 Micromedex 数据库，显
示盐酸尼卡地平静脉使用必须稀释至最终浓度为 0.1mg/ml，给药时需缓慢
持续输注；不要经小静脉给药（如手背或腕部静脉）；如果经外周静脉给
药，需每 12 小时改变输注部位。
　　咨询该注射液的厂家，回复其产品（该注射液浓度为 1mg/ml）的 pH
为 3.0~4.5，虽然临床上有超过推荐浓度甚至使用原液的报道，但药师仍建
议按说明书的稀释浓度给药，超过该浓度需特别关注静脉炎的发生，滴注
的持续时间也和静脉炎有关。

进一步查阅文献，Kawada 等 [2] 研究了急性脑卒中患儿发生尼卡地平相关静脉炎的风险因素，经多元 logistic 回归分析，发现尼卡地平稀释浓度超过 130μg/ml 是该人群中发生尼卡地平相关静脉炎的显著且独立的危险因素。该研究使用的是日本 Sawai 制药的尼卡地平针剂，研究发现其稀释液的 pH 从稀释浓度为 13μg/ml 时的 5.1 逐渐下降到稀释浓度超过 130μg/ml 时的低于 4.3。而 pH 低于 4.1 或超过 9 被认为是发生静脉炎的风险因素。由于卒中本身也是静脉炎的风险因素，该研究的直接适用人群有限，但可作为参考，该研究表明尼卡地平的稀释浓度对于静脉炎的发生是很关键的。

以上各项资料均推荐尼卡地平以较低的稀释浓度给药。与静脉炎相关的另一个重要因素是输注的持续时间。Simamora 等的研究表明，如果将溶液在短时间内输入静脉（几分钟内），pH 范围在 3~11 内的溶液均不会对输液静脉产生刺激 [3]。pH 也为偏酸性的盐酸胺碘酮注射液（可达龙）说明书显示如需静脉滴注超过 1 小时，可达龙注射液浓度不应超过 2mg/ml，除非使用中央静脉导管。一项对胺碘酮针剂的研究 [4] 发现，高浓度胺碘酮外周静脉泵入时间与静脉炎发生率呈正态分布关系，泵入 21~30 小时，静脉炎发生率最高，2 小时之内几乎无静脉炎发生，47 小时以后继续泵入胺碘酮，静脉炎发生率未见增加。可见，当输注时间越长时，对输注浓度的要求越严格。

输注速度与输注持续时间成反比关系，一般认为对于刺激性大的药物，减慢滴速会减少药物对输液静脉的刺激，Kawada 等 [2] 亦认为除了适宜的稀释浓度，限制流速可能也有助于减少尼卡地平发生静脉炎的风险。但 Frank 等 [3] 给出了不同的看法：增加有刺激性溶液的输注速度，可以降低发生输液性静脉炎。笔者建议，在某些特定的条件下（如患儿只能选择使用外周静脉），调整溶液的 pH 值至中性，或者短时间内快速给药可能是降低输液性静脉炎发生率的简单可行的办法。但是，由于尼卡地平为降压药，需持续输注并根据临床反应调整给药量及给药速度，短时间内快速给药的方式并不适合。

参考文献

[1] S.C. 斯威曼主编．李大魁，金有豫，汤光，等译．马丁代尔药物大典：原著第 37 版 [M]．北京：化学工业出版社，2013：1295.

[2] Kawada K, Ohta T, Tanaka K, et al. Risk Factors of Nicardipine-Related Phlebitis in Acute Stroke Patients[J]. J Stroke Cerebrovasc Dis, 2016, 25（10）: 2513-2518.

[3] Frank Ge，崔晶晶．输液导致静脉炎的因素分析 [J]．中国药物应用与监测，2005，2：36-38.

[4] 李玮，张俊，乔燕舞，等．高浓度胺碘酮静脉泵入与静脉炎关系的临床研究 [J].心血管康复医学杂志，2004，13（6）：594-595.

## 案例 108　托拉塞米粉剂冲配后是否可长期放置

### ✎ 问题描述
托拉塞米粉剂冲配后能否放置？

### ❓ 问题来源
☐患儿　　☐家长　　☑医师　　☐药师　　☐护士　　☐其他

### 📦 问题种类
用法用量

### ✉ 药物信息
【主要药名】托拉塞米粉剂　　　　【用药途径】静脉注射

【剂型/规格】粉剂/2ml∶10mg　　【其他联用药物】无

### 🔊 药师建议

> 由于国内外的药品制剂可能有差异，国外的资料仅供参考。药师建议依据厂家数据操作。

### 👤 药师分析

托拉塞米为磺酰脲吡啶类利尿药，适用于需要迅速利尿或不能口服利尿的充血性心力衰竭、肝硬化腹水、肾脏疾病所致的水肿患儿。查询该药品说明书，未提及冲配后的稳定性。

查询 Micromedex，国外资料显示其溶于 5% 葡萄糖注射液或生理盐水，浓度为 0.1~0.8mg/ml 时，室温下放置，24 小时稳定。

咨询该药品生产厂家后回复，该药品 20mg 溶于 100ml 的生理盐水或5% 葡萄糖注射液稀释为 0.2mg/ml 浓度后，室温放置 4 小时内是稳定的，无 4 小时以上的数据。

参考文献
[1] Micromodex
[2] 药品说明书

第十一章

# 维生素及营养用药

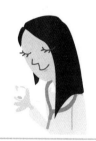

Clinical Practice in
Pediatric Medication
Consultation

## 案例 109　脂溶性与水溶性维生素是否可同时溶于脂肪乳

### ✎ 问题描述

脂溶性维生素与水溶性维生素是否可同时溶于脂肪乳中?

### ❓ 问题来源

□患儿　　□家长　　☑医师　　□药师　　□护士　　□其他

### 📦 问题种类

相互作用(联合用药、配伍禁忌)

### ✉ 药物信息

【主要药名】脂溶性维生素　　　　【用药途径】静脉滴注

【剂型 / 规格】脂溶性维生素(Ⅰ)/10ml　【其他联用药物】水溶性维生素

### 🔊 药师建议

脂溶性维生素不可溶于脂肪乳,水溶性维生素可以溶于脂肪乳。脂溶性维生素可单独输注或用于配制含葡萄糖、脂肪、氨基酸、电解质、维生素和微量元素等的"全合一"营养混合液。只有在可配伍性得到保证的前提下,才能将其他产品加入本品内。本品也可与葡萄糖注射液或氨基酸注射液通过 Y 型管道混合后输入体内。该法既适用于中心静脉也适用于外周静脉。在无菌操作条件下,下列产品可加入本品内:

1.维他利匹特(成人)/ 维他利匹特(儿童)。

2.注射用水溶性维生素。

### 👤 药师分析

根据维生素的溶解性可分为两大类,脂溶性维生素和水溶性维生素。脂溶性维生素包括:维生素 A(视黄醇)、维生素 D(钙化醇)、维生素 E(生育酚)、维生素 K(叶绿醌)。水溶性维生素包括:维生素 C(抗坏血酸)、维生素 $B_1$(硫胺素)、维生素 $B_2$(核黄素)、维生素 $B_6$(吡哆醇、吡哆醛、吡哆胺)、维生素 $B_{12}$(钴胺素)、PP(烟酸、烟酰胺)、叶酸、泛酸、生物素、胆碱。脂溶性维生素由长的碳氢链或稠环组成的聚戊二烯化合物,它们都含有环结构和长的、脂肪族烃链,尽管每一种脂溶性维生素都至少有一个极性基团，但都高度疏水。某些脂溶性维生素是辅酶的前体，而且不用进行化学修饰就可被生物体利用。这类维生素能被动物贮存。水溶性维生素是能在水中溶解的一组维生素，常是辅酶或辅基的组成部分，其中包括在酶的催化中起着重要作用的 B 族维生素以及抗坏血酸（维生素 C）等。《中国儿科肠内肠外营养支持临床应用指南》和《中国新生儿营养支持临床应用指南》推荐在新生儿和儿科患儿进行肠外营养支持时，应同时补充13 种维生素，包括 4 种脂溶性维生素和 9 种水溶性维生素，其中必须同时补充含有维生素 K 的专用型多种维生素制剂。肠外营养液配方中不同药物制剂之间存在配伍禁忌及稳定性的影响，混合顺序不当会出现浑浊、沉淀、变色、乳析、凝聚等现象。

　　注射用水溶维生素在无菌条件下，在可配伍性得到保证时，可用 10ml 下列溶液加以溶解，边加边摇匀：①脂溶性维生素注射液；②脂肪乳注射液；③注射用水；④无电解质的葡萄糖注射液。用①或②配制的混合液需加至脂肪乳注射液后再经静脉滴注。用③配制的混合液可加至脂肪乳注射液中也可加至葡萄糖注射液中再经静脉滴注。用④配制的混合液可加至葡萄糖注射液中再经静脉滴注。用以上方法溶解后的混合液均可加至肠外营养液袋中再经静脉滴注。

　　注射用脂溶维生素在无菌条件下，在可配伍性得到保证时：①直接加入脂肪乳注射液中（10ml 的注射用脂溶性维生素至少加入至 100ml 的脂肪乳注射液中）；②将脂溶性维生素加入至水溶性维生素，溶解后再加入脂肪乳注射液中。将配制好的上述溶液单独静脉滴注，或加入至肠外营养液袋中经静脉滴注。

　　注射用 12 种复合维生素含有 9 种水溶性维生素（维生素 $B_1$、$B_2$、$B_5$、$B_6$、$B_{12}$、维生素 C、烟酰胺、生物素、叶酸）和 3 种脂溶性维生素（维生素 A、D、E）的复合维生素制剂，是采用一种专利的稳定的复合维生素组合物工艺技术，在同一瓶中稳定性较好。无菌条件下，在可配伍性得到保证时，用 5~10ml 下列溶液加以溶解：①脂肪乳注射液；②无电解质的葡萄糖注射液；③ 0.9% 氯化钠注射液。将配制好的上述溶液单独静脉滴注，或加入至肠外营养液袋中经静脉滴注。

参考文献

[1] 中华医学会肠外肠内营养学分会 . 维生素制剂临床应用专家共识 [J]. 中华外科杂志, 2015, 53（7）: 481-487.

## 案例 110　葡萄糖酸钙锌在儿童中的应用

### ✎ 问题描述

口服补钙剂葡萄糖酸钙锌（锌钙特）有什么特点？

### ❓ 问题来源

☐ 患儿　　☐ 家长　　☑ 医师　　☐ 药师　　☐ 护士　　☐ 其他

### ▣ 问题种类

用法用量

### ✉ 药物信息

【主要药名】葡萄糖酸钙锌　　　　　　【用药途径】口服

【剂型/规格】液体剂/10ml　　　　　【其他联用药物】无

### 🔊 药师建议

根据儿科指南《实用临床诊疗规范——儿科：微量元素障碍》中指出，对于锌缺乏症，需口服补锌：常用葡萄糖酸锌、硫酸锌、醋酸锌等，剂量为锌元素 0.5~1mg/（kg·d），疗程为 1~3 个月。相当于葡萄糖酸锌 3.5~7mg/（kg·d）、硫酸锌 1.5~3mg/（kg·d）、醋酸锌 1.5~3mg/（kg·d）。葡萄糖酸钙锌可作为儿童生长发育期间钙、锌、赖氨酸等元素的补充。但不可以长期服用，或完全替代来自食物的营养元素。同时要注意其不良反应和禁忌证，有坏死性小肠结肠炎（necrotizing enterocolitis，NEC）风险的患儿慎用。

### 👤 药师分析

葡萄糖酸钙锌的主要原料为葡萄糖酸钙、乳酸钙、葡萄糖酸锌、乳酸、白砂糖、水。其中葡萄糖酸钙 60mg，葡萄糖酸锌 3mg，赖氨酸 10mg。葡萄糖酸钙锌所含钙参与骨骼的形成与骨折后骨组织的再建以及肌肉收缩、神经传递、凝血抑制，并降低毛细血管的通透性；同时钙剂能增强气管、支气管的纤毛运动，使呼吸道的清除功能增强。故在维生素 D 缺乏及钙磷代谢障碍的患儿，由于细胞免疫功能紊乱及体液免疫功能低下，以及支气管纤毛运动的减弱，容易患呼吸道感染。因此，葡萄糖酸钙锌对于小儿的生长发育和呼吸道感染的防治具有重要的意义。普通钙剂提供的钙量并不等于我们实际得到的钙量，实际能得到的钙量是能被消化解离出来的离子钙的量。钙剂在胃内停留的时间和接触到的胃酸都是有限的，每次摄入的钙剂中只有部分钙能解离出来，所以一次性摄入过多的钙剂并不能提高钙的获得率，反而会引起胃肠不良反应。对于胃酸分泌量少的婴幼儿来说，一次服用过多的钙剂就更不适合了。半合成有机钙可以有效解决钙剂解离困难的问题。如葡萄糖酸钙锌口服液，是通过钙与葡萄糖酸根的中和反应合成。这种含钙有机化合物的消化要容易得多，钙元素很容易被解离出来。在水溶液中，这些化合物中相当部分的钙已成离子状态，不用再经过消化解离就可以直接供肠道吸收，这样就大大地增加了钙的生物利用率。

葡萄糖酸钙锌所含锌为体内许多酶的重要组成成分，具有促进生长发育、改善味觉等作用，缺乏时，儿童骨骼发育延迟、生长停滞、生殖无能、伤口不易愈合、机体衰弱，还可发生结膜炎、口腔炎、舌炎、食欲缺乏、慢性腹泻、味觉丧失以及神经症状等。有研究证实缺锌可使骨骺骨小梁稀疏、纤细、断裂、排列紊乱，髓腔相对扩大，髓腔骨小梁少。维生素 D 受体（VDR）是含锌指结构的转录因子，从锌指蛋白中除去锌能引起 VDR 作为锌指蛋白转录因子的功能损失，影响维生素 D 的吸收及作用发挥，因此，临床上一些佝偻病或低骨密度的儿童常规补充维生素 D 和钙剂难以达到治疗效果，应先给予锌剂补充，体内锌缺乏状况得到改善，再给予维生素 D 和钙剂，才能得到有效的治疗。马洪波等[1]观察了 5~6 岁儿童体内锌代谢情况，受试者每日锌摄入量为（$5.37 \pm 0.79$）mg，便、尿、汗的排泄量分别为（$3.54 \pm 0.54$）、（$0.20 \pm 0.07$）、（$0.17 \pm 0.05$）mg；受试儿童锌的表观吸收率（锌吸收量/锌总摄入量）为（$33.23 \pm 11.99$）%，表观储留率（锌储留量/锌总摄入量）为（$26.06 \pm 11.78$）%。5~6 岁儿童每日锌摄入量在 5~6 mg 时基本能满足其生长发育的需要。

表 11-1　儿童每日锌代谢

| 指标 | 含量（mg） |
| --- | --- |
| 锌总摄入量 | $5.374 \pm 0.79$ |
| 锌总排泄量 | $3.924 \pm 0.05$ |
| 粪锌排泄量 | $3.540 \pm 0.54$ |
| 尿锌排泄量 | $0.200 \pm 0.07$ |

续　表

| 指标 | 含量（mg） |
| --- | --- |
| 汗锌排泄量 | 0.174±0.05 |
| 锌储留量 | 1.454±0.75 |
| 锌吸收量 | 1.844±0.77 |

　　赖氨酸是人体必需氨基酸之一，能促进人体发育、增强免疫功能，并有提高中枢神经组织功能的作用。赖氨酸为碱性必需氨基酸。由于谷物食品中的赖氨酸含量甚低，且在加工过程中易被破坏而缺乏，故称为第一限制性氨基酸。赖氨酸是人体必需氨基酸之一，能促进人体发育、增强免疫功能，并有提高中枢神经组织功能的作用。赖氨酸为碱性必需氨基酸。由于谷物食品中的赖氨酸含量甚低，且在加工过程中易被破坏而缺乏，故称为第一限制性氨基酸。一些研究还表明，赖氨酸的功效还可能包括促进钙吸收、防止骨质流失。结合其他氨基酸可以促进骨骼活力，通过增加女性胶原蛋白预防骨质疏松症，增加胶原蛋白可以促进骨骼和结缔组织更强大和更柔韧。

　　葡萄糖酸钙锌主要用于治疗因缺钙、锌引起的疾病，包括骨质疏松、手足搐搦、骨发育不全、佝偻病，妊娠妇女和哺乳期妇女、绝经期妇女钙的补充，小儿生长发育迟缓，食欲缺乏，厌食症，复发性口腔溃疡以及痤疮等。婴幼儿一日 5~10ml，成人一日 20~30ml，分 2~3 次，饭后服用。其不良反应有：轻度恶心、呕吐、便秘等；长期服用可引起反跳性胃酸分泌增高。血钙、血锌过高及甲状腺功能亢进者禁用。肾功能不全或糖尿病患儿慎用。该药不宜与洋地黄类药物合用，钙制剂可增加洋地黄毒性；不要与四环素、青霉胺、苯妥英钠以及磷酸盐同用。

参考文献

[1] 马洪波，贾镭. 儿童锌代谢 [J]. 中华临床营养杂志，2005，13（6）：385-387.

## 案例 111　单次服用葡萄糖酸锌过量

### ✎ 问题描述

单次服用葡萄糖酸锌过量（60mg 元素锌）如何解救？

### ❓ 问题来源

☐患儿　　☐家长　　☑医师　　☐药师　　☐护士　　☐其他

### 📦 问题种类

用药错误

### ✉ 药物信息

【主要药名】葡萄糖酸锌　　　　　　【用药途径】口服

【剂型/规格】液体剂/0.35%　　　　　【其他联用药物】无

### 🔊 药师建议

葡萄糖酸锌糖浆规格为10ml：70mg（相当于10mg元素锌），4岁儿童正常摄入量为元素锌10mg，成人中毒量80~400mg。判断儿童轻度中毒（中毒症状为口、咽及消化道糜烂，唇及声门肿胀，腹痛、泻、吐以及水和电解质紊乱），服药1小时内活性炭洗胃，洗胃后用硫酸钠或硫酸镁导泻，然后用二巯基丙醇、二巯基磺酸钠等解毒剂。另外尽量喝牛奶，查血锌和尿铜。

### 🧍 药师分析

锌为体内许多酶的重要组成成分，具有促进生长发育、改善味觉等作用。锌缺乏时，生长停滞、生殖无能、伤口不易愈合、机体衰弱，还可发生结膜炎、口腔炎、舌炎、食欲缺乏、慢性腹泻、味觉丧失以及神经症状等。锌对儿童生长发育尤为重要。葡萄糖酸锌口服后主要由小肠吸收，血清锌浓度于1小时后达高峰，约2小时开始下降。能广泛分布于肝、肠、脾、胰、心、肾、肺、肌肉、骨骼及中枢神经系统等。主要由粪便排泄，少量通过尿液，乳汁排泄。马洪波等[1]观察了5~6岁儿童体内锌代谢情况，受试者每日锌摄入量为（5.37±0.79）mg，粪、尿、汗的排泄量分别为（3.54±0.54）、（0.20±0.07）、（0.17±0.05）mg；受试儿童锌的表观吸收率（锌吸收量/锌总摄入量）为（33.23±11.99）%，表观储留率（锌储留量/锌总摄入量）为（26.06±11.78）%。5~6岁儿童每日锌摄入量在5~6mg时基本能满足其生长发育的需要。

长期过量食用葡萄糖酸锌片，有可能锌中毒，会出现呕吐、头痛、腹泻、抽搐、贫血、血脂代谢紊乱及免疫功能下降等症状，还会使人，尤其是儿童的神经系统受到伤害，如引起神经元和胶质细胞损伤还有有轻度恶心、呕吐、便秘等消化道反应。相有章等[2]观察健康人高锌摄入对机体锌铜及脂类代谢和抗氧化功能的影响。选择农村健康居民40例，每天补锌50mg（0.2g葡萄糖酸锌），连服8周。在服锌前和服锌后2、4、8周及停锌后4周5次查体、取血并测定各项有关指标。结果发现：①血清、红细胞和发锌含量在服锌2~4周后明显升高，停锌4周后虽然下降但仍高于服锌前水平；24小时尿锌排出量服锌后明显升高，停锌后即降低到服锌前水平；②血清、红细胞和发铜含量在服锌4周后明显升高，停锌后铜含量降低；24小时尿铜排出量服锌前后和停锌后无差异；③红细胞超氧化物歧化酶（SOD）活性在服锌2周后即持续降低，停锌4周时未能恢复；红细胞谷胱甘肽过氧化物酶（GPX）活性在服锌4周时明显升高；脂质过氧化物（LPO）含量在服锌2周后升高；④服锌后总胆固醇（TC）、三酰甘油（TG）和低密度脂蛋白胆固醇（LDL-C）升高；高密度脂蛋白胆固醇（HDL-C）降低；载脂蛋白A1（apoA1）降低；载脂蛋白B100（apoB100）升高。因此，健康人每天补充50mg锌会干扰锌铜代谢，抑制抗氧化功能，引起脂类代谢紊乱。而且这种异常变化是较持久的，停止锌的补充后仍不能恢复正常，故不能盲目过量补锌，否则会影响身体健康，进而导致疾病的发生。

胡敏等[3-4]探究了牛磺酸、维生素C对锌中毒小鼠免疫功能的影响，发现牛磺酸、维生素C可提高锌中毒小鼠外周血TNF-α、IL-2水平及促进T淋巴细胞增殖，对锌中毒小鼠免疫功能损伤有一定保护作用。朱慧文等[5]观察和分析了6例补锌与锌中毒的临床案例，其中毒原因分别是：8个月至1岁6个月3例患儿，其中1例未按医嘱服药，每日补锌达15~30mg，超出规定剂量2倍，连用4周；2例为服药时间过长，达2~3个月（遵医嘱服用4周后又连用7~8周）。其余3例均因药物保管不善小儿短期内大量误服（兄妹俩一次共服葡萄糖酸锌片60片），1例把颗粒型葡萄糖酸锌粉当作糖粉在4小时内冲服8包，含锌80mg。其临床表现为：短时内服用大量含锌药物的3例患儿，均在1~2小时内出现不同程度的腹痛、恶心、呕吐症状；2例大便次数增多，1例大便少量带血；3例均作血糖、尿糖及肝功能实验室检查，其中1例血糖轻微升高达6.8mmol/L，尿糖>0.28mmol/L，3例肝功能检查均无异常；由于服药量过大、服药时间过长引起3例锌中毒患儿，早期表现为性格易躁，大便次数增多，每日2~4次。

随着服药时间延长，胃肠道刺激症状更明显，出现腹胀、恶心、呕吐，1例出现中度贫血。3例急性中毒患儿均在服药2~4小时内就诊。全部用1:2000高锰酸钾溶液洗胃，50%硫酸镁溶液导泻，驱锌治疗用二巯基丁二酸钠，首次用0.3~0.5g，用注射用水10~20ml稀释后静脉注射，静脉注射滴注葡萄糖纠正水电解质紊乱，共2~3天，临床症状消失。2周后检查血糖、尿糖、肝功能均正常。对因服药量大，服药时间过长造成中毒的3例患儿，立即停用含锌药物，测定血清微量元素，根据结果调整饮食，给予多种维生素，纠正缺铁对症治疗。患儿性格改变、贫血等症状均在 1~3 周内恢复正常。

参考文献

[1] 马洪波，贾镭．儿童锌代谢 [J]．中华临床营养杂志，2005，13（6）：385-387.

[2] 相有章，杨晓霞，边建朝，等．高锌摄入对机体代谢的影响 [J]．卫生研究，2004，33（6）：727-731.

[3] 胡敏，徐群英．牛磺酸对锌中毒小鼠免疫功能影响 [J]．中国公共卫生，2011，27（4）：449-450.

[4] 胡敏，刘海江．维生素 C 对锌中毒小鼠免疫功能的影响 [J]．现代预防医学，2011，38（16）：3182-3183.

[5] 朱慧文，张俊杰．补锌与锌中毒 6 例分析 [J]．中国实用医刊，1996（5）：19-20.

## 案例 112　维生素 C 与其他药物配伍冲配时是否需避光

### ✎ 问题描述

维生素 C（VC）与 0.9% 氯化钠注射液、10% 氯化钾注射液、5% 葡萄糖水溶液（D5W）冲配是否需避光？

### ❓ 问题来源

☐ 患儿　　☐ 家长　　☐ 医师　　☐ 药师　　☐ 护士　　☑ 其他

### 📦 问题种类

用法用量

### ✉ 药物信息

【主要药名】维生素 C 注射液　　　　【用药途径】注射

【剂型 / 规格】注射剂 /1ml　　　　　【其他联用药物】无

### 🔊 药师建议

5% 葡萄糖水溶液、0.9% NaCl、10% KCl 均为无色透明溶液，未能对维生素 C 形成遮蔽，因此药师建议避光。另外，在滴注配制好的含维生素 C 注射液时，需要采用避光的措施，即采用透光性较弱的黑布、纸、塑料等制成遮光袋，套在输液瓶上，配以一次性带过滤器的避光输液器，或用黑色塑料薄膜将输液器缠裹达到避光的要求。

## 🧍 药师分析

维生素 C 的结构类似葡萄糖，是一种多羟基化合物，其分子中第 2 及第 3 位上两个相邻的烯醇式羟基极易解离而释出 H⁺，故具有酸的性质，又称抗坏血酸。维生素 C 参与机体内抗体及胶原形成，组织修补（包括某些氧化还原作用），苯丙氨酸、酪氨酸、叶酸的代谢，铁、碳水化合物的利用，脂肪、蛋白质的合成，以及维持免疫功能，羟化 5- 羟色胺，保持血管的完整，并促进非血红素铁的吸收。

维生素 C 在干燥空气中比较稳定，和许多天然产品一样，能被空气和光线氧化，其水溶液不稳定，很快氧化成脱氢抗坏血酸，尤其是在中性或碱性溶液中很快被氧化；遇光、热、铁和铜等金属离子均会加速氧化；能形成稳定的金属盐；为相对强的还原剂，贮存日久色变深，呈不同程度的浅黄色。维生素 C 被氧化成脱氢维生素 C 的反应是可逆的，并且抗坏血酸和脱氢抗坏血酸具有同样的生理功能，但脱氢抗坏血酸若继续氧化，生成二酮古乐糖酸，则反应不可逆而完全失去生理效能。王颖等[2]考察了含维生素 C 全肠外静脉营养液（total parenteral nutrition, TPN）的稳定性，A、B、C、D 四组在室温日光灯下放置，A1、B1、C1、D1 四组室温避光放置，a、b、c 三组在 20℃恒温箱放置，a1、b1、c1 三组在 25℃恒温箱放置；所有配伍液放置 8 小时，观察其外观、pH 变化，测定维生素 C 含量。结果发现，在含有复合氨基酸的溶液中维生素 C 的含量随着时间推移不断下降，4 小时后溶液由无色变为黄色，维生素 C 含量降低 10%，但 pH 无明显变化；维生素 C 在不含复合氨基酸的溶液在 6 小时内性质稳定。

在针对含维生素 C 肠外营养液的稳定性考察实验中，含维生素 C 肠外营养液需按无菌技术进行配制操作，各成分的加入顺序按肠外营养液常用配制法加入三升袋，不断振摇混匀，即得，各组处方见表 11-2。A、B、C、D 四组在室温日光灯下放置，A1、B1、C1、D1 四组室温避光放置。表 11-3 则为在不同光照下含维生素 C 肠外营养液中维生素 C 相对百分含量的变化。

表 11-2　不同试验条件下含维生素 C 肠外营养液的配制处方（ml）

| 药物 | A（A₁） | B（B₁） | C（C₁） | D（D₁） |
|---|---|---|---|---|
| 20% 维生素 C 注射液 | 5 | 5 | 5 | 5 |
| 胰岛素注射液（40IU/ml） | 0.5 | 0.5 | 0.5 | 0.5 |
| 10% 氯化钾注射液 | 30 | 30 | 30 | 30 |

续 表

| 药物 | A (A$_1$) | B (B$_1$) | C (C$_1$) | D (D$_1$) |
|---|---|---|---|---|
| 10% 葡萄糖注射液 | 500 | 500 | | |
| 复方氨基酸注射液 | 500 | | 500 | |
| 0.9% 氯化钠注射液 | 100 | 600 | 800 | |
| 50% 葡萄糖注射液 | 200 | 200 | 1300 | |

注：为方便数据处理，通过调整 0.9% 氯化钠注射液的体积使各组处方的体积一致

表 11-3 不同光照下肠外营养液中维生素 C 相对百分含量（%，$\bar{x} \pm s$，$n=3$）

| 组别 | 0h | 2h | 4h | 6h | 8h |
|---|---|---|---|---|---|
| A | 100.00±1.21 | 94.34±2.41 | 78.10±1.70 | 69.97±2.10 | 61.33±1.20 |
| A1 | 100.00±2.11 | 90.95±2.13 | 81.61±2.10 | 71.35±2.72 | 61.82±2.01 |
| B | 100.00±1.82 | 92.38±3.10 | 86.85±2.82 | 89.27±2.51 | 90.20±1.92 |
| B1 | 100.00±1.60 | 94.53±2.12 | 88.78±2.60 | 85.67±1.82 | 90.00±2.21 |
| C | 100.00±1.73 | 95.79±1.61 | 82.36±2.01 | 84.73±2.13 | 65.37±1.90 |
| C1 | 100.00±2.30 | 90.05±2.12 | 83.32±1.83 | 81.87±1.81 | 69.91±1.61 |
| D | 100.00±2.51 | 93.66±1.50 | 95.66±1.55 | 75.89±1.92 | 73.48±1.61 |
| D1 | 100.00±2.82 | 94.51±1.42 | 93.33±1.92 | 79.60±1.52 | 74.77±1.71 |

由表 11-3 可知，各组溶液中维生素 C 的含量随着时间减少，含有复方氨基酸注射液的溶液在不同光照下，维生素 C 的相对百分含量在 4 小时后均小于 90%。

参考文献

[1] 王春芳，常威．滴注过程中应注意避光的药品 [J]．中国药事，2008，22（1）：77-79．

[2] 王颖，王华，于倩．含维生素 C 肠外营养液的稳定性考察 [J]．中国药师，2016，19（6）：1203-1206．

第十一章 维生素及营养用药

## 案例 113　糖尿病患儿是否可用盐水做葡萄糖酸钙溶媒

### ✎ 问题描述

5 岁糖尿病患儿要使用葡萄糖酸钙，是否可用盐水做溶媒？

### ❓ 问题来源

☐ 患儿　　☐ 家长　　☐ 医师　　☐ 药师　　☑ 护士　　☐ 其他

### 📦 问题种类

调配与溶媒选择

### ✉ 药物信息

【主要药名】葡萄糖酸钙注射液　　　　　【用药途径】静脉注射

【剂型 / 规格】注射剂 /10ml：1g　　　　【其他联用药物】无

### ◀》 药师建议

> 葡萄糖酸钙应该是可以用生理盐水做溶媒，说明书中配伍禁忌和药物相互作用没有提到 NaCl，药典中有葡萄糖酸钙氯化钠注射液记载。输液时，需密切注意患儿的身体情况，若出现异样状况，立即停止。儿童常用于钙缺乏症，一般通过口服给药方式给药，药剂量为：一日 0.5~0.7g/kg，分次服用。对于低钙血症，常用静脉注射方式，单剂量为 25mg/kg。本药静脉注射应缓慢，不超过 5ml/min。

### 👤 药师分析

葡萄糖酸钙注射液为钙补充剂。钙可以维持神经肌肉的正常兴奋性，促进神经末梢分泌乙酰胆碱。血清钙降低时可出现神经肌肉兴奋性升高，发生抽搐，血钙过高则兴奋性降低，出现软弱无力等。钙离子能改善细胞膜的通透性，增加毛细血管的致密性，使渗出减少，起抗过敏作用。钙离子能促进骨骼与牙齿的钙化形成，高浓度钙离子与镁离子之间存在竞争性拮抗作用，可用于镁中毒的解救；钙离子可与氟化物生成不溶性氟化钙，用于氟中毒的解救。血浆中约 45% 钙与血浆蛋白结合，正常人血清钙浓度 2.25~2.50mmol/L（9~11mg/100ml），甲状旁腺素，降钙素、维生素 D 的活性代谢物维持血钙含量的稳定性。钙主要自粪便排出（约 80%），部分

（约 20%~30%）自尿排出。

　　临床治疗疾病时，常会用输液的方式用药。静脉输注的注射剂往往需要溶媒溶解和稀释后输注，如果溶媒选择不适当，会影响药物的稳定性和发生理化反应，降低药物疗效，甚至发生不良反应，严重的还会危及患儿生命安全。输液溶媒的选择直接关系到用药的安全性和有效性，不容忽视。临床输液时需依据患儿病理情况选择溶媒。一般有如下几种情况需要考虑：糖尿病患儿，若心肾功能尚可，可以选用盐水；高血压、冠心病及心功能不全患儿，应减少盐水的摄入，以减轻心脏负担；肾功能不全患儿，须减少盐水的摄入，减轻钠水潴留；低钠血症患儿，应选择盐水，反之选择糖水；肺性脑病（2 型呼吸衰竭）患儿，最好选用生理盐水，因为使用葡萄糖会增加二氧化碳的潴留，加重肺性脑病；休克患儿，盐水和糖水都不是首选，因为休克时胰岛素分泌减少，使用葡萄糖易出现高血糖症，而盐水因所含的钠和氯均比正常细胞间液高，休克期使肾功能受影响会阻碍钠和氯的排泄而致高氯血症，此时最好用平衡盐溶液行扩容治疗。临床上常会出现药品说明书需要葡萄糖注射液作为溶媒，但是若患儿有糖尿病须避免糖摄入的矛盾。临床上为了避免葡萄糖摄入过多，也可以选择果糖、木糖醇等非葡萄糖溶液作为溶媒。但是，这类溶液价格较贵，与很多药物存在配伍禁忌，且不是药品说明书推荐的溶媒，所以药师建议不要作为常规溶媒选用。实际上，糖尿病患儿并不是完全不能使用葡萄糖，只是不能过量。在不改变糖尿病患儿常规治疗和进食的前提下，临床上可用胰岛素来兑冲输液中的葡萄糖（一般 1U 胰岛素兑冲 4~5g 葡萄糖），且注意应用过程监测血糖即可。药典中有葡萄糖酸钙氯化钠注射液记载。因此，葡萄糖酸钙应该是可以用生理盐水做溶媒的。在最近的一个病例报告[4]中，一个 55 岁的男性糖尿病患者因双下肢乏力，间歇性痉挛 2 年，于某社区医院就诊。予以 0.9% 氯化钠注射液 250ml 加葡萄糖酸钙注射液 15ml 静脉滴注。2min 后，患者突然出现胸闷、心前区疼痛、意识模糊，给予吸氧、更换液体为 0.9% 氯化钠注射液 250ml 静脉滴注，患者随即心跳呼吸停止。患者用药后出现胸闷，心前区疼痛，意识模糊，心脏停搏、呼吸停止，死亡，可能为葡萄糖酸钙注射液的药物不良反应所致，但并不确定是否与 0.9% 氯化钠注射液作为葡萄糖酸钙的溶媒有关。况且个别病例的报告可信度不高，不过仍需引起医护人员的重视。

表 11-4　10% 葡萄糖酸钙注射液与其他药物的配伍反应情况

| 配伍药物 | 出现配伍反应时间 | 配伍反应现象 |
| --- | --- | --- |
| 注射用阿莫西林克拉维酸钾 | 2min | 淡紫色，透明，无沉淀，静置后无改变 |
| 注射用头孢曲松钠 | 2~3min | 白色絮状物 |
| 注射用头孢匹胺钠 | 瞬间 | 乳白色絮状物 |
| 注射用夫西地酸钠 | 瞬间 | 乳白色絮状物 |
| 注射用头孢替唑钠 | 5min | 白色沉淀 |
| 注射用头孢吡肟钠 | 瞬间 | 浑浊，并有白色絮状沉淀 |
| 多烯磷脂酰胆碱注射液 | 瞬间 | 乳白色絮状沉淀，久置絮状物自然沉淀 |
| 甘草酸二铵注射液 | 瞬间 | 乳白色浑浊 |
| 注射用奥美拉唑 | 瞬间 | 白色浑浊，静置后变为深咖啡色 |
| 注射用泮托拉唑钠 | 5 min | 铁锈色 |
| 注射用法莫替丁 | 瞬间 | 白色乳状混浊物 |
| 注射用酒石酸白霉素 | 4 min | 白色沉淀并逐渐增多 |
| 清开灵注射液 | 瞬间 | 絮状浑浊，颜色变浅，有絮状沉淀生成 |
| 痰热清注射液 | 瞬间 | 浅黄色浑浊絮状物 |
| 注射用炎琥宁 | 1~3 min | 白色絮状物 |
| 注射用穿琥宁 | 瞬间 | 白色浑浊，静置可见小可状物质沉淀 |
| 注射用丹参 | 瞬间 | 棕褐色絮状物 |
| 地塞米松磷酸钠注射液 | 瞬间 | 呈胶冻状，在注射内均匀分布 |

参考文献

[1] 杨燕贻，田英，王艳姣，等. 不同输液种类对糖尿病患儿血糖的影响 [J]. 中

国现代医学杂志：2010，20（17）：2674-2675.

[2] 杨平存.葡萄糖酸钙注射液存在问题研究 [J/CD]. 世界最新医学信息文摘：连续型电子期刊，2015（27）：78-79.

[3] 陈世才、卢定华、詹淑玲、等.常用输液溶媒与其他药物的配伍禁忌 [C]. 北京地区药学学术年会.2003.

[4] 刘冰、李喆.静脉滴注葡萄糖酸钙致糖尿病患者死亡一例 [J]. 海军医学杂志，2017，38（5）：482.

## 案例 114　低血钙使用 10% 葡萄糖酸钙抢救是否需稀释

### ✎ 问题描述

低血钙使用 10% 葡萄糖酸钙抢救是否需稀释？其他有何要求？

### ❓ 问题来源

☐ 患儿　　☐ 家长　　☑ 医师　　☐ 药师　　☐ 护士　　☐ 其他

### 📦 问题种类

调配与溶媒选择

### ✉ 药物信息

【主要药名】葡萄糖酸钙　　　　　【用药途径】静脉注射

【剂型 / 规格】注射剂 /10ml：1g　　【其他联用药物】无

### 🔊 药师建议

10% 葡萄糖酸钙，即 100mg/ml 葡萄糖酸钙，渗透压 700mOsm/L。用于抢救时使用 5% 葡萄糖溶液 1：1 稀释（即至 50mg/ml）以 1~2ml/min 的速度静推 3~5min。一般以 50mg/ml（1：1 稀释液）注射，120~240mg/kg 的剂量，静脉滴注时间需大于 1 小时。

### 👤 药师分析

葡萄糖酸钙为钙补充剂。钙可以维持神经肌肉的正常兴奋性，促进神经末梢分泌乙酰胆碱。血清钙降低时可出现神经肌肉兴奋性升高，发生抽搐，血钙过高则兴奋性降低，出现软弱无力等。钙离子能改善细胞膜的通透性，增加毛细管的致密性，使渗出减少，起到抗过敏作用。钙离子能促进骨骼与牙齿的钙化形成，高浓度钙离子与镁离子之间存在竞争性拮抗作用，可用于镁中毒的解救。钙离子可与氟化物生成不溶性氟化钙，用于氟中毒的解救。血浆中约45%钙与血浆蛋白结合，正常人血清钙浓度2.25~2.50mmol/L（9~11mg/100ml），甲状旁腺素、降钙素、维生素D的活性代谢物维持血钙含量的稳定性。钙主要自粪便排出（约80%），部分（20%~30%）自尿排出。维生素D可促进钙的吸收，钙可分泌入汗液、胆汁、唾液、乳汁、尿、便等。

　　新生儿低钙血症在临床中比较常见，一般首选静脉输注葡萄糖酸钙治疗。因葡萄糖酸钙本身具有强刺激性，故在输注过程中易因渗漏而导致局部皮肤变性、坏死，甚至引起功能障碍等诸多并发症。若输注速度过快，更易引发患儿心律失常，严重者甚至突发心搏骤停而死亡。10%葡萄糖酸钙pH为6.0，是刺激性较大的酸性高渗溶液，输注时对血管刺激性大，而新生儿尤其是早产儿、低体重儿由于血管内皮细胞发育不成熟，对局部刺激的防御能力较差，在输注时更易发生外渗。外渗后局部皮肤表现为红肿、发绀、水疱，严重者出现坏死、钙化，甚至造成四肢功能障碍等。有的患儿在输注时并没有立即出现肉眼能看见的外渗现象，但在输注几天后能看见皮下有钙盐沉积的现象。因钙离子是心肌细胞内的重要离子，与钾、钠离子共同参与心肌细胞活动，如高浓度钙剂被过快的速度推注，将导致体内血钙骤然升高，使得心肌细胞膜电位迅速降低，房室结和窦房结自律细胞除极化加速，发生严重的心律失常。张德荣等探讨静脉用葡萄糖酸钙采用不同给药速度其不良反应的发生情况及护理对策，将180例静脉应用葡萄糖酸钙患儿分成三组各60例，A、B组将10%葡萄糖酸钙10ml加入10%葡萄糖注射液10ml中分别于10min、20min静脉推注完毕，C组将10%葡萄糖酸钙加入10%葡萄糖注射液100ml中，以20~30gtt/min缓慢静脉滴注。观察患儿从注射开始至注射完毕后1小时内不良反应发生情况。B、C组不良反应发生率显著少于A组（$P<0.05$，$P<0.01$），头晕、头痛，心前区不适发生率C组显著少于B组（$P<0.05$，$P<0.01$）。钙剂静脉输注流程请见下面流程图：

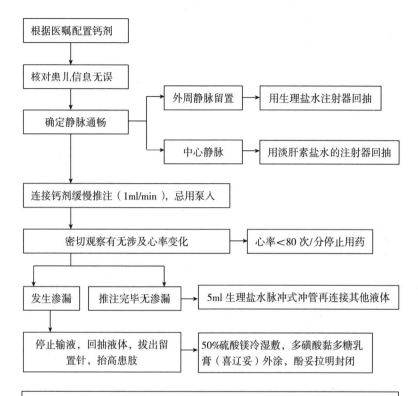

图 11-1 钙剂静脉输注流程

参考文献

[1] 马晶晶，苏绍玉 . 新生儿静脉输注葡萄糖酸钙的风险与管理 [J]. 中华现代护理杂志，2009，15（27）：2836-2838.

[2] 张德荣，张秀容 . 不同速度静脉注射葡萄糖酸钙所致不良反应的观察 [J]. 护理学杂志，2007，22（3）：67-68.

[3] Mackay M，Anderson C. Physical Compatibility of Sodiumglycerophosphate and Calciumgluconate in Pediatric Parenteral Nutrition Solutions[J]. Journal of

Parenteral & Enteral Nutrition，2015，39（6）：725.

## 案例 115　早产儿的补钙药物如何选择

**✎ 问题描述**

早产儿补钙在碳酸钙、葡萄糖酸钙和葡萄糖酸钙锌（锌钙特）中应如何选择？

**❓ 问题来源**

☐ 患儿　　☐ 家长　　☑ 医师　　☐ 药师　　☐ 护士　　☐ 其他

**🗃 问题种类**

特殊人群用药

**✉ 药物信息**

【主要药名】碳酸钙　　　　　　　　　【用药途径】口服

【剂型 / 规格】片剂 /0.5g　　　　　　【其他联用药物】无

**🔊 药师建议**

　　早产儿肠道内钙磷的吸收及生物利用度依赖于体内维生素 D 的水平、钙盐与磷盐的溶解度、脂肪摄入的质与量，以及患儿喂养耐受的程度。小肠吸收钙是通过依赖维生素 D 的主动吸收而实现的，发生在小肠近端。口服钙浓度过高会导致高钙粪便、胃肠转运时间延长及脂肪吸收减少，从而增加早产儿坏死性小肠结肠炎的危险性。对于早产儿，推荐使用 10% 葡萄糖酸钙注射液补钙。

**👥 药师分析**

　　体内 99% 的钙存在于骨骼中，胎儿期约 80% 的钙、磷蓄积出现在孕 25 周到足月，峰蓄积率出现在孕 36~38 周。早产儿体内骨矿物质储备较少，生长速率较快，易患骨质疏松。徐亚萍等动态观测了早产儿骨转化生化标志物血骨钙素（OC）、碱性磷酸酶（AKP）、I 型胶原羧基端肽（ICTP）的变化及早期补钙对它们及血钙、尿钙、血磷磷、尿磷的影响。对 40 例早产儿分补钙组 [20 例，出生早期给予 10% 葡萄糖酸钙 4 ml/（kg·d）静脉输注]，与对照组（20例），在出生24小时及11日龄，分别用ELISA法、放射免疫法及全自动生化分析仪测定血清OC、ICTP、钙、磷、AKP浓度和尿钙、磷及肌酐值；同时以22例正常足月儿和早产儿对照。观测发现：早产儿与足月儿比较存在高骨转化；早期单纯补钙不能增加骨蛋白合成及减少骨胶原的裂解，但可提高血钙、尿钙，降低血磷、尿磷。

碳酸钙参与骨骼的形成与骨折后骨组织的再建，以及肌肉收缩、神经传递、凝血机制并降低毛细血管的渗透性等，用于预防和治疗钙缺乏症，如骨质疏松、手足搐搦、骨发育不全、佝偻病，以及儿童、妊娠和哺乳期妇女、绝经期妇女、老年人钙的补充。

葡萄糖酸钙口服钙剂自小肠吸收，饮食和小肠状态影响吸收。主要自尿液中排出，少量自粪便排出，也由唾液，汗腺，乳汁，胆汁和胰液排出。甲状旁腺，降钙素和维生素D维持内环境钙的稳定。

葡萄糖酸钙锌的主要成分为葡萄糖酸钙、乳酸钙、葡萄糖酸锌、乳酸、白砂糖、水，用于治疗因缺钙、锌引起的疾病，包括骨质疏松、手足搐搦、骨发育不全、佝偻病，妊娠和哺乳期妇女、绝经期妇女钙的补充，小儿生长发育迟缓，食欲缺乏，厌食症，复发性口腔溃疡以及痤疮等。钙剂提供的钙量并不等于实际得到的钙量，实际能得到的钙量是能被消化解离出来的离子钙的量。钙剂在胃内停留的时间和接触到的胃酸都是有限的，每次摄入的钙剂中只有部分钙能被解离出来，所以一次性摄入过多的钙剂并不能提高钙的获得率，反而会引起胃肠不良反应。对于胃酸分泌量少的婴幼儿来说，更不适合一次服用过多的钙剂。

半合成有机钙可以有效解决钙剂解离困难的问题。如葡萄糖酸钙锌口服液，是通过钙与葡萄糖酸根的中和反应合成。这种含钙有机化合物的消化要容易得多，钙元素很容易被解离出来。在水溶液中，这些化合物中相当部分的钙已成离子状态，不用再经过消化解离就可以直接供肠道吸收，这样就大大地增加了钙的生物利用率。补钙药物的选择见表11-5：

表11-5　补钙药物的选择

| 名称 | 成分 |
| --- | --- |
| 葡萄糖酸钙锌 | 每1ml含葡萄糖酸钙60 mg，葡萄糖酸锌3 mg，赖氨酸10 mg |
| 10%葡萄糖酸钙注射液（推荐使用） | 每1ml含葡萄糖酸钙100 mg |
| 碳酸钙 | 吸收受胃的影响，不适用于新生儿 |
| 醋酸钙 | 3克/包，含0.2g醋钙 |

参考文献

[1] 徐亚萍，俞惠民.早产儿骨转化及早期补钙对骨转化的影响[J].浙江大学学报（医学版），2003，32（5）：418-422.

[2] 王丹虹，陈平洋.早产儿代谢性骨病防治进展[J].国际儿科学杂志，2014（5）：508-510，514.

[3] Mackay M，Anderson C. Physical Compatibility of Sodiumglycerophosphate and Calciumgluconate in Pediatric Parenteral Nutrition Solutions[J]. Journal of Parenteral & Enteral Nutrition，2015，39（6）：725.

## 案例 116　赖氨葡锌是否可用开水冲服

### 问题描述

赖氨葡锌能否用开水冲服？

### 问题来源

□患儿　　☑家长　　□医师　　□药师　　□护士　　□其他

### 问题种类

用法用量

### 药物信息

【主要药名】赖氨葡锌　　　　　　　【用药途径】口服

【剂型/规格】复方颗粒剂/5g　　　　【其他联用药物】无

### 药师建议

　　为防止凉开水冲泡服用后患儿出现腹泻等不适情况，一般用温开水冲泡后服用比较好。本品用于因缺乏赖氨酸和锌而引起的疾病（如生长发育迟缓、营养不良、食欲缺乏），常规给药途径为口服给药。①颗粒剂：1~6个月新生儿，一日 0.5 袋；7~12 个月儿童，一日 1 袋；1~10 岁儿童，一日 2 袋；10 岁以上儿童同成人；②片剂：1~6 个月新生儿，一次 0.5 片，一日 1 次；7~12 个月儿童，一次 0.5 片，一日 2 次；1~10 岁儿童，一次 1 片，一日 2 次；10 岁以上儿童同成人剂量。

第十一章　维生素及营养用药

## 药师分析

　　赖氨葡锌颗粒为复方制剂，每包含赖氨酸125mg，葡萄糖酸锌35mg（相当于锌5mg）。辅料为：枸橼酸、蔗糖、柠檬黄。适应证为用于防治小儿及青少年因缺乏赖氨酸和锌而引起的疾病。赖氨葡锌所含赖氨酸是维持人体氮平衡的必需氨基酸之一，具有促进人体生长的作用；锌为体内多种酶的重要组成成分，具有促进生长发育，改善味觉的作用。赖氨酸为碱性必需氨基酸。由于谷物食品中的赖氨酸含量甚低，且在加工过程中易被破坏而缺乏，故称为第一限制性氨基酸。赖氨酸可以调节人体代谢平衡。赖氨酸为合成肉碱提供结构组分，而肉碱会促使细胞中脂肪酸的合成。往食物中添加少量的赖氨酸，可以刺激胃蛋白酶与胃酸的分泌，提高胃液分泌功效，起到增进食欲、促进幼儿生长与发育的作用。赖氨酸还能提高钙的吸收及其在体内的积累，加速骨骼生长。如缺乏赖氨酸，会造成胃液分泌不足而出现厌食、营养性贫血，致使中枢神经受阻、发育不良。锌作为机体必需微量元素之一，主要参与机体的生长发育、维生素A代谢、免疫功能的调控等。锌缺乏儿童主要表现为食欲缺乏、生长及发育落后、免疫功能较差、智力发育落后于同龄儿童等，如果治疗不当，可能造成食欲差、反复上呼吸道感染、口腔溃疡等症状。

　　用法用量：口服，1~6个月新生儿一日0.5包；7~12个月儿童一日1包；1~10岁儿童一日2包；10岁以上儿童及成人，一日3包。赖氨酸和葡萄糖酸锌对湿、热较为稳定[2]，故可以用开水冲泡，但一般用温开水冲泡即可。不良反应可见轻度恶心、呕吐、便秘等反应。注意应餐后服用，可减少胃肠道刺激性；高氯血症、酸中毒及肾功能不全者慎用；与铝盐、钙盐、碳酸盐不可同用。

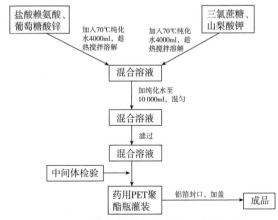

图11-2　赖氨葡锌口服溶液工艺流程图

参考文献

[1] 胡菊．葡萄糖酸锌治疗儿童锌缺乏的疗效观察 [J]．医学信息，2014（37）：217–217.

[2] 谢雪佳．赖氨葡锌口服溶液的研制 [D]．华中科技大学，2016.

## 案例 117　1 周龄婴儿维生素 B$_6$ 可服用的最大剂量

### 问题描述

1 周龄婴儿可服用维生素 B$_6$ 的最大剂量是多少？

### 问题来源

□患儿　　□家长　　☑医师　　□药师　　□护士　　□其他

### 问题种类

用法用量

### 药物信息

【主要药名】维生素 B$_6$　　　　　　【用药途径】口服

【剂型 / 规格】片剂 /10mg　　　　　【其他联用药物】无

### 药师建议

推荐 1 周龄婴儿服用的剂量为 50~200mg/d，需要根据具体应用的疾病及接受治疗的婴儿的体质状况实施个体化用药方案。常规剂量中，对于防治维生素 B$_6$ 缺乏症的儿童，采用口服给药方式，一日 5~25mg，连用 3 周，以后一日 1.5~5mg。对于新生儿顽固性癫痫疾病，口服给药，先给予本药 100~200mg，如有临床效应，再口服给予本药一日 2~200mg。静脉注射的给药过程中，参见药品说明书。对于鹿花蕈素急性中毒所致的癫痫发作患儿，采取静脉给药方式，用法用量同成人。

### 药师分析

维生素 B$_6$（Vitamin B$_6$）又称吡哆素，由 6 种同效维生素组成：吡哆醇、吡哆醛、吡哆胺及其经磷酸激酶催化而生成的 5′- 磷酸盐，即磷酸吡哆醇、磷酸吡哆醛（pyridoxal phosphate，PLP）和磷酸吡哆胺。磷酸吡哆醇、磷酸吡哆胺在肝脏需要通过磷酸吡哆醇（胺）氧化酶 [pyridox（am） ine-5′-phosphate oxidase，PNPO]的作用而生成PLP，仅有PLP可通过中枢神经系统细胞膜，发挥转氨、脱羧、调节基因表达等生物活性，维持正常的生理功能。维生素$B_6$是一种水溶性维生素，遇光或碱易破坏，不耐高温。1936年定名为维生素$B_6$。维生素$B_6$为无色晶体，易溶于水及乙醇，在酸液中稳定，在碱液中易破坏，吡哆醇耐热，吡哆醛和吡哆胺不耐高温。维生素$B_6$在酵母、肝脏、谷粒、肉、鱼、蛋、豆类及花生中含量较多。维生素$B_6$为人体内某些辅酶的组成成分，参与多种代谢反应，尤其是和氨基酸代谢有密切关系。临床上应用维生素$B_6$制剂治疗维生素$B_6$缺乏症、婴儿惊厥或给孕妇服用以预防婴儿惊厥、血红蛋白缺陷所致的贫血、放射病及某些抗癌药物引起的恶心、呕吐或妊娠呕吐等病症，同时还可防治异烟肼、肼肽嗪等引起的周围神经炎。维生素$B_6$不与血浆蛋白结合，磷酸吡哆醛可与血浆蛋白结合。维生素$B_6$的半衰期（$t_{1/2}$）长达15~20天，肝内代谢，经肾排泄，可经血液透析而排出。

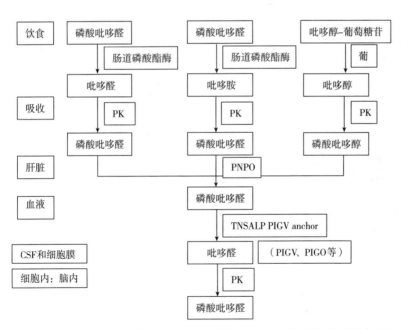

注：PK：磷酸激酶；PNPO：磷酸吡哆醇（胺）氧化酶；TNSALP：组织非特异性碱性磷酸酶；PIGV：磷脂酰肌醇聚糖家族V；anchor：锚；PIGO：磷脂酰肌醇聚糖家族O；CSF：脑脊液

图11-3 人体维生素$B_6$的吸收和代谢过程

吡哆醇（维生素 $B_6$）依赖性癫痫（pyridoxine dependent epilepsy，PDE）患儿需终生补充吡哆醇，目前长期维持治疗的剂量尚不明确。婴儿一般推荐剂量为 15~30mg/（kg·d），新生儿可高达 200 mg/d，成人可高达 500mg/d，上述剂量长期治疗的安全性已经得到证实。当遇到急性发热性疾病时，可通过增加吡哆醇剂量来预防或控制暴发性的惊厥发作。由于大剂量维生素 $B_6$ 治疗可能引起少见的肝功能障碍、感觉或运动周围神经病等不良反应，且多数可逆，治疗过程中推荐定期复查肝功能，并定期行头颅磁共振成像，以监测脑的髓鞘化变化。目前维生素 $B_6$ 治疗婴儿痉挛的剂量和疗程尚无统一标准，药师建议以不低于 10mg/（kg·d）的剂量开始应用，可用至 100~200mg/d 或 20~30mg/（kg·d），分 3 次口服，出现恶心、呕吐等不良反应时，可分为更多次口服；若 1 周后疗效不显著，可将剂量加至 300~400mg/d 或 40~50mg/（kg·d），并注意观察发作频率的变化及药物耐受性。大剂量吡哆醇长期维持治疗的不良反应少见，多出现于剂量超过 400mg/d 的患儿，且多数可逆，减量或停药后常可迅速消失，包括情绪淡漠、食欲减退、恶心、呕吐、腹胀、腹泻、便秘、出血性胃炎、肝功能障碍、感觉或运动周围神经病及横纹肌溶解等，其中以胃肠道症状最为常见。与 PDE 不同，维生素 $B_6$ 反应性婴儿痉挛治疗后可停药。维生素 $B_6$ 还可用于治疗新生儿破伤风。新生儿破伤风用抗毒素、青霉素和镇静剂常规治疗，病死率高达 60% 以上，而维生素 $B_6$ 能增加 γ-氨基丁酸在神经末梢合成，因此呈现抗痉挛作用，有助于提高存活率。Rita 报道 270 例新生儿破伤风患儿，随机分成对照组和维生素 $B_6$ 组。对照组用青霉素和破伤风抗毒素，而维生素 $B_6$ 组除用青霉素和破伤风抗毒素外，另用维生素 $B_6$ 120mg/d 分次口服。结果 5 天内控制惊厥的情况分别是 33.3% 和 48.9%，死亡率分别为 66.7% 和 51.1%。另有报道，20 例新生儿破伤风，除常规治疗外，在痉挛期肌内注射维生素 $B_6$ 100mg/d，结果仅 3 例减轻败血症，其他均成活，病死率降至 25.0%。

参考文献

[1] 杨志仙，薛姣. 维生素 $B_6$ 相关性癫痫 [J]. 中华实用儿科临床杂志，2016，31（24）：1841-1848.

[2] 惠乃玲，赵可新. 维生素 $B_6$ 不良反应综述 [J]. 临床误诊误治，2009，22（2）：48-50.

[3] 鲁昌盛. 维生素 $B_6$ 的临床应用 [J]. 检验医学与临床，2008，5（6）：374-375.

## 案例118 维生素 $K_1$ 注射液用何溶媒稀释后肌内注射

### ✎ 问题描述

维生素 $K_1$ 注射液用什么溶媒稀释后肌内注射？有什么相关的不良反应？

### ❓ 问题来源

☐ 患儿　　☐ 家长　　☑ 医师　　☐ 药师　　☐ 护士　　☐ 其他

### ☐ 问题种类

调配与溶媒选择

### ✉ 药物信息

【主要药名】维生素 $K_1$ 注射液　　　【用药途径】肌内注射

【剂型/规格】注射剂/1ml：10mg　　　【其他联用药物】无

### ◀ 药师建议

> 维生素 $K_1$ 注射液可用5% 葡萄糖注射液，5% 葡萄糖氯化钠注射液，0.9% 氯化钠注射液稀释。
>
> 对本药进行稀释和缓慢注射也可能引起严重不良反应，典型的类似于超敏反应或过敏反应，包括休克、心脏停搏和（或）呼吸停止。有些患儿在接受本药后第一时间就出现反应。因此肌内及静脉给药途径仅在皮下给药途径不可行且必需时才可使用。静脉给药由于可引起呼吸循环意外，只适用于不能采用其他途径给药的患儿，并应控制给药速度（开始10分钟只输入1mg，无明显反应时速率不超过1mg/min）。

### 👤 药师分析

维生素 $K_1$ 注射液为维生素类药。维生素 $K_1$ 是肝脏合成凝血因子 II、VII、IX、X 所必需的物质。维生素 $K_1$ 缺乏可引起这些凝血因子合成障碍或异常，临床可见出血倾向和凝血酶原合成时间延长。这时补充适量的维生素 $K_1$ 可促使肝脏合成凝血酶原，起到止血的作用。维生素 $K_1$ 作为医药制剂，在临床上应用于凝血酶过低症、维生素 $K_1$ 缺乏症、新生儿自然出血症的防治以及梗阻性黄疸、胆瘘、慢性腹泻等所致出血，香豆素类、水杨酸钠等所致的低凝血酶原血症。维生素 $K_1$ 还具有镇痛、缓解支气管痉挛的作用，对内脏平滑肌绞痛、胆管痉挛、肠痉挛引起的绞痛有明显的效果。

表 11–6　维生素 $K_1$ 注射液发生 ADR 患者给药途径统计

| 给药途径 | 例数 | 百分比 |
|---|---|---|
| 肌内注射 | 40 | 27.40% |
| 静脉给药 | | |
| 　静脉滴注 | 49 | 33.56% |
| 　静脉壶入 | 16 | 10.96% |
| 　静脉注射 | 41 | 28.05% |
| 合计 | 146 | 100% |

　　肌内注射维生素 $K_1$ 注射液 1~2 小时起效，3~6 小时止血效果明显，12~14 小时后凝血酶原时间恢复正常。维生素 $K_1$ 注射液在肝内代谢，经肾脏和胆汁排出。肠道吸收功能正常且能口服者首选口服给药，若肠道吸收功能不良者，尽可能肌内注射给药或深部皮下注射给药，如必须静脉注射时，速度宜缓慢，溶媒为：5% 葡萄糖注射液，5% 葡萄糖氯化钠注射液，0.9% 氯化钠注射液为稀释液（禁用其他稀释液）。有报道维生素 $K_1$ 与氯化钾有配伍禁忌，氯化钾可使维生素 $K_1$ 含量下降 30% 多。甘油磷酸钠注射液、复合磷酸氢钾、磷霉素钠、门冬氨酸乌苷酸、谷氨酸钠、止血敏、庆大霉素、硫酸镁、肌苷均与维生素 $K_1$ 存在配伍禁忌。因此，临床应尽量在明确配伍安全性的前提下配伍使用。护理人员在使用维生素 $K_1$ 注射液的过程中要对患儿密切观察，发现不良反应及时进行处理，并引起足够的重视，如为过敏反应应避免再次用药，以防轻微的不良反应向严重的不良反应方向发展。

参考文献

[1] 黄元，王春婷，田月洁 . 维生素 $K_1$ 注射液不良反应 146 例文献分析 [J]. 中国药物警戒，2012，9（7）：427–430.

第十二章
# 影响免疫系统功能用药

## 案例 119　胸腺肽针的儿童用法用量

### ✒ 问题描述

患儿将要使用胸腺肽针剂，但是由于患儿是少数民族，回民家庭，并告知该患儿不能使用猪及其类似物的制品。因此医师在使用前咨询该产品是否来自于猪的提取物，同时咨询用法用量。

### ❓ 问题来源

□ 患儿　　☑ 家长　　☑ 医师　　□ 药师　　□ 护士　　□ 其他

### 📦 问题种类

药品信息及用法用量

### ✉ 药物信息

【主要药名】胸腺肽　　　　　　　【用药途径】皮下或肌内注射

【剂型 / 规格】注射液 /5 mg　　　【其他联用药物】无

### 🔊 药师建议

　　由于胸腺肽产品属于生物制品，结构复杂，品类较多，用法用量应依据其具体的药品说明书来使用。经查阅，本次咨询的药品说明书中注明其主要成分提取自猪或小牛胸腺，未明确来源是猪还是牛。后经药师主动联系该说明书来源的具体厂家，该厂家回复多年前已不用猪来源，仅用牛来源，故本例患儿可以使用。

### 👤 药师分析

　　目前我国临床上应用的胸腺激素类药物主要分为两类[1]：一类是"注射用胸腺肽""胸腺肽注射液""胸腺肽氯化钠注射液"等制剂，主要成分为自健康猪或小牛胸腺中提取的含有多种组分的胸腺肽制剂；另一类是"注射用胸腺肽 α1""注射用胸腺五肽"及"胸腺五肽注射液"等制剂，是由人工固相合成的单一多肽分子。前者临床使用范围广、应用时间长，用于注射的剂型见效迅速，但可能含有大分子蛋白，存在较多不良反应；后者共同优点是结构明确、纯度高、质量稳定、不存在异源蛋白，因而过敏反应少，安全可靠。缺点也同时存在，如胸腺五肽制剂虽然价格便宜，可与多种药物联合使用且无干扰，但药物半衰期短（约为30秒），需频繁注射，对患者而言并不方便；而胸腺肽α1虽然半衰期长，疗效维持时间长，但合成成本较高，价格比较贵。

另外，查阅中国国家处方集（化学药品与生物制品卷·儿童版），其中的"胸腺素"[2]与"胸腺素α1"[2]的用法用量与成人一致，无儿童专用用法，具体如下：胸腺素：适应证：用于治疗各种原发性或继发性T细胞缺陷病，某些自身免疫性疾病（如类风湿关节炎、系统性红斑狼疮等），各种细胞免疫功能低下的疾病及肿瘤的辅助治疗等。用法与用量：皮下或肌内注射：一次10~20mg，一日1次或遵医嘱。静脉滴注：一次20~80mg，溶于500ml氯化钠注射液或5%葡萄糖注射液，一日1次或遵医嘱。胸腺素α1：适应证：①慢性乙型肝炎（本品是用来治疗那些18岁或以上的慢性乙型肝炎患者……）；②作为免疫损害患者的疫苗增强剂。……用法与用量：不应肌内注射或静脉注射。应使用随盒的1.0ml注射用水溶解后马上皮下注射。①慢性乙肝推荐量是1.6mg皮下注射，一周2次，两剂量相隔3~4日。治疗应连续6个月，期间不可中断。假如本品是与α干扰素联合使用，应参考α干扰素处方资料内的剂量和注意事项。在联合应用的临床试验上，当两药物在同一日使用时，本品一般是早上给药而干扰素是晚上给药。②本品作为病毒性疫苗增强剂使用，推荐剂量是1.6mg皮下注射，一周2次，一次相隔3~4日。疗程应持续4周，第一针应在接种疫苗后马上给予。

还有，查询MCDEX合理用药信息支持系统中的药品说明书，结果如下。①部分注射用胸腺肽的说明书有儿童用法用量：常用肌内注射，剂量视儿童年龄、体重和病情而定。如对胸腺发育不全症患儿，每天1mg/kg，症状改善后，改为维持量为每周1mg/kg，可长期应用作替代性治疗；治疗8个月至12岁小儿反复呼吸道感染，隔日1次，每次5mg，1个月后改为1周2次，每次5mg，治疗期间如遇发热、呼吸道感染，在抗细菌、抗病毒治疗的同时疗程继续，3个月为一疗程，或遵医嘱；部分注射用胸腺肽说明书的适应证虽然包含"儿童先天性免疫缺陷症等"，但并无具体儿童用法用量。②注射用胸腺法新：说明书的适应证未包含儿童。③注射用胸腺五肽：部分说明书的适应证虽然包含"儿童先天性免疫缺陷病"，但均无儿童用法用量。

由此可见，根据MCDEX合理用药信息支持系统，除了部分注射用胸腺肽，其他注射用胸腺肽、注射用胸腺法新、注射用胸腺五肽的说明书中均无儿童用法用量。而同为注射用胸腺肽，由于原料来源、制作工艺的差异，产品的澄清度与颜色、高分子物质的含量及特征图谱方面存在较大差异，儿童用法用量不能简单照搬。若临床需要使用说明书未注明儿童用法用量的药物，需提供参考书籍、治疗指南及相关文献作为依据，并按流程提交我院药事管理委员会和伦理委员会讨论批准。综上所述，由于部分胸腺肽产品说明书注明其主要成分提取自猪或小牛胸腺，未明确来源是猪还是牛，经药师联系某厂家，该厂家回复多年前已不用猪来源，仅用牛来源，故本例患儿可以使用。若某患儿为回民或穆斯林，需要用到该药品，但无法确定其原料是否有猪来源时，可以向厂家进一步查证。

参考文献

[1] 任雪，廖海明，杨洪森，等. 胸腺激素概况及我国胸腺素制剂的生产现状及存在问题 [J]. 中国生化药物杂志，2012, 33（2）: 204-206.

[2]《中国国家处方集》编委会. 中国国家处方集（化学药品与生物制品卷·儿童版）[M]. 北京：人民军医出版社，2013.

## 案例 120　正在血液透析患儿是否可采集血样监测血药浓度

### ✎ 问题描述：

5 岁患儿因"尿毒症，抗中性粒细胞胞质抗体（Antineutrophil cytoplasmic antibodies，ANCA）相关性血管炎"行长期血液透析治疗，并使用免疫抑制剂吗替麦考酚酯（又名霉酚酸酯）片和糖皮质激素治疗原发病，目前患儿吗替麦考酚酯片给药剂量为 0.25 克/次，q12h，医师认为需要监测该患儿霉酚酸血药浓度，询问血液透析进行过程中采集患儿血样是否会影响霉酚酸血药浓度检测结果的解读和判断？

### ❓ 问题来源
☐ 患儿　　☐ 家长　　☑ 医师　　☐ 药师　　☐ 护士　　☐ 其他

### 📦 问题种类
其他（疗药物监测）

### ✉ 药物信息
【主要药名】吗替麦考酚酯片　　　　　【用药途径】口服

【剂型/规格】片剂/0.5g　　　　　　　【其他联用药物】糖皮质激素

## ◀》药师建议

　　根据目前所获得的信息，血液透析对 EMIT 法测定霉酚酸的影响不大，药师建议该患儿可以按照霉酚酸血药浓度监测常规方法采集血样。

## ❏ 药师分析

　　霉酚酸酯（MMF）是真菌性抗菌药物霉酚酸的 2- 乙基酯类衍生物，其本身并无免疫抑制活性，必须经肝内脱酯后形成具有免疫抑制活性的代谢产物霉酚酸（mycophenolic acid，MPA），才能发挥免疫抑制作用。我院使用均相酶放大免疫分析技术法测定 MPA 的血药浓度。

　　血液中的霉酚酸酯和 MPA 是否能被血液透析清除呢？血液透析（hemodialysis，HD）作为急慢性肾衰竭患儿肾脏替代治疗方式之一，通过将体内血液引流至体外，在透析器中通过弥散 / 对流进行物质交换，清除体内的代谢废物、维持电解质和酸碱平衡；同时清除体内过多的水分，并将经过净化的血液回输。透析液为水溶性，脂溶性的毒物、药物通过透析膜弥散较为困难 [1]。水溶性、不与蛋白质结合的小分子物质：分子量通常小于 500，如尿素和肌酐，此类物质容易被血液透析清除 [2]。霉酚酸酯分子量为 433.48，虽然分子量较小，但微溶于水，且霉酚酸酯在体内很快代谢为 MPA，说明书显示"原药吗替麦考酚酯在静脉注射的过程中在身体中可以检测到，注射停止或口服后很短时间（大约 5 分钟）吗替麦考酚酯的浓度低于可定量的下限（0.4μg/ml）"，因此血液透析清除血液中霉酚酸酯的可能性很小。霉酚酸的分子量为 320.3，几乎不溶于冷水，且与白蛋白广泛结合，结合率可达 97%，被血液透析清除的可能性也较小。霉酚酸酯说明书显示，吗替麦考酚酯的药代动力学并不因血液透析而改变，血液透析通常不能清除 MPA。

　　MPA 主要在肝脏中通过二磷酸尿苷葡萄糖醛酸转移酶代谢为无药理活性的 7-O- 葡萄糖苷酸霉酚酸（7-O-MPA-glucuronide，MPAG）以及少量酰基葡萄糖苷酸（MPA acylglucuronide，AcMPAG）[3]。EMIT 方法测定 MPA 时，AcMPAG 会和 MPA 抗体发生交叉反应，故 MPA 的测定值偏高。据报道，使用 EMIT 检测会高估 MPA 暴露量为 24%~35%，以肾移植受者术后早期的偏差最大 [4]。国内研究亦显示，在肾移植术后的患儿中，CEMIT 与 CHPLC 相比存在具有统计意义的正偏差（20.94%±14.42%，$P$<0.001）[5]。在儿童肾移植患儿中，EMIT 法测定的 MPA AUC 0~12h 的中值分别比 HPLC 高 11.6%（移植后 1 周）、17.4%（移植后 3 周）、10.3%（移植后 3 个月）以及 6.2%（移植后 6 个月）[6]。那么，AcMPAG 能否被血液

透析清除呢？目前尚无相关数据。

由于 MPAG 为 MPA 的主要代谢产物，对 MPAG 的相关研究较多。霉酚酸酯说明书显示血液透析通常不能清除 MPAG，但是 MPAG 的血浆浓度升高（>100μg/ml）时，少量 MAPG 可通过血液透析清除。严重肾功能不全的志愿受试者 MPAG 的 AUC 比正常健康志愿者高 3~6 倍。一项对肾移植后急性肾衰竭（Acute posttransplant renal failure，ARF）进行血液透析治疗患儿（合并用药 ATG、环孢素、甲泼尼龙）的研究显示，MPAG 谷浓度可由移植后第二天的（59.5±85.55）μg/ml 上升至第 10~16 天的（358±117.35）μg/ml，随着肾功能逐步恢复，MPAG 可降至（141±43.8）μg/ml。可见肾功能不全患儿体内 MPAG 血药浓度可能达到被少量透析的水平。该研究发现，血液透析可将 118.7μg/ml 浓度的 MPAG 降至 101μg/ml[7]。AcMPAG 为 MPA 的次要代谢产物，其血药浓度比 MPAG 低得多，受血液透析清除的影响可能更低。假设在肾功能不全的情况下，AcMPAG 也有累积，也有少量被透析清除，对 EMIT 测定 MPA 的影响亦不大。

参考文献

[1] 蒋红利，常秀侠，刘英杰，等. 不同血液净化方式抢救急性药物、毒物中毒疗效比较 2002[J]. 新医学，2002，33（6）：365-366.

[2] 陈斌，李艳华，刘杨. 尿毒症毒素研究进展 [J]. 吉林医学，2013，34（22）：4513-4515.

[3] 张耀东，段丽芳，叶驰霞. 血游离霉酚酸浓度监测的研究进展 2013[J]. 中国药物应用与监测，2013，10（6）：352-354.

[4] S.C. 斯威曼主编. 李大魁，金有豫，汤光等译. 马丁代尔药物大典：原著第 37 版 [M]. 北京：化学工业出版社，2013：1754.

[5] 廉江平，丰航，方志远，等. EMIT 与 HPLC 法测定肾移植术后患儿体内霉酚酸血药浓度结果比较 [J]. 现代检验医学杂志，2017，32（3）：74-78.

[6] Weber LT, Shipkova M, Armstrong VW, et al. Comparison of the Emit Immunoassay withhPLC for Therapeutic Drug Monitoring of Mycophenolic Acid in Pediatric Renal-Transplant Recipients on Mycophenolate Mofetil Therapy[J]. Clin Chem, 2002, 48（3）: 517-525.

[7] Zanker B, Schleibner S, Schneeberger H, et al. Mycophenolate mofetil in patients with acute renal failure：evidence of metabolite（MPAG）accumulation and removal by dialysis[J]. Transpl Int, 1996, 9 Suppl 1：S308-310.

第十二章 影响免疫系统功能用药

## 案例 121　患儿霉酚酸 AUC 值很低是否需要增加用药剂量

### 问题描述

患儿因"原发性肾病综合征（激素敏感，频复发）"使用免疫抑制剂吗替麦考酚酯片，即霉酚酸酯（Mycophenolate mofetil, MMF）治疗，患儿年龄 15 岁身高 158cm，体重 75kg，目前患儿霉酚酸酯给药剂量为早晨服用 0.5g，晚上服用 0.25g，q12h，该剂量方案已经使用 4 个月。最近患儿因感冒导致肾病综合征复发，生化检查示：血浆白蛋白 11.9g/L，血清肌酐 52μmol/L，早晨服药前后采集血样检测霉酚酸血药浓度并计算药 – 时曲线下面积 AUC 0~12 小时，结果为 4.7（mg · h）/L。医师询问该患儿是否需要增加霉酚酸酯口服剂量？

### 问题来源

☐ 患儿　　☐ 家长　　☑ 医师　　☐ 药师　　☐ 护士　　☐ 其他

### 问题种类

其他（治疗药物监测）

### 药物信息

【主要药名】吗替麦考酚酯片　　　　【用药途径】口服

【剂型 / 规格】片剂 /0.5g　　　　　【其他联用药物】无

### 药师建议

　　该患儿为原发性肾病综合征（激素敏感，频复发），总 MPA 的 AUC 值很低，但随着治疗后疾病的改善，血浆白蛋白浓度的上升，可以预期总 MPA 的暴露会增加。因此若在病情改善前增大给药剂量，需密切监测血药浓度。或者暂不加量，待病情改善血浆白蛋白稳定后再监测血药浓度，之后结合患儿临床病情控制情况，再决定是否需要加量。

### 药师分析

　　霉酚酸酯（MMF）是真菌性抗菌药物霉酚酸的 2– 乙基酯类衍生物，其本身并无免疫抑制活性，必须经肝内脱酯后形成具有免疫抑制活性的代谢产物霉酚酸（Mycophenolic acid，MPA），才能发挥免疫抑制作用。MPA 作为次黄嘌呤核苷酸脱氢酶（IMPDH）高效、选择性、非竞争性和可逆性的抑制剂，阻断了鸟嘌呤核苷酸从头合成途径，使鸟嘌呤核苷酸耗竭，进而阻断 DNA 和 RNA 合成。由于 T、B 淋巴细胞高度依赖从头合成途径以合成鸟嘌呤核苷酸，而其他细胞却可同时通过补救途径合成，因此 MPA 可选择性地作用于 T、B 淋巴细胞，而对大多数非淋巴细胞则无抑制作用，极少有其他免疫抑制剂常见的 肝、肾、骨髓等不良反应。多个临床观察性研究发现 MMF 治疗能够明显降低激素依赖型肾病综合征患儿的复发频率及减少激素的用量，提示 MMF 联合激素节制疗法可能是治疗儿童激素依赖肾病综合征的一种新的有效方法。霉酚酸浓度可与药物疗效和毒性反应相关。据报道，霉酚酸酯用药剂量不变，其 MPA 暴露量却有差异，同时其他免疫抑制药亦可影响 MPA 浓度。故认为有必要对霉酚酸酯治疗浓度进行监测[1]。霉酚酸代谢有肠肝循环现象，在服药后6~12小时后可观察到血浆 MPA 浓度的第二个峰值。通过监测 MPA 的 AUC 0~12h 可以更好的反映其全身暴露量。使用霉酚酸治疗儿童肾病综合征时，AUC 值在 30~60（mg·h）/L 范围内，患儿肾病综合征的复发率显著降低。有研究显示 MPA-AUC>50（μg·h）/ml 时年平均复发次数为 0.27 次，MPA-AUC<50（μg·h）/ml 时为 1.4 次，暴露剂量大患儿的复发次数少，差异具有统计学意义[2]，因此药师建议有条件的单位行霉酚酸酯浓度的监测[3]。

该患儿之前未监测过 MPA 血药浓度，此次因感冒致肾病综合征复发后测定 MPA 白天的 $AUC_{0-12h}$ 仅 4.7 mg/（L·h），已排除了服药依从性以及检测因素的影响。MMF 治疗儿童肾病综合征时的推荐剂量为 20~30mg/（kg·d），每 12 小时口服 1 次，每次最大剂量不超过 1g[4]，该患儿体重 75kg，MMF 剂量可达每日 1.5~2g，而该患儿目前用量为每日 0.75g，剂量偏小。考虑该患儿病史和用药史，此次复发前该患儿用药较好地控制了肾病综合征，说明当前的霉酚酸酯剂量方案是有效的。此次因感冒致肾病综合征复发后，患儿查血清肌酐值 52μmol/L，血浆白蛋白仅 11.9g/L，这两项指标均可影响 MPA 的暴露，前者在正常范围故不做讨论。多项研究均发现血浆白蛋白水平可影响 MPA 的清除，在儿童原发性肾病综合征人群中的研究也发现血浆白蛋白以及体重可显著影响 MMF 的表观口服清除率（Apparent oral clearance）[5]。MPA 与血浆白蛋白广泛结合，当患儿血浆白蛋白水平较低时，与白蛋白结合的 MPA 也随之下降，导致游离 MPA 增加，而游离 MPA 可较快地从体内清除，因此降低了总 MPA 血药浓度[6]。MPA 浓度与血浆白蛋白水平有正相关关系[7]。该患儿 MPA 暴露量低受到了白蛋白水平低的影响。文献报道，在肾移植患儿中，当血浆白蛋白浓度由 0.6mmol/L 降至 0.4mmol/L，总 MPA–AUC 减少 38%[8]。

参考文献

[1] S.C. 斯威曼主编. 李大魁，金有豫，汤光，等译. 马丁代尔药物大典：原著第 37 版 [M]. 北京：化学工业出版社，2013：1754.

[2] Gellermann J，Weber L，Pape L，et al. Mycophenolate mofetil versus cyclosporin A in children with frequently relapsing nephrotic syndrome[J]. J Am Soc Nephrol，2013，24（10）：1689–1697.

[3] 杨帆，蒋小云. 儿童激素敏感、复发 / 依赖肾病综合征诊治循证指南（2016）解读 [J]. 中华儿科杂志，2017，55（10）：738–742.

[4] 中华医学会儿科学分会肾脏学组. 儿童激素敏感、复发 / 依赖肾病综合征诊治循证指南（2016）[J]. 中华儿科杂志，2017，55（10）：729–734.

[5] Zhao W，Elie V，Baudouin V，et al. Population pharmacokinetics and Bayesian estimator of mycophenolic acid in children with idiopathic nephrotic syndrome[J]. Br J Clin Pharmacol，2010，69（4）：358–366.

[6] Downing HJ，Pirmohamed M，Beresford MW，et al. Paediatric use of mycophenolate mofetil[J]. Br J Clin Pharmacol，2013，75（1）：45‐59.

[7] 郑春霞，刘志红，秦卫松，等. 肾小球疾病患儿霉酚酸血药浓度监测及其临床意义 [J]. 肾脏病与透析肾移植杂志，2007，16（5）：406–413.

[8] de Winter BC，vangelder T，Sombogaard F，et al. Pharmacokinetic role of protein binding of mycophenolic acid and its glucuronide metabolite in renal transplant recipients[J]. J Pharmacokinet Pharmacodyn，2009，36（6）：541–564.

## 案例 122　慢性肾病伴重度贫血患儿使用 EPO 无效后如何调整用药方案

### 问题描述

患儿，男，11 岁，因"慢性肾脏病，肾功能 V 期，肾积水，重度肾性贫血"于 2013 年底开始给予皮下注射促红细胞生成素（Erythropoietin，EPO）2000IU/ 周，每周 3 次，连续使用 3 个月后，患儿血红蛋白未上升，临床医师诊断该患儿 EPO 治疗无效，遂停用 EPO 并维持原有的口服琥珀酸亚铁、叶酸、维生素 C、儿童维生素 D 咀嚼片，并间断输注少浆血改善贫血，但只能暂时提升血红蛋白水平。医师询问该患儿是否需要调整用药方案或增加剂量?

**❓ 问题来源**

☐ 患儿　☐ 家长　☑ 医师　☐ 药师　☐ 护士　☐ 其他

**📦 问题种类**

药品对比与选用

**✉ 药物信息**

【主要药名】重组人促红素注射液　　【用药途径】皮下注射

【剂型 / 规格】注射液 /3000U　　　【其他联用药物】无

**🔊 药师建议**

> 　　该病例可能有一定的特殊性,是否 EPO-α 无效后换用 EPO-β 就有效仍需更多的病例积累。

**👤 药师分析**

　　慢性肾脏病(Chronic Kidney Disease,CKD)引起的贫血一般是正色素、正细胞和低增生性的,由多种因素介导,主要原因是 EPO 的产生绝对或相对减少。终末期肾衰竭与双肾切除的患儿循环中 EPO 显著降低,EPO 绝对缺乏,贫血程度与肾功能受损程度正相关。根据改善全球肾脏病预后组织(KDIGO)2012 年指南推荐,CKD 伴肾性贫血,需要补充 EPO 治疗肾性贫血。

　　引起 EPO 治疗无效的原因有很多,最常见为感染、炎症、铁缺乏、透析不充分及其他相关因素,如铝中毒、甲状旁腺功能亢进、维生素 $B_{12}$/ 叶酸缺乏、溶血、使用血管紧张素转化酶抑制剂(Angiotensin-Converting Enzyme Inhibitors,ACEI)及血管紧张素受体拮抗剂(angiotensin receptor blocker,ARB)、左旋肉碱缺乏、血红蛋白病等。综合分析患儿病史及各项检查检验结果,基本排除了上述引起 EPO 治疗无效的因素。

　　EPO 治疗可引起一个罕见但非常严重的不良反应——抗红细胞生成素抗体(antierythropoietin antibodies,AEA)引起的纯红细胞再生障碍性贫血(pure red cell aplasia,PRCA)。本例患儿病情复杂,在出现 EPO 治疗无效后,临床医师曾考虑患儿是否存在继发性 PRCA,行骨髓穿刺提示红系减少,未行 AEA 检测。EPO 抗体介导的 PRCA 诊断标准如下[1]:① EPO 治疗 4 周以上,在 EPO 剂量不变或增加的情况下,突然出现血红蛋白快速下降 5~10g/(L·周),或每周需输入 1~2U 的红细胞才能维持血红蛋白水平；②网织红细胞计数 $<10 \times 10^9/L$，而白细胞和血小板计数正常；③骨髓穿刺结果可见红系严重增生不良，红系前体细胞 $<5\%$；④血清 EPO 抗体检测阳性。该患儿未能明确诊断为 PRCA，但不排除有 AEA 相关性红细胞增生低下的可能。

深入分析患儿的用药情况，该患儿使用的 EPO（益比奥）为重组人促红细胞生成素 – α（rHuEPO-α），其与重组人促红细胞生成素 – β（rHuEPO-β）作为抗贫血药都已上市多年。对比上市的两药说明书，两者的适应证均为肾性贫血或化疗引起的骨髓抑制，无显著差别。抗 EPO 抗体介导的 PRCA 可见于 rHuEPO-α 和 rHuEPO-β 的各种类型，但主要发生于 rHuEPO-α。rHuEPO-α 易受保存及运输过程中温度过高的影响，其结构中冷链变性可能是诱发抗体产生的关键，皮下注射 rHuEPO 可能是导致 PRCA 的一个重要的危险因素[2]。

抗 EPO 抗体介导的 PRCA 一经诊断，应立即停止所有种类的 rHuEPO 治疗，并对严重贫血患儿进行输血治疗。同时给予糖皮质激素或免疫抑制剂治疗[2]。该患儿已经停用 EPO，并进行了输血治疗，可以暂时提升血红蛋白水平，是否可以调整给药方案，换用其他 rHuEPO 治疗呢？rHuEPO-α（益比奥）的药品说明书提示如怀疑为与抗促红素抗体有关的贫血，则应停用促红细胞生成刺激剂（erythropoiesis-stimulating agents，ESAs）；对抗体介导性贫血，应永久停用重组人促红素，因为抗体可能产生交叉反应，也不可换用其他 ESAs 药物。rHuEPO-β（罗可曼）说明书提示促红素抗体可以与所有促红素蛋白出现交叉反应，因此怀疑或已证实存在中和促红素抗体的患儿都不应转用罗可曼治疗。

查阅相关文献，国外有不同看法，有报道[3]认为在 CKD 患儿中发生 EPO 相关 PRCA 后，需停用 EPO，并进行免疫抑制疗法或肾移植。经过治疗后若检测不到 AEA，可以考虑重新使用促红素疗法。该报道统计了 34 名发生 EPO 相关 PRCA 后接受 EPO 治疗的患儿，其中 56% 恢复了对 EPO 的反应。开始治疗时未检测到 EPO 抗体的患儿恢复率最高，达 89%；开始 EPO 治疗时仍能检测到 EPO 抗体，但应用免疫抑制疗法的 14 名 PRCA 患儿，57% 恢复反应；开始 EPO 治疗时仍能检测到 EPO 抗体，未接受免疫抑制疗法的 11 名 PRCA 患儿，27% 恢复反应。

该患儿未能明确诊断为 EPO 抗体介导的 PRCA，AEA 水平如何未知，因条件所限未做进一步检测，但有 AEA 相关红细胞增生低下的可能。鉴于 rHuEPO-β 在抗原稳定性方面的优势，以及参考国外的经验，药师建议该患儿可以试用 EPO-β，随访血常规。医师采纳该药师建议，该患儿使用 EPO-β 皮下注射，3000 IU/ 周，停止输注少浆血，2 个月后复查血常规，血红蛋白开始上升，最高达 102g/L。

第十二章

影响免疫系统功能用药

回顾本病例[4]，患儿在停用 EPO-α 后，因怀疑有微小病毒 B19 感染，对该患儿进行过人血免疫球蛋白静脉支持（IVIG，10g/d×5 d）治疗，治疗期间，检查微小病毒 B19 IgM 阴性，微小病毒 B19 IgG 阳性，IVIG 疗程结束后，检测微小病毒 B19 IgM 和 IgG 均为阴性，回顾该病例得出如上结果。加用 EPO-α 治疗 2 天后，未见 hB 上升，后改用 EPO-β，患儿贫血得到改善。由于患儿在使用 EPO-α 期间未行微小病毒 B19 抗体的检测，不可知是否有微小病毒 B19 的感染，且在进行 IVIG 治疗后，EPO-α 使用天数较短，故 IVIG 抗 B19 病毒是否因其封闭抗体的作用，因而改善了 EPO-β 治疗贫血不可知。

参考文献

[1] 孙阳 . 抗促红细胞生成素抗体介导的纯红再障 [J]. 中国血液净化，2006，5（8）: 410-412.

[2] 王彬，杨普荣 . 重组人促红细胞生成素引起纯红细胞再生障碍性贫血的研究综述 [J]. 药物警戒，2008，5（5）: 304-307.

[3] Bennett CL，Cournoyer D，Carson KR，et al. Long-term outcome of individuals with pure red cell aplasia and antierythropoietin antibodies in patients treated with recombinant epoetin: a follow-up report from the Research on Adverse Drug Events and Reports（RADAR）Project[J]. Blood，2005，106（10）: 3343-3347.

[4] 陈婷婷，李琴，沈茜，等 . 重组人促红素 -α 治疗无效的肾性贫血患儿应用 EPO-β 病例报告分析 [J]. 中国药学杂志，2016，51（11）: 948-952.

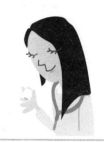

第十三章

# 生物制品及生化药品

Clinical Practice in
Pediatric Medication
Consultation

# 案例 123　患儿注射破伤风抗毒素后过敏

## ✎ 问题描述

患儿在外院注射破伤风抗毒素（tetanus antitoxin，TAT）后出现过敏反应，脱敏后再次注射又出现过敏。转至本院治疗能否在我院注射？

## ❓ 问题来源

☐ 患儿　　☐ 家长　　☑ 医师　　☐ 药师　　☐ 护士　　☐ 其他

## 📦 问题种类

不良反应

## ✉ 药物信息

【主要药名】破伤风抗毒素　　　　　　　【用药途径】注射

【剂型/规格】注射剂/0.75ml∶1500　　　【其他联用药物】无

## 🔊 药师建议

破伤风抗毒素发生过敏比例较高，本院所使用的是马破伤风免疫球蛋白，过敏比例相对较低，但因该患儿已 2 次发生过敏，药师建议到有人源性免疫球蛋白的医院注射。

## 👥 药师分析

破伤风抗毒素（TAT）的主要组成成分：经胃酶消化后的马破伤风免疫球蛋白，由破伤风类毒素免疫马所得的血浆，经胃酶消化后纯化制成的液体抗毒素球蛋白制剂。辅料：氯化钠、间甲酚。TAT 能中和血液中的游离毒素，缓解破伤风症状和降低病死率。TAT 用于破伤风治疗的注射方式有肌内注射、静脉注射和椎管内注射，同时尽早辅以伤口周围的浸润性注射。

TAT 是一种异性蛋白，人体注射后有很大可能引起不良反应，故 TAT 皮试的阳性率较高，其皮试结果与皮试液溶媒的选择、皮试液的配制方法、注射的剂量和浓度等密切相关。TAT 为异源抗体，不管是经皮内注射小剂量或肌内注射预防剂量均可能引起局部的过敏反应，过敏性休克甚至是死亡。过敏性休克发病迅速，多发生在注射期间或者在注射后的数分钟至 1 小时内，数小时后发病属迟发型过敏性休克，较为少见。TAT 引起过敏性休克的发病机制为 I 型变态反应，当 TAT 初次进入机体后，其作为抗原激发机体产生 IgE。IgE 则结合于组织的肥大细胞与血液嗜碱性粒细胞的受体上。当再次接触后，则与 IgE 发生特异性结合，结合的复合物促使肥大细胞等释放组胺、缓激肽、白三烯及前列腺素等，它们使血管平滑肌松弛，支气管平滑肌收缩及毛细血管通透性增加，使血浆渗入组织间隙，而产生一系列的反应，多累积呼吸系统、循环系统、中枢神经系统和消化系统。主要表现为突然感到胸部压迫，呼吸困难、发绀，脉搏细速，血压降低，皮肤发凉，恶心呕吐、烦躁不安或昏迷，并伴有全身急性荨麻疹、红色皮疹等。症状重者若抢救不及，可能立即死亡。

表 13-1　破伤风抗毒素及其生物制品的分类

| 药品 | 有效成分 | 来源 | 相对价格 | 过敏反应发生率 | 不良反应 | 是否需要皮试 | 注射部位 | 预防用量 | 注射用量 |
|---|---|---|---|---|---|---|---|---|---|
| 破伤风抗毒素 | 马破伤风毒素免疫球蛋白制剂 | 破伤风类毒素，取血浆经胃酶消化，含特异性 IgG 和 F（ab）2 | 较便宜 | 5%～30% | 过敏性休克、血清病 | 必须皮试 | 皮下：上臂三角肌附着处　肌肉：上臂三角肌中部、臂大肌外上部 | 1500~3000IU，有感染风险可连用 5~6 日 | 首次 5 万 ~20 万 IU，后随病情调整 |
| 马破伤风免疫球蛋白 | TAT 基础上柱层析纯化，大分子 IgG 降低，有效破伤风抗毒体片段 F（ab）2 提高 | TAT 基础上柱层析纯化，大分子 IgG 降低，有效破伤风抗毒体片段 F（ab）2 提高 | 一般 | 2.5%~5% | 过敏性休克、血清病 | 必须皮试 | 皮下：上臂三角肌附着处　肌肉：上臂三角肌中部、臂大肌外上部 | 1500~3000IU，有感染风险可连用 5~6 日 | 首次（5~20）万 IU，后随病情调整 |
| 人破伤风免疫球蛋白 | 人破伤风免疫球蛋白 | 破伤风疫苗免疫健康人，取血浆提纯制得 | 较贵 | 一般无致敏性 | 一般无不良反应 | 无需皮试 | 臀部肌内注射 | 250IU，严重者可加倍 | 3000~6000IU，多点注射 |

参考文献

[1] 余超，徐玉茗，徐瑾，等.破伤风抗毒素临床应用及安全性研究进展 [J].中国药物警戒，2016，13（1）：36–41.

[2] 高靖晶，谢林蓬，姚晓东，等.破伤风抗毒素生物制品及其分离纯化工艺研究进展 [J].山东化工，2017，46（19）：77–79.

第十三章

生物制品及生化药品

第十四章

# 阿片类药品及麻醉用药

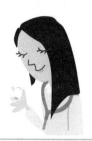

Clinical Practice in
Pediatric Medication
Consultation

## 案例 124　国内医院现有的肌松药品种及特点

### ✎ 问题描述
医院目前有的肌松药品种及特点是什么?

### ❓ 问题来源
□患儿　　□家长　　☑医师　　□药师　　□护士　　□其他

### 📦 问题种类
药品对比与选用

### ✉ 药物信息
【主要药名】肌松药　　　　　　　　【用药途径】静脉滴注

【剂型/规格】无　　　　　　　　　【其他联用药物】无

### 🔊 药师建议

复旦大学附属儿科医院目前有氯化琥珀胆碱（100mg），罗库溴铵（50mg），维库溴铵（4mg），顺苯磺酸阿曲库铵（10mg）。

根据 2013 年中华医学会麻醉学分会发布的肌肉松弛药合理应用的专家共识:

置入喉罩或气管插管时，起效最快的肌松药是琥珀胆碱和罗库溴铵。婴幼儿诱导期应用琥珀胆碱后短时间内追加琥珀胆碱有可能引起重度心动过缓，严重者可引起心搏骤停。琥珀胆碱引起的不良反应较多，应严格掌握其适应证和禁忌证。小儿肌松药的 $ED_{95}$ 与成人不相同。建议新生儿和婴幼儿琥珀胆碱的气管内插管剂量分别为 2mg/kg 和 1.5mg/kg。所有年龄段小儿使用阿曲库铵后恢复都较快。婴幼儿顺阿曲库铵作用时间比等效剂量的阿曲库铵延长 5~10 分钟，短小手术时应予重视。多数新生儿和婴幼儿使用标准气管内插管剂量维库溴铵可维持肌松约 1 小时，而 3 岁以上患儿肌松作用只能维持 20 分钟左右，因此该药对于新生儿和婴幼儿应视为长时效肌松药。婴幼儿罗库溴铵作用时间延长，但仍属于中时效肌松药。婴幼儿给予肌松药易产生心动过缓，特别是第 2 次静脉注射后，阿托品作为术前给药对婴幼儿是有益的。常用肌松药 $ED_{95}$ 及气管内插管剂量、追加剂量、起效时间和临床作用时间见表 14-1、表 14-2、表 14-3。

表 14-1 常用肌松药的 $ED_{95}$（mg/kg）

| 肌松药 | 新生儿 | 婴幼儿 | 儿童 | 成人 |
|---|---|---|---|---|
| 琥珀胆碱 | 0.625 | 0.729 | 0.423 | 0.30 |
| 米库氯铵 | | 0.065 | 0.103 | 0.07 |
| 阿曲库铵 | 0.226 | 0.226 | 0.316 | 0.23 |
| 顺阿曲库铵 | | 0.043 | 0.047 | 0.05 |
| 罗库溴铵 | | 0.225 | 0.402 | 0.30 |
| 维库溴铵 | 0.047 | 0.048 | 0.081 | 0.05 |
| 泮库溴铵 | | 0.052 | 0.062 | 0.07 |

注：表内数据是 $N_2O/O_2$ 麻醉时肌松药 95% 有效剂量

表 14-2 常用肌松药剂量和时效

| 肌松药 | 气管插管剂量（mg/kg） | 起始时间（min） | 临床作用时间（min） | 追加剂量（mg/kg） |
|---|---|---|---|---|
| 琥珀胆碱 | 1.0~1.5 | 0.75~1.00 | 7~11 | — |
| 米库氯铵 | 0.20~0.25 | 2~3 | 15~20 | 0.05 |
| 阿曲库铵 | 0.5~0.6 | 2~3 | 30~45 | 0.10 |
| 顺阿曲库铵 | 0.15~0.20 | 1.5~3.0 | 45~68 | 0.02 |
| 罗库溴铵 | 0.6~1.0 | 1.0~1.5 | 36~53 | 0.10 |
| 维库溴铵 | 0.1~0.2 | 1.5~3.0 | 41~44 | 0.02 |
| 泮库溴铵 | 0.08~0.12 | 2.9~4.0 | 86~100 | 0.02 |

注：表内数据是在静脉麻醉时的剂量和时间。因吸入麻醉药与肌松药的协同作用，吸入麻醉时其临床作用时间将延长。建议吸入麻醉时追加剂量减少 40%，给予追加剂量的间隔时间延长

表 14-3 常用非去极化肌松药持续静脉注射速率

| 肌松药 | 持续静脉注射速率 [μg/（kg·min）] |
|---|---|
| 米库氯铵 | 3~15 |
| 阿曲库铵 | 4~12 |
| 顺阿曲库铵 | 1~2 |
| 罗库溴铵 | 9~12 |
| 维库溴铵 | 0.8~1.0 |

注：表内数据是 $N_2O/O_2$ 静脉麻醉时维持诱发颤搐反应抑制 90%~95% 的持续静脉注射速率，吸入麻醉时持续静脉注射速率适当降低

罗库溴铵属于甾类非去极化肌松药；药代动力学与维库溴铵相似，主要依靠肝脏消除，其次是肾脏。肾衰竭并不影响其时效与药代动力学，而肝功能障碍可能延长其时效。起效快是显著优点；临床剂量无心率和血压变化，极少释放组胺。$ED_{95}$ 为 0.3mg/kg，起效时间 3~4 分钟，作用时间 10~15 分钟，90% 肌颤搐恢复时间 30 分钟，气管插管量 0.6mg/kg，注药 90 秒可作气管插管，临床肌松维持 35 分钟；术中肌松维持剂量 0.1~0.15mg/kg，临床时效 15~25 分钟，持续静脉滴注剂量 8~12μg/（kg·min）；可经肌肉途径注射；尤其适用于琥珀胆碱禁用时，作快速气管内插管。维库溴铵的代谢特点是单季铵甾类肌松药，40%~60% 经肾以原形排泄，30%~40% 在肝脏代谢；其代谢产物中 3-OH 维库溴铵的肌松作用为维库溴铵的 80%。代谢产物 40% 经肾排泄，60% 经胆汁排泄。作用特点是维库溴铵无解迷走作用，不释放组胺，适用于心肌缺血和心脏患儿。$ED_{95}$ 为 0.05mg/kg，起效时间 4~6 分钟。3~5 倍的 $ED_{95}$ 量时，其起效时间可缩短至 1.1~2.8 分钟；静脉注射 $2ED_{95}$ 剂量后恢复指数为 10~15 分钟，90% 肌颤搐恢复时间为 30 分钟，气管插管量 0.07~0.15mg/kg。

## 👥 药师分析

肌松药按其作用机制不同，可分为去极化型和非去极化型两大类。去极化型这类药物与运动神经终板膜上的 $N_2$ 受体结合，使肌细胞膜产生持久去极化作用，对 ACh 的反应减弱或消失，导致骨骼肌松弛（图 14-1）。非去极化型又称竞争型肌松药，能与 ACh 竞争骨骼肌运动终板膜上的 $N_2$ 胆碱受体，本身无内在活性，但可通过阻断 ACh 与 $N_2$ 胆碱受体结合，使终板膜不能去极化，导致骨骼肌松弛（图 14-1）。抗胆碱酯酶药如新斯的明能拮抗其骨骼肌肌松作用，过量时可用适量新斯的明解救。吸入性全身麻醉药如麻醉乙醚和氨基苷类抗菌药物如链霉素能增强和延长该类药物的作用。该类药物的代表药物为筒箭毒碱。

肌松药具有高度离子化的特点，不能穿过细胞的膜性结构，分布容积有限，约为 80~140ml/kg，与血容量相差无几。血浆白蛋白降低时，肌松药分布容积变小，作用增强。各种肌松药与白蛋白的结合率不同，如筒箭毒碱与血浆白蛋白结合率为 10%，泮库溴铵的结合率为 34%。结合率高者，分布容积也相应增大，神经肌肉接头的浓度降低。但已结合的药物游离后仍能与受体结合，并使肌松药的作用时间延长。疾病和病理生理变化可改变肌松药消除的速率，并改变神经肌肉接头对肌松药的敏感性。肾功能衰竭严重影响肌松药的药代动力学。加拉碘铵全部经肾排出，二甲箭毒和筒箭毒碱、泮库溴铵、哌库溴铵也多从肾脏排出。肾功能障碍患儿以选用维库溴铵，阿曲库铵为好。维库溴铵仅10%~20%经肾排出，其余则以原形和代谢产物形式经胆汁排泄。阿曲库铵有两种分解途径。其一是霍夫曼（Hofmann）消除，即在生理pH和常温下通过盐基催化自然分解，是单纯的化学反应。其二是经血浆中酯酶进行酶性分解。

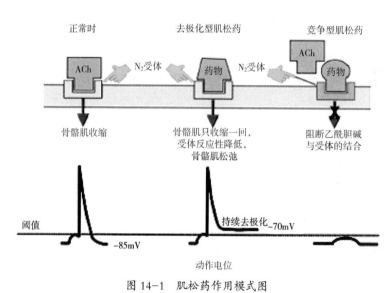

图14-1　肌松药作用模式图

机体不同部位的骨骼肌群对肌松药的敏感性存在很大差异。眼部、颜面部、咽喉部及颈部作精细动作的肌肉较易被松弛，其次为上下肢、肋间肌和腹部肌肉松弛，膈肌最后松弛。肌力恢复的顺序与此相反，最后松弛的肌群最早恢复肌力，最先松弛的肌群则最晚恢复肌力。心血管效应肌松药也可不同程度地作用在位于神经节细胞的$N_1$乙酰胆碱受体和M（毒蕈碱样）乙酰胆碱受体，通过兴奋或抑制周围自主神经系统产生心血管效应。某些肌松药还具有组胺释放作用。这些肌松药的不良反应是可导致血流动力学改变。如非去极化肌松药中筒箭毒碱、阿曲库铵等可促使肥大细胞释放组胺，引起血压下降，筒箭毒碱还兼有神经节阻滞作用。泮库溴铵具有一定的心脏 M 乙酰胆碱受体阻滞作用，用药后可致心率增快及血压升高。琥珀胆碱激动所有的胆碱能受体，可引起各种一过性心律失常，如窦性心动过缓、结性心律和室性心律不齐等。非去极化肌松药维库溴铵、哌库溴铵、罗库溴铵及杜什库铵均无心血管不良反应，是比较理想的肌松药。

表 14-4　常用肌松药的代谢清除方式

| 药物 | 代谢及清除 |
| --- | --- |
| 琥珀酰胆碱 | 血浆胆碱酯酶 |
| 阿曲库铵 | 霍夫曼消除和非特异性酯酶水解 |
| 顺式阿曲库铵 | 霍夫曼消除 |
| 美维库铵 | 血浆胆碱酯酶 |
| 派库溴铵 | 肾脏（80%） |
| 哌库溴铵 | 肾脏（60%）和肝脏 |
| 维库溴铵 | 肝脏（75%~90%）和肾脏 |
| 罗库溴铵 | 肝脏（75%~90%）和肾脏 |

表 14-5　常用肌松药的临床应用特点

| 指标 | 短效类 | 中效类 | | | 长效类 |
| --- | --- | --- | --- | --- | --- |
| | 琥珀酰胆碱 | 罗库溴铵 | 维库溴铵 | 顺式阿曲库铵 | 泮库溴铵 |
| $ED_{95}$（mg/kg） | 0.3 | 0.3 | 0.05 | 0.05 | 0.07 |
| 插管剂量（mg/kg） | 1.0 | 0.6 | 0.1 | 0.1 | 0.08~0.12 |
| 起效时间(min) | 0.75 | 2~3 | 2~3 | 3~4 | 3~4 |
| 维持时间(min) | 5~10 | 30~40 | 30~45 | 35~45 | 90~120 |
| M 受体作用 | 兴奋 | 无 | 无 | 无 | 抑制 |
| 组胺释放 | 轻微 | − | − | − | − |
| 蓄积作用 | − | − | − | − | + |
| 输注剂量 [μg/(kg·min)] | | 6.0~10 | 0.3~1.0 | 3 | |

参考文献

[1] 王强. 肌松药的临床应用 [J]. 国际麻醉学与复苏杂志，2010，31（5）：477-481.

[2] 中华医学会麻醉学分会. 肌肉松弛药合理应用的专家共识（2013）[J]. 中华麻醉学杂志，2013，33（7）：781-785.

## 案例 125　哪些阿片类药品可用于儿童

### ✏ 问题描述

新生患儿母亲有两年吸毒史（海洛因），包括孕期。问儿童药中那些药品属于阿片类？

### ❓ 问题来源

☐ 患儿　　☐ 家长　　☑ 医师　　☐ 药师　　☐ 护士　　☐ 其他

### 📦 问题种类

药品对比与选用

### ✉ 药物信息

【主要药名】阿片类　　　　　　【用药途径】口服

【剂型/规格】无　　　　　　　【其他联用药物】无

### 🔊 药师建议

本院阿片类药品用来镇痛、麻醉辅助的主要品种有：吗啡、哌替啶和芬太尼。

### 👤 药师分析

阿片类物质是指天然存在或人工合成的具有吗啡样活性的物质，其作用底物是阿片受体。阿片受体最初被称为 δ、κ 和 μ 受体，后又称之为 OP1、OP2 和 OP3 受体，现在用 DOR、KOR 和 MOR 受体称之。临床上，根据药物与阿片受体结合后所引起的效应，将阿片类物质分为 3 类：①阿片受体激动剂（如吗啡和吗啡类 阿片类药物）；②阿片受体拮抗剂（如纳洛酮和纳曲酮）；③阿片受体部分激动剂（如丁丙诺非和纳布啡）。除外源性阿片类物质（药物）外，人体内还存在着具有吗啡样活性的神经肽家族，称为内源性阿片类物质，成员包括脑啡肽、内啡肽和强啡肽家族。各家族来自不同的多肽前体（前脑啡肽、前阿片黑皮素皮激素和前强啡肽），并具有特征性的解剖分布。目前发现，脑啡肽和强啡肽与其他神经递质，如5-羟色胺（5-HT）和去甲肾上腺素存在共存关系，但其如何共同调节神经信号的传递尚不清楚。另外，在哺乳动物的脑组织中还发现了一些具有与吗啡相似化学结构的分子，但其来源于食物还是脑内自行合成，目前还有争议。

　　与其他药物相比，吗啡依然是阿片类药物的"金标准"。阿片类药物大部分作为镇痛药使用。阿片类镇痛药主要包括可待因、双氢可待因、氢吗啡酮、羟考酮、美沙酮、吗啡、芬太尼、哌替啶（杜冷丁）和曲马多等。小部分作为小儿镇咳药使用，如可待因和右美沙芬等，但其镇咳作用还有争议。还有一部分阿片类药物，如地芬诺酯和洛哌丁胺专门用于治疗腹泻；芬太尼及同类药物主要用于麻醉。芬太尼是应用时间最长的麻醉性阿片受体激动剂，其与衍生物阿芬太尼和舒芬太尼一起，用于辅助麻醉或全凭静脉麻醉。布托啡诺和纳布啡由于不引起烦躁，在镇痛上基本取代了喷他佐辛。与其他阿片受体纯激动剂相比，二者的呼吸抑制效应无剂量相关性并存在"天花板"效应。反复使用阿片类物质将引起机体耐受成瘾，阿片类物质的成瘾的症状包括渴求、焦虑、心境恶劣、打哈欠、出汗、起鸡皮疙瘩、流泪、流涕、恶心或呕吐、腹泻、痛性痉挛、肌肉疼痛、发热和失眠等。使用吗啡类物质（如静脉使用）有许多躯体后果，包括乙型肝炎、丙型肝炎、HIV感染、败血症、心内膜炎、肺炎和肺脓肿、血栓性静脉炎及横纹肌溶解，同时心理和社会损害也很明显。阿片类药物在儿童患者的应用也越来越多，应注意小儿静脉应用可待因的不良反应。哌替啶用于新生儿时，可因其代谢产物去甲哌替啶的蓄积而致惊厥。吗啡可导致呼吸抑制，新生儿只有在控制呼吸或加强监护时才允许使用。所有使用阿片类药物的儿童患者应常规监测脉搏血氧饱和度。对于自控镇痛（PCA）的患儿也应加强监测，避免呼吸抑制的发生。PCA镇痛时，小量吗啡即能获得相同的镇痛效果。

表 14-6 常用阿片类药物的主要特点

| 药物 | 剂量 | 给药途径 | 半衰期(h) | 适应证 | 主要不良反应 |
|---|---|---|---|---|---|
| **激动剂** | | | | | |
| 吗啡 | 10mg 维持 3~4h | 口服、皮下、静脉、肌注、鞘内 | 2~4 | 重度疼痛、麻醉 | 镇静、便秘、恶心、呕吐、瘙痒、呼吸抑制、耐受性和依赖性、欣快感 |
| 阿芬太尼 | 30~50μg/kg | 硬膜外、静脉 | 1.6~4 | 镇痛、麻醉 | 同吗啡 |
| 可待因 | 30~60μg/4h | 口服 | 3~4 | 咳嗽、腹泻、中度疼痛 | 同吗啡 |
| 右美沙芬 | 10~30mg/4~8h | 口服 | 2.7~3.3 | 干咳 | — |
| 右旋丙氧酚（活性代谢产物去甲丙氧酚） | 65mg/6~8h | 口服 | 6~32 | 中度疼痛 | 同吗啡；心脏毒性、纳洛酮不可逆；抽搐可能、去甲丙氧酚所致 |
| 芬太尼 | 50~200μg | 硬膜外、静脉透皮贴剂 | 2~7 | 急性疼痛、麻醉 | 同吗啡 |
| 美沙酮 | 10mg/6~8h, 30~80mg/d | 口服、静脉、肌注 | 15~60 | 重度疼痛、阿片依赖 | 同吗啡 |
| 哌替啶（杜冷丁） | 50~150mg/3h | 口服、肌注 | 3.2 | 中度/重度疼痛 | 同吗啡、兴奋、惊厥 |
| 舒芬太尼 | 可达 8μg/kg | 硬膜外、静脉 | 2.7~6 | 重度疼痛、麻醉 | 同吗啡 |

第十四章

阿片类药品及麻醉用药

第十四章 阿片类药品及麻醉用药

**续表**

| 药物 | 剂量 | 给药途径 | 半衰期(h) | 适应证 | 主要不良反应 |
| --- | --- | --- | --- | --- | --- |
| 部分激动剂 | | | | | |
| 丁丙诺啡 | 300~600μg/6~8h | 舌下、静脉 | 5~12 | 中度/重度疼痛、阿片性依赖 | 同吗啡，但较轻、逆转性稍差、纳洛酮 |
| 喷他佐辛 | 30~60mg/3~4h | 口服、静脉、肌注 | 2~4 | 急性疼痛 | 同吗啡、烦躁 |
| 拮抗剂 | | | | | |
| 纳洛酮 | 1.5~3μg/kg，根据反应重复 | 静脉 | 1.1 | 逆转阿片类药物所致的呼吸抑制 | 恶心、呕吐、高血压、心律不齐、罕见癫痫发作 |
| 纳美芬 | 0.25μg/kg，根据反映重复 | 静脉 | 10 | 逆转阿片类药物所致的呼吸抑制 | 恶心、呕吐、心动过速、高血压、发热、头晕 |
| 纳曲酮 | 25~50mg/d | 口服 | 2.7 | 既往阿片类依赖患者预防恢复吸的辅助药物 | 恶心、呕吐、腹痛、烦躁、关节和肌肉疼痛、头晕 |

参考文献

[1] Porreca F. Opiates: Pharmacology of Pain[M]//Gerald FG, Robert FS. Encyclopedia of Pain. Heidelberg: Springer, 2013: 2405~2413.

[2] Trescot A M. Opioid Pharmacology and Pharmacokinetics[M]// Controlled Substance Management in Chronic Pain. Springer International Publishing, 2016.

[3] 樊碧发. 阿片类药物及其毒副反应[C]// 2013 全国癌症康复与姑息医学大会, 2013.

Clinical Practice in
Pediatric Medication
Consultation

## 案例 126　氯化钠补液浓度怎样确定

### ✎ 问题描述

氯化钾补液浓度应 ≤ 3%，氯化钠补液浓度规定是多少？儿童重症监护室需要用 10% NaCl 20ml 加入 40ml 葡萄糖溶液中，是否可行？

### ❓ 问题来源

☐ 患儿　　☐ 家长　　☑ 医师　　☐ 药师　　☐ 护士　　☐ 其他

### ▣ 问题种类

用法用量

### ✉ 药物信息

【主要药名】氯化钠补液　　　　　【用药途径】静脉滴注

【剂型 / 规格】注射剂 /10ml：1g　　【其他联用药物】无

### ◄» 药师建议：

1. 高渗性失水

高渗性失水时患儿脑细胞和脑脊液渗透浓度升高，若治疗时血浆和细胞外液钠浓度和渗透浓度过快下降，可致脑水肿。故一般认为，在治疗开始的 48 小时内，血浆钠浓度每小时下降不超过 0.5mmol/L。

若患儿存在休克，应先予氯化钠注射液，并酌情补充胶体，待休克纠正，血钠 >155mmol/L，血浆渗透浓度 >350mOsm/L，可予 0.6% 低渗氯化钠注射液。待血浆渗透浓度 <330mOsm/L，改用 0.9% 氯化钠注射液。补液总量根据下列公式计算，作为参考：

$$所需补液量（L）=\frac{[血钠浓度（mmol/L）-142]}{血钠浓度（mmol/L）}\times0.6\times 体重（kg）$$

$$所需补液量（ml）=[血钠浓度（mmol/L）-142]\times5\times 体重（kg）$$

一般第一日补给半量，余量在以后 2~3 日内补给，并根据心肺肾功能酌情调节。

2. 等渗性失水

原则给予等渗溶液，如 0.9% 氯化钠注射液或复方氯化钠注射液，但上述溶液氯浓度明显高于血浆，单独大量使用可致高氯血症，故可将0.9%氯化钠注射液和1.25%碳酸氢钠或1.86%（1/6mol/L）乳酸钠以7:3的比例配制后补给。后者氯浓度为107mmol/L，并可纠正代谢性酸中毒。补给量可按体重或红细胞压积计算，作为参考。

①按体重计算：补液量（L）=体重下降（kg）×142/154；

②按红细胞压积计算：补液量（L）=（实际红细胞压积－正常红细胞压积）×体重（kg）×0.2/正常红细胞压积。正常红细胞压积男性为48%，女性为42%。

3. 低渗性失水

严重低渗性失水时，脑细胞内溶质减少以维持细胞容积。若治疗时血浆和细胞外液钠浓度和渗透浓度迅速回升，可致脑细胞损伤。一般认为，当血钠低于120mmol/L时，治疗使血钠上升速度在每小时0.5mmol/L，不超过每小时1.5mmol/L。

当血钠低于120mmol/L时或出现中枢神经系统症状时，可给予3%~5%氯化钠注射液缓慢滴注。一般要求在6小时内将血钠浓度提高至120mmol/L以上。补钠量（mmol/L）=[142－实际血钠浓度（mmol/L）]×体重（kg）×0.2。待血钠回升至120~125mmol/L，可改用等渗溶液或等渗溶液中酌情加入高渗葡萄糖注射液或10%氯化钠注射液。

4. 低氯性碱中毒

给予0.9%氯化钠注射液或复方氯化钠注射液（林格液）500~1000ml，以后根据碱中毒情况决定用量。

5. 外用，用生理氯化钠溶液洗涤伤口、冲洗眼部。

儿童重症监护室10% NaCl 20 ml加入40ml葡萄糖溶液中，可应用于临床。

## 药师分析

氯化钠是一种电解质补充药物。钠和氯是机体重要的电解质，主要存在于细胞外液，对维持正常的血液和细胞外液的容量和渗透压起着非常重要的作用。正常血清钠浓度为135~145mmol/L，占血浆阳离子的92%，总渗透压的 90%，故血浆钠量对渗透压起着决定性作用。正常血清氯浓度为 98~106 mmol/L，人体中钠离子、氯离子主要通过下丘脑、垂体后叶和肾脏进行调节，维持体液容量和渗透压的稳定。

氯化钠静脉注射后直接进入血液循环，在体内广泛分布，但主要存在于细胞外液。钠离子、氯离子均可被肾小球滤过，并部分被肾小管重吸收。由肾脏随尿排泄，仅少部分从汗排出。

参考文献

[1] De Wardenerh E，Mills IH，Clampham WF，et al. Studies on the efferent mechanism of the sodium diuresis which follows the administration of intravenous saline in the dog [J]. Clinical science，1961，21：249.

# 案例 127　灭菌注射用水是否可静脉使用

### 问题描述

500ml 灭菌注射用水加生理盐水配成 0.45% 氯化钠注射液使用。问复旦大学附属儿科医院 500ml 灭菌注射用水是否可用来配制 0.45% 氯化钠注射液？有静脉用 0.45% 氯化钠注射液的用法么？

### 问题来源

□ 患儿　　□ 家长　　□ 医师　　□ 药师　　□ 护士　　☑ 其他

### 问题种类

用法用量

### 药物信息

【主要药名】灭菌注射用水　　　【用药途径】注射

【剂型 / 规格】注射剂 /500ml　　【其他联用药物】无

### 药师建议

当高渗性失水时，可给予 0.6% 低渗氯化钠注射液。复旦大学附属儿科医院也曾用过 0.45% 氯化钠注射液。对于 500ml 灭菌注射用水说明书其适应证有"注射液稀释剂"以及"灭菌注射用水不能直接静脉注射"。因此，该注射剂作为注射液稀释剂可静脉使用。

## 🧍 药师分析

灭菌注射用水，适应证为注射用灭菌粉末的溶剂或注射液的稀释剂或各科内镜手术冲洗剂。

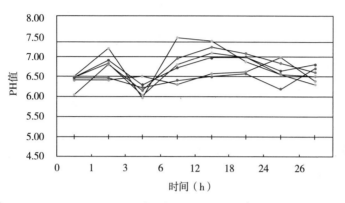

图 15-1　灭菌注射用水 pH 值趋势图

参考文献

[1] JungD，DorrA. Single-Dose Pharmacokinetics of Valganciclovir in HIV and CMV-Seropositive Subjects [J]. J Clin Pharmacol，1999，39（8）：800-804.

## 案例 128　酚磺乙胺输注后同一皮条输其他液体出现红色

### ✒ 问题描述

酚磺乙胺（止血敏）输注后，用同一皮条输 5% 葡萄糖溶液 250ml、NaHCO$_3$ 12ml、10% NaCl 5ml 混合液，皮条内出现红色，原因是什么？

### ❓ 问题来源

☐ 患儿　　☐ 家长　　☐ 医师　　☐ 药师　　☑ 护士　　☐ 其他

### 📦 问题种类

相互作用（联合用药、配伍禁忌）

### ✉ 药物信息

【主要药名】酚磺乙胺　　　　　　【用药途径】静脉注射、肌内注射

【剂型 / 规格】注射剂 /2ml：0.25g，5ml：0.5g，5ml：1.0g；片剂 /0.25g，0.5g

【其他联用药物】无

## ◄» 药师建议

酚磺乙胺 pH 为 4.5~5.6，为弱酸性药物，遇 NaHCO$_3$ 可发生中和反应，产生性状改变；且酚磺乙胺要避光保存，若在日光中暴露时间过长，也可能发生变化，药师建议更换皮条。

## ♟ 药师分析

酚磺乙胺能使血小板数量增加，并增强血小板的凝集和黏附力，促进凝血活性物质的释放，从而产生止血作用。作用快速，静脉注射后 1 小时作用最强，一般可维持 4~6 小时。大部分以原形从肾排泄，小部分从胆汁、粪便排出。

酚磺乙胺化学名称为羟苯磺乙胺，分子量 263，为含苯核的小分子化合物。一般认为含苯核或嘧啶药物有较强的抗原性。酚磺乙胺为小分子半抗原物质，不能单独诱生抗体，必须与蛋白质类载体结合后成为半抗原——载体复合物方具抗原性。这种复合物诱导 T 淋巴细胞致敏，或使 B 淋巴细胞产生相应抗体，或两者兼有。当机体对某种药物处于致敏状态时，该药物再次进入机体，就会发生变态反应。根据药物变态反应的特点，酚磺乙胺引起的发热反应属Ⅲ型变态反应，发热的机制可能是免疫反应中产生的白介素 1 作为血液循环中的激素作用于丘脑下部体温调节中枢中引起的。

参考文献

[1] Dušková M，Wald M. Orally administered proteases in aesthetic surgery [J]. Aesthetic Plastic Surgery，1999，23（1）：41–44.

## 案例 129　患儿使用阿托品眼膏出现不良反应

## ✎ 问题描述

患儿 7 岁，因斜视，医嘱阿托品眼用凝胶，一天 3 次，连续给药 3 天，散瞳后验光。首次使用，涂于双眼下眼睑后约 10 分钟，出现双上眼睑略肿及不适感，无发红发痒，无潮红现象。

**?** **问题来源**

☐ 患儿　　☑ 家长　　☐ 医师　　☐ 药师　　☐ 护士　　☐ 其他

**📦** **问题种类**

不良反应

**✉** **药物信息**

【主要药名】阿托品眼用凝胶　　　　　　【用药途径】涂抹

【剂型 / 规格】凝胶剂 /1%（2.5g：25 mg）　　【其他联用药物】无

**◀)) 药师建议：**

> 继续观察眼睑肿胀的变化情况，如有明显用药相关的肿胀现象，应就诊考虑是否更换散瞳药物。

**🧍 药师分析**

阿托品在眼组织可阻断 M 胆碱受体，因而使瞳孔括约肌和睫状肌松弛，形成扩瞳。阿托品眼用凝胶的适应证为虹膜睫状体炎、检查眼底前的散瞳、验光配镜屈光度检查前的散瞳。

阿托品眼部用药后因药物的全身吸收，可能产生皮肤、黏膜干燥，发热，面部潮红，心动过速等现象。滴眼后用手指压迫内眦泪囊部，可减少药物的全身吸收，防止或减轻不良反应。另外，少数患儿眼睑出现发痒、红肿、结膜充血等过敏现象，应立即停药。该患儿虽然没有上述全身反应或明显的局部过敏反应，但是出现用药后 10 分钟上眼睑略肿，应继续观察上眼睑肿胀的变化，若有明显肿胀以及随时间渐渐消退，仍有可能对该药物过敏，不建议继续用药。若仅是不适感，没有明显眼睑肿胀的变化，应该仅是药物局部刺激所致，应继续用完医嘱的疗程。

---

### 案例 130　患儿使用碘海醇不良反应增多是否与药物批次有关

**✒ 问题描述**

使用碘海醇（欧乃派克）发生不良反应的患儿增多，发现多例出现呕吐，是否与药物批次有关？

**❓ 问题来源**

☐ 患儿    ☐ 家长    ☑ 医师    ☐ 药师    ☐ 护士    ☐ 其他

**📦 问题种类**

不良反应

**✉ 药物信息**

【主要药名】碘海醇                【用药途径】静脉注射

【剂型/规格】注射剂/20 ml（300）；50ml（300、350）

【其他联用药物】无

**🔊 药师建议**

> 由于碘对比剂的给药途径、速度、溶液的量等也影响不良反应的发生率，此次发生多例呕吐反应需排除是否有给药途径、给药速度变化的影响。另外，恶心/呕吐可能与患儿本身的情况也有关系，应加以排除。若该反应集中在某批次碘海醇中出现，发生比例较以往明显增加，则不能排除该批次药物的性质导致不良反应发生率增加，需进一步联系相关部门进行更换批次处理，并按流程上报药品不良反应。若影响面较大，影响程度较重，应考虑上报药品群体不良事件。

**👤 药师分析及药师建议**

碘海醇（Iohexol）是一种非离子型单体含碘 X 线对比剂，用于诊断性检查，包括脊髓造影、血管造影、尿路造影、关节造影以及胃肠道和体腔的成像检查，也用于 CT 增强对比。碘海醇和其他非离子型含碘对比剂相对于离子型对比剂来说，有相似的不良反应和注意事项，但是不良反应相对较轻而且发生率一般较低[1]。

碘对比剂的不良反应按时间可分为急性反应和迟发型反应，急性反应是发生在 1 小时内的不良反应，迟发型反应是 1 小时至 1 周发生的不良反应。大多数不良反应不会危及生命，约 70% 发生在注射碘对比剂最初 5 分钟内。急性反应发生率低，一般认为儿童较成人发生率更低，成人 0.2%~0.7%，儿童 0.18%~0.46%[2]。急性反应可分为类过敏反应（allergic-like reactions）、生理性反应（physiologic reactions）[非类过敏反应（non-allergic-like reactions）]，后者可因对比剂直接的化学毒性、渗透毒性等产生，通常呈剂量和浓度依赖，程度不一的恶心呕吐多属于此类反应。低渗单体对比剂发生恶心和呕吐的可能性相对减少[3]。我院使用的碘海醇（属于低渗的非离子单体对比剂），其恶心呕吐发生率通常相对较低。此外，对比剂的给药途径、速度、溶液的量、浓度和黏度也影响不良反应的发生率[1]。

附：药品群体不良反应定义、群体事件报告途径以及医疗机构调查与措施（摘自 2017 年重新发布的《上海市药品不良反应报告和监测管理实施办法》）

1. 药品群体不良事件，是指同一药品在使用过程中，在相对集中的时间、区域内，对一定数量人群的身体健康或者生命安全造成损害或者威胁，需要予以紧急处置的事件。

同一药品：指同一生产企业生产的同一药品名称、同一剂型、同一规格的药品。

2. 群体事件报告途径

药品生产、经营企业和医疗机构获知或者发现药品群体不良事件后，应当立即通过电话或者传真等方式报所在地的区市场监管局、卫生和计划生育委员会和药械不良反应监测中心，必要时可以越级报告；同时填写《药品群体不良事件基本信息表》，对每一病例还应当及时填写《药品不良反应/事件报告表》，通过国家药品不良反应监测信息网络报告。

3. 医疗机构调查与措施

医疗机构发现药品群体不良事件后应当积极救治患儿，迅速开展临床调查，分析事件发生的原因，必要时可采取暂停药品的使用等紧急措施。

参考文献

[1] S.C. 斯威曼主编．李大魁，金有豫，汤光等译．马丁代尔药物大典：原著第 37 版 [M]. 北京：化学工业出版社，2013：1418，1410，1409.

[2] 陈宏，王秋林．碘造影剂过敏反应综述 [J]. 川北医学院学报，2017, 32（5）：798–802.

[3] American College of Radiology Committee on Drugs and Contrast Media．ACR Manual on Contrast Media Version 10.3[S/OL]．Available：www.acr.org.

## 案例 131 万古霉素是否可以使用 10% 葡萄糖溶液调配

### 问题描述

万古霉素是否可以使用 10% 葡萄糖溶液调配？

## ❓ 问题来源
　☐ 患儿　　☐ 家长　　☐ 医师　　☐ 药师　　☑ 护士　　☐ 其他

## 📦 问题种类
调配与溶媒选择

## ✉ 药物信息
【主要药名】万古霉素　　　　　　【用药途径】静脉滴注

【剂型 / 规格】粉针剂 /500mg　　【其他联用药物】无

## 🔊 药师建议

　　万古霉素在不同浓度的葡萄糖溶液中进行调配的稳定性如下：用灭菌注射用水重组盐酸万古霉素，浓度为 50mg/ml。1ml 样品加入 9ml 不同浓度的葡萄糖注射液（5%、10%、15%、20%、25%、30%）在 10ml 的塑料注射器内。每种浓度的 10 个注射器在 4℃保存 24 小时。在不同贮存时间内，用高效液相色谱法测定万古霉素样品一式三份。24 小时后，将注射器从冰箱取出，室温存放 2 小时后测定万古霉素浓度。在 24 小时和 24 小时内，除 5% 葡萄糖注射液外，4 小时内万古霉素浓度的百分比变化均小于 6%。在室温条件下放置 2 小时后，万古霉素浓度没有变化（变化率 0.7%~5%）。

　　由上述实验结果可知，盐酸万古霉素在不同浓度的葡萄糖注射液中保存稳定，在塑料注射器中可存放 24 小时，在室温下可放置 2 小时。因此万古霉素可以使用 10% 葡萄糖溶液进行调配。

## 👤 药师分析

　　万古霉素（Vancomycin）作为一种糖肽类窄谱抗菌药物，属于三环糖肽类抗菌药物，结构复杂，含有一个七肽核心分子式为 $C_{66}N_{75}C_{12}N_9O_{24}$，分子质量为 1485.74。在抗菌效果方面，万古霉素对革兰阳性菌具有较好的抑制作用，主要包括金黄色葡萄球菌、链球菌属、梭状芽孢杆菌、肠球菌、表皮葡萄球菌、类白喉菌、放线菌、牛链球菌、链球菌棒状杆菌等。经过体外实验可知，梭状杆菌属及杆菌属、放线菌属、乳杆菌属等对万古霉素较为敏感。其对分枝杆菌或真菌以及革兰阴性杆菌无效。

　　作为三环糖肽类抗菌药物，万古霉素对细菌的抑制作用主要通过以下

第十五章　其他用药

机制：①抑制细菌细胞壁的合成，通过对黏肽侧链形成的抑制，阻止了细菌的生长，尤其是对处于繁殖期的细菌杀菌效果明显；②其对细胞膜的通透性具有一定的损坏作用，造成细胞膜功能丧失；③内部含有的有效成分可影响细菌遗传信息的复制，阻止细菌的繁殖。

万古霉素静脉滴注时呈二室模型，具有 α 相和 β 相，其中 α 相（分布）0.5~1 小时，β 相（消除半衰期）6~12 小时，分布容积为 0.4~1.0 L/kg，蛋白结合率为 10%~50%。肾功能正常者，万古霉素的半衰期为 4~6 小时；而在肾功能不全者，平均消除半衰期为 7.5 天。万古霉素是水溶性大分子物质，组织分布取决于膜的渗透性而不是组织流量，长时间维持血药浓度，有助于提高药物转运。万古霉素能透过胎盘屏障。万古霉素的药代动力学特点具有时间依赖性和较长的抗菌药物后效应。

盐酸万古霉素口服几乎不吸收。静脉滴注溶媒一般选择 5% 葡萄糖溶液或 0.9% 氯化钠注射液，配制方法一般为每 0.5g 盐酸万古霉素先用灭菌注射用水 10ml 溶解，再加入至少 100ml 的 5% 葡萄糖注射液或 0.9% 氯化钠注射液，药物最高浓度为 5mg/ml。注射液单剂静脉滴注一般为 400mg，滴注完毕即达到血药峰浓度（$C_{max}$）25.18mg/L，8 小时血浓度平均为 1.90mg/L，有效血浓度可维持 6~8 小时。单次静脉滴注 800mg，高峰血浓度平均为 50.07mg/L。万古霉素可广泛分布于身体各种组织体液，但不易进入脑组织中，在胆汁中的量亦甚微。万古霉素静脉滴注后主要经肾小球滤过而排出体外，单次静脉滴注 400mg，24 小时尿中平均总排泄率为 81.1%；单次静脉滴注 800mg，24 小时尿中平均总排泄率为 85.9%。

参考文献

[1] Rybak M, Lomaestro B, Rotschafer JC, et al.Therapeutic monitoring of vancomycin in adult patients：a consensus review of the American Society ofhealth-System Pharmacists, the Infectious Diseases Society of America, and the Society of Infectious Diseases Pharmacists[J].Am J Health Syst Pharm, 2009, 66（1）：82-98.

[2] 陈新谦，金有豫，汤光 . 新编药物学 [M]. 16 版 . 北京：人民卫生出版社，2007：92-93.

[3] 季闽春，沈晓英，杨耀芳 . 万古霉素的药代动力学研究进展 [J]. 中国临床药理学杂志，2008，24（6）：529-532.

[4] 黄铁荣 . 盐酸万古霉素在临床静脉滴注中的合理使用 [J]. 北方药学，2014，11（12）：72-73.

## 案例 132　2 岁患儿脚癣是否可使用咪康唑

### ✒ 问题描述

患儿 2 岁，有脚癣，问是否可使用硝酸咪康唑霜（达克宁霜）？

### ❓ 问题来源

□患儿　　☑家长　　□医师　　□药师　　□护士　　□其他

### ▣ 问题种类

药品对比与选用

### ✉ 药物信息

【主要药名】硝酸咪康唑霜　　　　　【用药途径】涂抹

【剂型 / 规格】膏剂 /15 克 / 支　　　【其他联用药物】无

### ◄)) 药师建议

> 　　咪康唑属咪唑类广谱抗真菌药。对新生隐球菌、念珠菌、球孢子菌、组织胞浆菌和皮炎芽生菌等抗菌活性好。对毛发癣菌和皮肤癣菌有效，但对由真菌和部分白色念珠菌作用差。此外，咪康唑对金葡菌和链球菌及革兰阳性球菌和炭疽菌等也有抗菌作用。咪康唑常见不良反应包括皮疹、发红、水疱、烧灼感及其他皮肤刺激症状，静脉炎、瘙痒、药热，胃肠道反应如恶心、呕吐、食欲缺乏、腹胀、腹泻，血细胞比容下降、白细胞减少、低钠血症等。咪康唑外用吸收较少，且患儿年龄大于 1 岁（10kg），故可以使用咪康唑霜剂。

### 👤 药师分析

　　咪康唑（Miconazole）为人工合成的 1- 苯乙基咪唑衍生物，为广谱抗真菌药，对皮肤癣菌、念珠菌、酵母菌及其他藻类、子囊菌、隐球菌等具有抑制和杀灭作用，对革兰阳性球菌和杆菌也有抗菌作用。该品在 4mg/L 浓度时可抑制大部分真菌生长，芽生菌属、组织浆胞菌属对其呈现高度敏感，隐球菌属、念珠菌属、球孢子菌属等亦对该品敏感。该品通过干扰细胞色素 P450 的活性，从而抑制真菌细胞膜主要固醇类 - 麦角固醇的生物合成，损伤真菌细胞膜并改变其通透性，以致重要的细胞内物质外漏；该品也可抑制真菌的三酰甘油和磷脂的生物合成，抑制氧化酶和过氧化酶的活性，引起细胞内过氧化氢积聚导致细胞亚微结构变性和细胞坏死。对白色念珠菌则可抑制其自芽胞转变为侵袭性菌丝的过程。该品的内容物为白色或类白色的结晶性粉末；无臭或几乎无臭。临床上用于头癣、手癣、脚癣、体癣、股癣、花斑癣、甲沟炎；阴道或阴茎龟头真菌感染；眼部曲菌或其他真菌感染[1]。目前尚缺乏该品对皮肤局部用药的药代动力学研究资料。咪康唑口服吸收差，口服 1g 后血药峰浓度仅为 1mg/L，分布半衰期为 0.4 小时，消除半衰期为 2.1 小时，终末半衰期为 20~24 小时，血清蛋白结合率为 90%。在体内分布广泛，可渗入炎症的关节、眼球的玻璃体及腹腔中，但在脑脊液、痰液、房水中浓度均甚低，对血脑屏障的穿透性亦差。该品主要经肝脏代谢灭活为无活性的代谢物。口服量的 14%~22% 自尿排出，主要为无活性的代谢物，其中不到 1% 为原形物。口服量的 50% 以原形自粪便排出。

咪康唑的用法用量如下：①皮肤感染每日 2 次，敷药膏于患处，用手指涂擦，使药物全部渗入皮肤。待患处损害全部消失后（通常需 2~5 周），应继续用药 1 周，以防复发。②指（趾）甲感染尽量剪尽患甲，每日一次，敷少许药膏于患处，用手指涂匀。患甲松动后（需 2~3 周）应继续用药至新甲开始生长，确见疗效一般需 7 个月左右。③念珠菌阴道炎每日就寝前用涂药器将药膏（约 5g）挤入阴道深处，必须连续用 2 周[3-4]。月经期内也可进行。二次复发后再用，仍然有效。咪康唑口服 1 岁（10 kg）以下儿童禁用，咪康唑外用吸收较少，故患儿外用是可以的。

参考文献

[1] Faergemann J. Seborrhoeic dermatitis and Pityrosporum orbiculare：treatment of seborrhoeic dermatitis of the scalp with miconazole–hydrocortisone( Daktacort ), miconazole and hydrocortisone[J]. British Journal of Dermatology，1986，114（6）：695–700.

[2] 周雪映. 达克宁继续引领风骚？[N]. 21 世纪药店，2014–04–28（A06）.

[3] 杨亮. 风油精联合达克宁霜治疗手足癣的临床观察 [J]. 中外医疗，2010，29（16）：119.

[4] 吴建华. 某部官兵应用达克宁霜及散剂防治足癣的临床研究 [A]// 2003 中国中西医结合皮肤性病学术会议论文汇编 [C]. 中国中西医结合学会皮肤性病专业委员会，2003：1.

## 案例133　患儿贴妥洛特罗贴剂后哭闹

✎ **问题描述**

5岁患儿贴了妥洛特罗贴剂（阿米迪）后出现哭闹，取下后好转，贴药部位无异常。

❓ **问题来源**

☐患儿　☑家长　☐医师　☐药师　☐护士　☐其他

📦 **问题种类**

不良反应

✉ **药物信息**

【主要药名】妥洛特罗贴剂　　　　　【用药途径】外贴

【剂型/规格】贴剂/0.5mg　　　　　【其他联用药物】无

🔊 **药师建议**

妥洛特罗获批准时，1002例安全性评价对象中，发现不良反应116例（11.58%）、152件次，其主要为震颤23件（2.30%），心悸17件（1.70%），粘贴部位瘙痒感34件（3.39%）、发红25件（2.50%）、皮疹25件（2.50%）等。另外，发现临床检查值有异常变动的是CK（CPK）升高28件（7.20%），但未见伴有临床症状。整体而言其安全性较高，不良反应轻微。案例中患儿贴了妥洛特罗贴剂（阿米迪）后出现哭闹，取下后好转，再次使用未见异常。由于患儿在使用妥洛特罗贴剂同时还使用了氨溴特罗口服液，二者均为 $\beta_2$ 受体激动剂，可能作用叠加，故应贴完妥洛特罗贴剂后再服用氨溴特罗口服液。

👤 **药师分析**

妥洛特罗（Tulobuterol）别名喘舒、丁氯喘等，为选择性 $\beta_2$ 受体激动药，对支气管平滑肌具有较强而持久的扩张作用，对心脏的兴奋性较弱。离体实验表明，妥洛特罗松弛支气管平滑肌的作用与沙丁胺醇相近，而对心脑的激动作用仅为沙丁胺醇的1/30。临床试用表明，妥洛特罗除具有明显的平喘作用外，还有较强的抗过敏作用和一定的止咳、祛痰作用[1-2]。其抗过敏作用可能与激动肥大细胞膜上的 $\beta_2$ 受体阻止组胺等过敏介质释放有关。其镇咳作用为可待因的1/4。以上这些作用均有利于妥洛特罗的治疗目的。此外，通过激动 $\beta_2$ 受体，妥洛特罗亦可松弛血管、胃肠和子宫平滑肌，升高血糖。大剂量时，可产生中枢镇静作用。妥洛特罗口服后约1小时发挥最大作用[3]，维持作用约7小时。妥洛特罗不被儿茶酚氧位甲基转移酶（COMT）破坏，故可口服。口服后吸收迅速，血药浓度达峰时间约为1小时，广泛分布于肝、肾、呼吸器官和胃肠道。主要在肝内代谢为多种苯环羟基化产物，再在COMT作用下甲基化，然后与葡萄糖醛酸等结合成高极性代谢物。代谢物和少量原形药物由尿、胆汁排泄。某些羟基代谢物，特别是对位羟基化物具有更强的药理作用活性。给10名健康志愿者一次2mg口服，血浆药物浓度达峰时间为3小时，血浆半衰期为3.19小时。给5名哮喘患儿口服妥洛特罗 $20\mu g/kg$，1小时后达血浆药物浓度峰值，血浆半衰期为3.56小时。对支气管哮喘的儿童患儿24小时内单次经皮给药，年龄4~9岁（体重18.0~26.5 kg）1mg、年龄9~13岁（体重33.0~41.7kg）2mg时，血清中药物原形浓度变化及药代动力学参数如图15-2、表15-7所示：

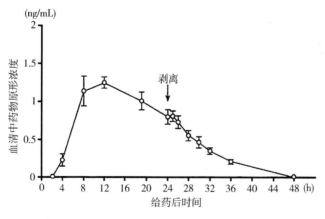

图 15-2　儿童单次经皮给药时的血清中药物原形浓度变化（*mean ± S.E.*，*n*=5）

表 15-7　单次经皮给药时的药代动力学参数（ $mean \pm S.E.$ , $n=5$ ）

| $C_{max}$（ng/ml） | $T_{max}$（hr） | $AUC_{0-\infty}$（ng.hr/ml） | $T_{1/2}$（hr） |
|---|---|---|---|
| $1.35 \pm 0.08$ | $11.8 \pm 2.0$ | $27.79 \pm 1.58$ | $5.9 \pm 0.6$ |

妥洛特罗贴剂使用注意事项[4]：①清洁粘贴部位皮肤，清洁后方可粘贴本品。②为避免刺激皮肤，最好每次变换粘贴部位。③本品可剥离，儿童使用时请贴在手够不到的部位。④动物实验（大鼠）中，贴于损伤皮肤时，出现血药浓度上升，因此请勿贴于创伤面。妥洛特罗不良反应少，安全范围大。偶有心悸、手指震颤、头晕、恶心、胃部不适等反应，一般停药后即可消失。偶有过敏反应，此时应立即停药。此外，也有报道严重不良反应，包括严重的血清钾值下降。因此重症哮喘患儿与低氧血症患儿用此药时最好监测血清钾值。案例中患儿贴了妥洛特罗贴剂（阿米迪）后出现哭闹，取下后好转，再次使用未见异常。由于患儿在使用妥洛特罗贴剂同时还使用了氨溴特罗口服液，二者均为 $\beta_2$ 受体激动剂，可能作用叠加，故应贴完妥洛特罗贴剂后再服用氨溴特罗口服液。

参考文献

[1] 冯雍，尚云晓．妥洛特罗贴剂在儿童咳嗽变异性哮喘诊断性治疗中的应用及评价 [J]．实用药物与临床，2014，17（10）：1272-1276.

[2] 林芊，刘全华，鲍一笑．妥洛特罗贴剂和口服硫酸沙丁胺醇治疗儿童支气管轻中度哮喘急性发作期的有效性和安全性比较 [J]．中国当代儿科杂志，2013，15（6）：462-465.

[3] 熊琴，冼建妹．妥洛特罗贴剂在婴幼儿喘息性疾病中的应用 [J]．当代医学，2010，16（9）：49-50.

[4] 曲华，陈琪玮，敬宏，等．妥洛特罗经皮给药治疗婴幼儿毛细支气管炎的疗效观察 [J]．中国全科医学，2010，13（5）：533-534.

## 案例 134　防腐剂苯甲酸钠对新生儿是否有害

### 问题描述
苯甲酸钠对新生儿是否有害？

### 问题来源
□患儿　□家长　☑医师　□药师　□护士　□其他

## 📦 问题种类

适应证

## ✉ 药物信息

【主要药名】苯甲酸钠　　　　　　【用药途径】口服

【剂型 / 规格】药用辅料 /0.1%~0.5%　　【其他联用药物】无

## 🔊 药师建议

苯甲酸钠是药用防腐剂，不能排除会对人体肝脏产生危害。

## 👤 药师分析

　　苯甲酸钠大多为白色颗粒，无臭或微带安息香气味，味微甜，有收敛性，易溶于水（常温）53.0g/100ml 左右，pH 在 8 左右。苯甲酸钠也是酸性防腐剂，在碱性介质中无杀菌、抑菌作用；其防腐最佳 pH 是 2.5~4.0，在 pH 5.0 时 5% 的溶液杀菌效果不佳。苯甲酸钠亲油性较易，易穿透细胞膜进入细胞体内，干扰细胞膜的通透性，抑制细胞膜对氨基酸的吸收。进入细胞体内电离酸化细胞内的碱储，并抑制细胞的呼吸酶系的活性，阻止乙酰辅酶 A 缩合反应，从而起到食品防腐的目的。

　　虽然苯甲酸钠未发现对新生儿具有特殊毒性，但是由于苯甲酸钠主要用于口服制剂中，新生儿用药通常推药使用静脉制剂，故应尽量避免使用。

参考文献

[1] Lennerz BS，Vafai SB，Delaney NF，et al. Effects of sodiumbenzoate，awidely used food preservative，onglucosehomeostasis and metabolic profiles inhumans[J]. Moleculargenetics and Metabolism，2015，114（1）：73–79.

第十六章

# 中成药

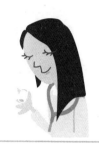

Clinical Practice in
Pediatric Medication
Consultation

# 案例 135　羚黄宝儿丸过量的不良反应

### ✎ 问题描述

2 岁患儿，羚黄宝儿丸医嘱 0.17 支（10 丸）tid。家长误以为 1.7 支 tid。一晚服 1 支（60 丸），次日 2 支（120 丸），患儿面唇发绀，该如何处理？

### ❓ 问题来源

☐ 患儿　　☑ 家长　　☐ 医师　　☐ 药师　　☐ 护士　　☐ 其他

### 📦 问题种类

毒性反应和过量

### ✉ 药物信息

【主要药名】羚黄宝儿丸　　　　　　【用药途径】口服

【剂型 / 规格】丸剂 /60 丸 / 瓶　　　【其他联用药物】无

### 🔊 药师建议

> 就诊检查血常规、血气、肝肾功能、心功能等，确定引起发绀的具体原因及药物体内清除状况，进行相应的纠正治疗。就诊后，若未及异常，嘱多饮水，排尿排便。

### 👥 药师分析

　　羚黄宝儿丸主要成分是人工麝香、黄连、羚羊角、甘草、冰片、人参、人工牛黄、猪胆膏、丁香，功效是清热息风、除痰定惊、开窍醒神，用于小儿发热，惊哭夜啼，痰热咳嗽，泄泻，脾胃虚弱及消化不良等症。其中羚羊角具有平肝息风，清肝明目，凉血解毒的作用；猪胆、黄连、牛黄亦均有清热解毒之功效；麝香、冰片开窍醒神，麝香尚可活血通经及镇痛，冰片可清热镇痛，促进溃疡愈合；人参大补元气，补脾益肺，生津止渴，安神益智；甘草具有益气补中，清热解毒，缓急止痛，调和诸药的功效。诸药合用有共奏开窍醒神，清热解毒，活血消肿，生肌镇痛的功效。

　　任何药物都是有两面性的，羚黄宝儿丸也不例外。据到目前为止的临床使用经验，羚黄宝儿丸不良反应并不严重。动物实验中，分别以成人口服剂量的 400 倍和 125 倍给实验小鼠灌胃和腹腔注射羚羊角口服液 40g/（kg·d）、5g/（kg·次），连续观察 7 天，发现实验小鼠体重普遍增加，毛有光泽，无死亡，认为急性毒性甚低。为了避免意外情况的出现，在服用羚黄宝儿丸时，一定要注意其用法用量。羚黄宝儿丸为口服药，1~2岁小儿一次10丸，2~5岁一次20丸，周岁以内小儿在医师指导下服用，一日2~3次，饭前半小时用温水送服，婴儿将药丸研碎，用开水调服。虽然这种药物的禁忌还尚不明确，但也一定要按照药品说明书或者是在医师的指导药师建议下购买使用。

发绀一般为缺氧引起。正常毛细血管血液中脱氧血红蛋白浓度约为26g/L。低张性缺氧时，动、静脉血中的脱氧血红蛋白浓度增高。当毛细血管血液中脱氧血红蛋白浓度达到或超过50g/L时，皮肤和黏膜呈青紫色，即发绀状态。在血红蛋白正常的人中，发绀与缺氧同时存在，可根据发绀的程度大致估计缺氧的程度。红细胞增多者，血中脱氧血红蛋白超过50g/L，出现发绀，但可无缺氧症状。患儿嘴唇发绀、面部发绀，属于中心性发绀。发绀的原因多由心、肺疾病引起呼吸功能衰竭、通气与换气功能障碍、肺氧合作用不足导致$SaO_2$（动脉血氧饱和度）降低所致。可分为两种情况：①肺性发绀，即由于呼吸功能不全、肺氧合作用不足所致。常见于各种严重的呼吸系统疾病，如喉、气管、支气管的阻塞，肺炎，阻塞性肺气肿，弥漫性肺间质纤维化，肺淤血，肺水肿，急性呼吸窘迫综合征，肺栓塞，原发性肺动脉高压等；②心性混合性发绀，由于异常通道分流，使部分静脉血未通过肺循环进行氧合作用而入体循环动脉，如分流量超过心输出量的1/3，即可出现发绀。常见于发绀型先天性心脏病，如法洛四联症、艾森门格综合征等。因此，患儿过多服用羚黄宝儿丸导致发绀可能是该药物导致或者诱发了患儿的心脏疾病，导致缺氧而发绀。另外，异常血红蛋白血症亦可引起发绀。①高铁血红蛋白血症：可由伯氨喹啉、亚硝酸盐、磺胺类、硝基苯、苯胺等药物或化学物质中毒所致；也可因大量进食含有亚硝酸盐的变质蔬菜引起肠源性发绀，其临床特点是发绀急骤出现，暂时性病情危重，氧疗青紫不退，抽出的静脉血呈深棕色，暴露于空气中也不能转变为鲜红色，若静脉注射亚甲蓝、硫代硫酸钠或大剂量维生素C，均可使发绀消退。②硫化血红蛋白血症：凡能引起高铁血红蛋白血症的药物或化学物质均能引起硫化血红蛋白血症，但患儿同时有便秘或服用硫化物，在肠内形成大量硫化氢为先决条件。此类发绀的临床特点是持续时间长，可达数月或更长时间，患儿血液呈蓝褐色。因此，患儿超剂量服用羚黄宝儿丸后可能引起异常血红蛋白血症，呈现发绀症状。患儿需要立即停止用药，就诊检查血常规和进行血气分析，找出发绀的具体原因。同时检查肝肾功能，判断是否有药物代谢排泄障碍；以及检查心脏功能，确定药物是否引起了心律失常等；根据药物毒性反应的严重程度进行相应的纠正治疗。

参考文献

[1] 姜清华，翟延君 . 羚羊角与山羊角药理作用比较 [J]. 山西医药杂志，2006，34（7）：582-583.

[2] 王宁，庞剑 . 羚羊角药理作用研究进程 [J]. 临床合理用药杂志，2017，10（1）：176-177.

## 案例 136　患儿服用柴银口服液后大便发绿

✎ **问题描述**

患儿服用柴银口服液后大便发绿，问是否是药物引起的？

❓ **问题来源**

□ 患儿　　☑ 家长　　□ 医师　　□ 药师　　□ 护士　　□ 其他

📦 **问题种类**

不良反应

✉ **药物信息**

【主要药名】柴银口服液　　　　　　【用药途径】口服

【剂型 / 规格】口服液 /20ml　　　　【其他联用药物】无

🔊 **药师建议**

服用柴银口服液可能会引起小儿大便发绿。

首先需加强保暖，以排除受凉引起的肠胃不适或腹泻；若大便颜色无改善，且在持续服用该口服液，那么可能是该口服液改变了小儿肠道的环境引起大便发绿，或者是该口服液导致了小儿消化不良。若小儿脾胃虚寒，且该口服液引起了小儿肠胃严重的不适感，则立即停止服用该药，在医师和药师建议和指导下用其他可替代的药物治疗。

👤 **药师分析及药师建议**

柴银口服液具有明显的抗病毒、抗菌作用，具有清热、解毒、利咽、镇咳之功效。柴银口服液的主要成分为柴胡、金银花、黄芩、葛根、荆芥、青蒿、连翘、桔梗、苦杏仁、薄荷、鱼腥草。金银花、黄芩、青蒿、连翘、鱼腥草、柴胡以清热解毒抗炎为主；苦杏仁、桔梗具有宣肺、利咽、祛痰、排脓、抑菌、抗炎作用；而薄荷有发散风热、清利头目、利咽、透疹功效；诸药联用，共祛表里上下之邪，因此具有明显的解毒、抗病毒、抗炎和镇咳作用。柴银口服液治疗儿童反复上呼吸道感染，能明显降低发热患儿的体温，改善患儿头痛、咽痛、鼻塞、流涕、咳嗽的症状。偶有腹泻、腹痛、皮疹等不良反应。

　　绿便与小儿的胆汁变化有密切关系。胆汁的胆红素和胆绿素，它们之间可以互相转化。如果小儿母乳喂养或乳汁中脂肪较多时，其大便偏酸性，在肠道细菌影响下部分胆红素转变成胆绿素，所以大便可能呈现绿色。非母乳喂养儿若排出绿色大便，则表示肠的蠕动加速，或肠道有炎症，为腹泻的一种征象。绿原酸是金银花的主要抗菌、抗病毒有效药理成分之一。绿原酸有利胆作用，能增进大鼠的胆汁分泌。患儿服用柴银口服液后排绿便可能是因为银柴口服液中的绿原酸的成分增强了患儿的胆汁分泌，并且该口服液引起了患儿肠道酸碱度的改变，在肠道细菌的作用下使部分的胆红素转变为胆绿素，从而使大便呈现绿色。另外，柴银口服液成分多为辛凉解表的中药，常用于外感风热证，药性寒凉，当用于外感风寒的患儿或者对于体虚患儿可能会引起消化不良，从而引起腹泻或绿便；或者是在服用该药物的同时，患儿不慎着凉，使肠胃不适，产生绿便，而并不是服用该口服液后引起的。柴银口服液绿原酸含量的测定结果见表16-1：

16-1　柴银口服液绿原酸含量的测定结果（$n=3$）

| 批号 | 绿原酸含量（mg/ml） |
| --- | --- |
| 09113003 | 0.378 |
| 10013003 | 0.236 |
| 10013017 | 0.281 |
| 10103013 | 0.240 |
| 09063039 | 0.311 |
| 09113007 | 0.360 |

参考文献

[1] 唐慧慧，蔡清宇. 高效液相色谱法测定柴银口服液中绿原酸含量 [J]. 解放军药学学报，2011，27（5）：442-443.

[2] 黄莉娜，雷水兰，朱俏琳，等. 灰毡毛忍冬对小鼠胆汁分泌的影响 [J]. 保健文汇，2016（2）：125.

[3] 王吉凤，张伟丹. 柴银口服液治疗反复上呼吸道感染临床疗效观察 [J]. 实用临床医药杂志，2011，15（11）：111-112.

## 案例 137　患儿服用愈美甲麻敏糖浆过量出现呕吐

### ✎ 问题描述

3 岁患儿医嘱服用愈美甲麻敏糖浆（金叶糖浆）3ml/ 次，家长认为剂量小，自行增至 15ml/ 次。服用 2 次后未觉异常。第三次服用出现喉咙麻、呕吐、肠胃不适症状。停药后无其他明显异常。

### ❓ 问题来源

☐ 患儿　　☑ 家长　　☐ 医师　　☐ 药师　　☐ 护士　　☐ 其他

### 📦 问题种类

不良反应

### ✉ 药物信息

【主要药名】愈美甲麻敏糖浆　　　　【用药途径】口服

【剂型 / 规格】液体剂 /120 毫升 / 瓶　【其他联用药物】无

### 🔊 药师建议

　　该患儿表现喉咙麻、呕吐、肠胃不适等外周症状，未出现意识模糊等中枢症状，但仍应密切观察。喉咙麻可能是甲基麻黄碱服用过量的不良反应，呕吐、肠胃不适可能是愈创木酚甘油醚的祛痰作用导致的不良反应。可做血药浓度监测和肝肾相关功能检查，也可检查心率和心律。若出现肝肾功能损伤、血药浓度持续维持在较高水平，或者心率过快、心律失常等异常现象，需实施相应的治疗措施，以免反应恶化。

### 👤 药师分析

　　愈美甲麻敏糖浆具有镇咳、化痰、平喘作用。愈美甲麻敏糖浆为复方制剂，由具有镇咳作用的氢溴酸右美沙芬、祛痰作用的愈创木酚甘油醚、平喘作用的 DL- 盐酸甲基麻黄碱、抗过敏作用的马来酸氯苯那敏四种成分科学合理组方，用于急慢性支气管炎、支气管充血性咳嗽、气喘以及过敏性咳嗽、干咳等；亦用于因感冒引起的支气管炎及支气管充血性咳嗽等。每 1ml 愈美甲麻敏糖浆含氢溴酸右美沙芬 1.5mg、愈创木酚甘油醚 5mg、盐酸甲基麻黄碱 1mg、马来酸氯苯那敏 0.1mg。12 岁以上儿童及成人一次 10~15ml，一日 3 次；12 岁以下儿童应在医师指导下使用。

其中氢溴酸右美沙芬为中枢性镇咳药,与另一镇咳药磷酸可待因比较镇咳作用相当但无成瘾性,服用安全,老人和小孩均可使用。右美沙芬为中枢性镇咳药,可抑制延脑咳嗽中枢而产生镇咳作用。其镇咳作用与可待因相等或稍强。一般治疗剂量不抑制呼吸,长期服用无成瘾性和耐受性。右美沙芬服药后半小时起效,作用持续 6 小时。在肝脏代谢,主要为 3- 甲氧吗啡烷、3- 羟 -17- 甲吗啡烷及 3- 羟吗啡烷三种代谢产物。由肾脏排泄,包括原形物和脱甲基代谢物等。氢溴酸右美沙芬的药师建议使用剂量:成人:10~30mg/ 次,3 次 / 日,最大剂量 120 mg/d;6~12 岁儿童:5~15mg/ 次,每 4~8 小时 1 次,最大剂量 60 mg/d;1~6 岁儿童:2.5~7.5mg/次,3~6 次 / 日,最大剂量 30mg/d。该患儿 67.5mg/d,严重过量,为正常使用的 2.25~4.5 倍。该药过量可导致呕吐、意识模糊、精神错乱、心律不齐、脑损伤,甚至致死。该患儿表现呕吐,未出现意识模糊,且已停药,应密切观察症状是否加重。出现呕吐、胃肠不适等症状可能是愈创木酚甘油醚的不良反应。愈创木酚甘油醚为恶心性祛痰剂,是 FDA 唯一批准临床应用的祛痰药物,疗效肯定,具有合法地位;其主要作用是口服后能刺激胃黏膜,反射性地刺激支气管黏膜分泌增加,降低痰液的黏稠度,使痰液易于咳出,同时有轻度镇咳和扩张支气管的作用。该药在人体内半衰期短,血药浓度较低,主要以分子形式存在,少量与葡萄糖醛酸结合。愈创木酚甘油醚的不良反应有恶心、胃肠不适、头晕、嗜睡和过敏等,急性胃肠炎患儿禁用。麻黄碱可直接和间接激动 α 和 β 肾上腺素受体,从而舒张支气管并收缩局部血管,其作用时间较长,大剂量或长期使用可引起精神兴奋震颤、焦虑、失眠、心痛、心悸、心动过速等。甲基麻黄碱为麻黄中的主要成分之一,在日本为镇咳平喘药物,其有类似麻黄碱的作用,但升压、心率加快、散瞳等不良反应均小于麻黄碱,甲基麻黄碱的药效维持时间更长。患儿出现的喉咙麻痹症状可能是因为甲基麻黄碱导致气管平滑肌过度舒张而麻痹。愈创木酚甘油醚平均药 – 时曲线见图 16-1:

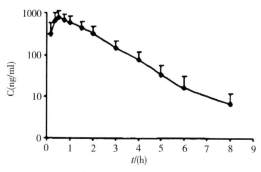

图 16-1 愈创木酚甘油醚平均药 – 时曲线

参考文献

[1] 张晓芬 . 右美沙芬的合理使用 [J]. 中国药业，2006，15（20）：62–63.

[2] 卢万向 . 愈美颗粒佐治小儿肺炎临床疗效观察 [J]. 吉林医学，2011，32（1）：77–78.

[3] 廖琼峰，谢智勇，董迪，等 . LC/MS/MS 法测定人血浆中愈创木酚甘油醚浓度及药动学研究 [J]. 中国药房，2007，18（14）：1068–1071.

[4] 姚琳，邓康颖，罗佳波 . 甲基麻黄碱与麻黄碱镇咳平喘作用对比研究 [J]. 中药材，2008，31（3）：416–417.

[5] Mahmoud WH，Mahmoud NF，Mohamed GG，et al. Ternary metal complexes ofguaifenesin drug：Synthesis，spectroscopic characterization and in vitro anticancer activity of the metal complexes[J]. Spectrochimica Acta Part A Molecular & Biomolecular Spectroscopy，2015，150（1）：451–460.

## 案例 138　患儿服用柴桂退热颗粒退热后是否需继续服用

✎ **问题描述**

6 岁患儿发热，服用柴桂退热颗粒后已退热，问是否还需继续服用？

❓ **问题来源**

□ 患儿　☑ 家长　□ 医师　□ 药师　□ 护士　□ 其他

📦 **问题种类**

用法用量

✉ **药物信息**

【主要药名】柴桂退热颗粒　　　　【用药途径】口服

【剂型 / 规格】颗粒剂 /5g　　　　【其他联用药物】无

🔊 **药师建议**

　　柴桂退热颗粒是中成药，不同于西药中的解热镇痛药。西药中的解热镇痛药仅体温高时使用；而柴桂退热颗粒在退热作用之外还有抗炎、调节内分泌及免疫系统的作用，应继续服用并观察体温情况。另该药 3 天为 1 个疗程，应服 3 天以达疗效。

第十六章

中成药

## 👥 药师分析

小儿柴桂退热颗粒由柴胡、桂枝、葛根、浮萍、黄芩、白芍、蝉蜕组成。柴胡清虚热，主治感冒发热、寒热往来；桂枝发汗解肌，温经通脉，散寒止痛；葛根解表退热，生津，升阳止泻；浮萍祛风，行水，清热，解毒；蝉蜕散风除热，利咽，透疹。小儿柴桂退热颗粒，发汗解表，清里退热。用于小儿外感发热，头身痛，流涕，口渴，咽红，溲黄，便干等。该药用开水冲服。1岁以内，每次2g；1~3岁，每次4g；4~6岁，每次6g；7~14岁，每次8g；一日4次，3天为1个疗程。柴胡根中主要成分为柴胡皂苷，其次含有植物甾醇、侧金盏花醇以及少量挥发油、多糖；地上部分主要含黄酮类、少量皂苷类、木脂素类、香豆素类成分。研究发现柴胡皂苷具有抗炎、抗病毒、抗肿瘤、调节内分泌及免疫系统等作用。桂枝内含挥发油0.69%，油中主要成分为桂皮醛64.75%，还有苯甲酸苄酯、乙酸肉桂酯、β-荜澄茄烯、菖蒲烯、香豆精等，具有抗菌、抗病毒、利尿、扩张血管、促进发汗、解热、镇痛、镇静、抗惊厥、抗炎、抗过敏等作用。

有研究对小儿柴桂退热颗粒相关药效进行试验。治疗组采用小儿柴桂退热颗粒治疗外感发热患儿，1~3岁一次5g（1袋），4~6岁一次7.5g（1袋半），7~14岁一次10g（2袋），一日4次。对照组采用对乙酰氨基酚口服混悬液（泰诺林），按照说明书用量及服法服用。结果治疗组对发热总有效率为93.33%（56/60），略低于对照组总有效率96.67%（58/60），两组无统计学差异，该结果提示两组药物治疗小儿外感发热都具有较高疗效，但治疗组在改善咳痰、咳嗽、咽痛症状与对照组相比，明显优于对照组，且治疗期间未发现有明显不良反应，详见表16-2、表16-3和表16-4。

表16-2　两组治疗前后平均体温比较（℃，$\bar{x}\pm s$）

| 组别 | 治疗前平均体温 | 治疗后平均体温 | | |
|---|---|---|---|---|
| | | 1d | 2d | 3d |
| 治疗组 | 38.75±0.57 | 38.31±0.42 | 37.71±0.44 | 37.18±0.34 |
| 对照组 | 38.63±0.52 | 38.03±0.38 | 37.53±0.37 | 37.09±0.27 |

表16-3　两组治疗前后症状恢复时间比较（$\bar{x}\pm s$）

| 组别 | 咳痰 | | 咳嗽 | | 咽痛 | |
|---|---|---|---|---|---|---|
| | n | 时间（d） | n | 时间（d） | n | 时间（d） |
| 治疗组 | 16 | 2.12±0.15[*] | 38 | 2.43±0.22[*] | 46 | 2.35±0.21[*] |
| 对照组 | 15 | 2.42±0.22 | 35 | 2.62±0.26 | 42 | 2.64±0.34 |

注：与对照组比较，[*]$P<0.05$

表 16-4　两组治疗前后症状恢复时间比较（$\bar{x}\pm s$）

| 分组 | 治疗组 | | | | | 对照组 | | | | |
|---|---|---|---|---|---|---|---|---|---|---|
| | n | 痊愈 | 显效 | 有效 | 无效 | n | 痊愈 | 显效 | 有效 | 无效 |
| 5 岁以下组 | 38 | 16 | 9 | 9 | 2 | 39 | 20 | 10 | 8 | 1 |
| 5 岁以上组 | 22 | 8 | 5 | 7 | 2 | 21 | 11 | 5 | 4 | 1 |

　　小儿柴桂退热颗粒属于纯中药制剂，在临床选择中可减少抗菌药物的使用，降低临床耐药菌株的出现，尽快缓解症状，减少并发症的发生。

参考文献

[1] 谢东浩，蔡宝昌，安益强，等 . 柴胡皂苷类化学成分及药理作用研究进展 [J]. 南京中医药大学学报，2007，23（1）：63-65.
[2] 赵建一 . 桂枝的药理研究及临床新用 [J]. 光明中医，2010，25（8）：1546-1546.
[3] 甘雨新，张怡 . 小儿柴桂退热颗粒治疗儿童外感发热临床疗效观察 [J]. 中药与临床，2011，2（5）：51-52.

# 案例 139　患儿服蒲地蓝口服液剂量过多

### ✒ 问题描述

新生患儿，医嘱蒲地蓝消炎口服液 1/3 支 tid，但家长未注意，按说明书 1 支 tid 予以口服，共口服 5 支。问会有何不良反应？

### ❓ 问题来源

☐ 患儿　　☑ 家长　　☐ 医师　　☐ 药师　　☐ 护士　　☐ 其他

### 📦 问题种类

毒性反应和过量

### ✉ 药物信息

【主要药名】蒲地蓝口服液　　　　　【用药途径】口服

【剂型 / 规格】口服剂 /10ml　　　　【其他联用药物】无

## ◄» 药师建议

　　此药安全性好，不良反应少，服用高剂量不会影响治疗效果。过量服用可能会引起的不良反应有恶心、呕吐、腹泻等消化道症状；患儿食欲不佳，可由服用过量引起。另少尿可由饮水少引起，家长不放心可做尿常规。咳嗽由服药引起的可能性不大。另蒲地蓝消炎口服液含蒲公英、地丁、板蓝根、黄芩，很苦，可有胃肠不适、呕吐等症状。

## ▲ 药师分析

　　蒲地蓝消炎口服液以其清热解毒、消炎消肿的功效，广泛用于疖肿、腮腺炎、咽炎、扁桃体炎等病，主要适用人群为儿童，疗效显著。0~1岁，每次1/3支，每日3次；1~3岁，每次1/2支，每日3次；3~5岁，每次2/3支，每日3次；5岁以上，每次1支，每日3次。蒲地蓝消炎口服液由黄芩、蒲公英、苦地丁、板蓝根4味中药组成。黄芩含有黄芩苷元、黄芩苷等，具有清热解燥、泻火解毒作用；蒲公英中含有蒲地蓝甾醇、豆甾醇等，具有清热解毒作用；苦地丁含有苦地丁素、香豆精等，具有清热利湿、解毒消肿作用；板蓝根中含有靛苷、β-谷甾醇等，有清泻胃火、凉血解毒作用。蒲地蓝消炎口服液现代药理作用为抗病毒、抗感染及抗炎清热，尤其对腺病毒、流感病毒、呼吸道合胞病毒有明显的灭活作用；可提高中性粒细胞及巨噬细胞对细菌、病毒的吞噬能力；还可提高血清中溶酶菌的含量，增强细胞免疫能力。蒲地蓝消炎口服液对大肠杆菌和脆弱类杆菌所致小鼠皮下混合感染的脓肿形成有一定抑制作用，对金黄色葡萄球菌和脆弱类杆菌腹腔注射所致小鼠感染有一定的保护作用，对二甲苯致小鼠耳郭肿胀和角叉菜胶所致大鼠足趾肿胀均有一定的抑制作用，对伤寒菌苗所致家兔体温升高也有一定的抑制作用。

　　分析该药用药后不良反应累及脏器主要体现在消化系统，及时停药与对症处理后，均好转，未见严重不良反应发生。在蒲地蓝消炎口服液不同剂量治疗小儿急性咽-扁桃体炎肺胃实热证的多中心临床研究中，将324例受试者，按照2:2:1:1的比例，随机分为蒲地蓝消炎口服液高剂量组108例（A组：3~5岁，每次7.5 ml；6~9岁，每次12.5 ml；10~13岁，每次15 ml；每日3次）、低剂量组108例（B组：3~5岁，每次5ml；6~9岁，每次7.5 ml；10~13岁，每次10 ml；每日3次）、阳性药组54例（小儿咽扁颗粒组，C组：3~5岁，每次4g；6~13岁，每次8g；每日3次）和安慰剂组 54 例（D 组）。疗程 5 天。观察咽痛、咽红肿疗效，以及咽痛起效和消失时间、中医证候疗效及其他单项症状体征疗效。试验中，研究者共报道不良事件 4 例，其中 A 组为 1 例气管炎（0.93%）、D 组为 1 例发热（1.85%）、C 组 2 例均为发热（3.70%），研究者均判断与试验药无关，不视为不良反应。试验结果表明，该药高、低剂量均显示出相对于安慰剂的疗效优势，且非劣于临床常用的小儿咽扁颗粒。但该药的高剂量与低剂量相比，未显示出疗效优势，且在咽痛、咽红肿主要指标的改善方面，低剂量非劣于高剂量组。试验中，该药高、低剂量组均未发现不良反应。可见表 16-5、表 16-6 和表 16-7。

表 16-5　咽红肿疗效有效率的组间比较（FAS）

| 组别 | 例数 | 消失[例（%）] | 显效[例（%）] | 无效[例（%）] | 总有效率(%) |
|---|---|---|---|---|---|
| A（高剂量） | 106 | 76（71.70） | 16（15.09） | 14（13.21） | 86.79 |
| B（低剂量） | 107 | 68（63.55） | 22（20.56） | 17（15.89） | 84.11 |
| C（阳性药） | 52 | 24（46.15） | 15（28.85） | 13（25.00） | 75.00 |
| D（安慰剂） | 52 | 12（23.08） | 15（28.85） | 25（48.08） | 51.93 |

注：总有效率＝消失率＋显效率；4 组比较，$P<0.001$

表 16-6　中医证候疗效总有效率的组间比较（FAS）

| 组别 | 例数 | 临床痊愈[例（%）] | 显效[例（%）] | 有效[例（%）] | 无效[例（%）] | 总有效率(%) |
|---|---|---|---|---|---|---|
| A（高剂量） | 106 | 29（27.36） | 56（52.83） | 14（13.21） | 7（6.60） | 93.40 |
| B（低剂量） | 107 | 26（24.30） | 58（54.21） | 18（16.82） | 5（4.67） | 95.33 |
| C（阳性药） | 52 | 9（17.31） | 24（46.15） | 10（19.23） | 9（17.31） | 82.69 |
| D（安慰剂） | 52 | 1（1.92） | 12（23.08） | 19（36.54） | 20（38.46） | 61.54 |

注：总有效率＝临床痊愈率＋显效率＋有效率；4 组比较，$P<0.001$

表 16-7　各组其他单向症状总有效率的组件比较（FAS）[ 例（%）]

| 症状 | 组别 | 例数 | 消失 | 改善 | 无效 | 总有效 |
|---|---|---|---|---|---|---|
| 发热 | A（高剂量） | 75 | 70（93.33） | 0（0.00） | 5（6.67） | 70（93.33） |
| | B（低剂量） | 71 | 69（97.18） | 0（0.00） | 2（2.82） | 69（97.18） |
| | C（阳性药） | 32 | 28（87.50） | 0（0.00） | 4（12.50） | 28（87.50） |
| | D（安慰剂） | 30 | 26（86.67） | 1（3.33） | 3（10.00） | 27（90.00） |
| *咳嗽 | A（高剂量） | 76 | 49（64.47） | 6（7.89） | 21（27.63） | 54（72.36） |
| | B（低剂量） | 74 | 45（60.81） | 10（13.51） | 19（25.68） | 55（74.32） |
| | C（阳性药） | 33 | 19（57.58） | 4（12.12） | 10（30.30） | 23（69.70） |
| | D（安慰剂） | 33 | 8（24.24） | 7（21.21） | 18（54.55） | 15（45.45） |
| ***口渴 | A（高剂量） | 89 | 67（75.28） | 6（6.74） | 16（17.98） | 73（82.02） |
| | B（低剂量） | 95 | 77（81.05） | 4（4.21） | 14（14.74） | 81（85.26） |
| | C（阳性药） | 48 | 31（64.58） | 3（6.25） | 14（29.17） | 34（70.83） |
| | D（安慰剂） | 47 | 19（40.43） | 4（8.51） | 24（51.06） | 23（48.94） |
| *口臭 | A（高剂量） | 71 | 60（84.51） | 2（2.82） | 9（12.68） | 62（87.33） |
| | B（低剂量） | 71 | 57（80.28） | 3（4.23） | 11（15.49） | 60（84.51） |
| | C（阳性药） | 35 | 23（65.71） | 1（2.86） | 11（31.43） | 24（68.57） |
| | D（安慰剂） | 30 | 17（56.67） | 1（3.33） | 12（40.00） | 18（60.00） |
| ***小便黄 | A（高剂量） | 98 | 68（69.39） | 3（3.06） | 27（27.55） | 71（72.45） |
| | B（低剂量） | 100 | 65（65.00） | 10（10.00） | 25（25.00） | 75（75.00） |
| | C（阳性药） | 48 | 19（39.58） | 7（14.58） | 22（45.83） | 26（54.16） |
| | D（安慰剂） | 45 | 12（26.67） | 5（11.11） | 28（62.22） | 17（37.78） |
| *大便干 | A（高剂量） | 78 | 47（60.26） | 10（12.82） | 21（26.92） | 57（73.08） |
| | B（低剂量） | 80 | 55（68.75） | 6（7.50） | 19（23.75） | 61（76.05） |
| | C（阳性药） | 41 | 22（53.66） | 4（9.76） | 15（36.59） | 26（63.42） |
| | D（安慰剂） | 37 | 13（35.14） | 5（13.51） | 19（51.35） | 18（48.65） |

注：总有效率＝消失率＋改善率；经以中心分散的 CMH·$\chi^2$ 检验，各项症状 4 组间比较，*$P<0.05$，***$P<0.001$

参考文献

[1] 杜洪喆，胡思源，钟成梁，等 . 蒲地蓝消炎口服液不同剂量治疗小儿急性咽 – 扁桃体炎肺胃实热证的多中心临床研究 [J]. 中草药，2017，48（4）：753-759.

[2] 缪东幸，孙雨，谭宁宁．蒲地蓝消炎口服液治疗小儿手足口病的疗效观察 [J]．儿科药学杂志，2009，15（5）：32-34.

[3] 马京华，蒋振平，臧玉娟．蒲地蓝消炎口服液治疗小儿上呼吸道感染的疗效 及依从性分析 [J]．实用临床医药杂志，2012，16（13）：85-87.

[4] 吴义平．蒲地兰口服液治疗儿童上呼吸道感染 58 例效果观察 [J]．交通医学，2013（6）：687-688.

[5] 丁樱，闫永彬，张霞，等．不同剂量蒲地蓝消炎口服液治疗儿童急性扁桃体 炎 128 例疗效观察 [J]．中国中西医结合杂志，2012，32（3）：384-384.

## 案例 140  医嘱王氏保赤丸用量与说明书不符

### ✒ 问题描述

医嘱王氏保赤丸 1.5 支（90 丸）qd，但说明书用量为：① 6 个月以下：每次 5 丸；② 6~36 个月：每次 6~36 丸（每超过 1 个月加 1 丸）；③ 2~7 岁：每次 0.1~0.15g（40~60 丸，每超半岁加 5 丸）；④ 7~14 岁：每次 0.15g（约 60 丸）；⑤成年人：每次 0.3g（约 120 丸）。医嘱用量是否合理？是否有潜在毒性？

### ❓ 问题来源

☐患儿    ☐家长    ☐医师    ☑药师    ☐护士    ☐其他

### 🏮 问题种类

用法用量

### ✉ 药物信息

【主要药名】王氏保赤丸　　　　　　【用药途径】口服

【剂型 / 规格】丸剂 /60 丸 / 支　　　【其他联用药物】无

### 🔊 药师建议

王氏保赤丸具有较好的治疗效果，但是不可忽略其潜在的毒性作用，尤其是在儿童用药方面，不可超说明书服用或者过量服用，需按说明书服用，在达到治疗目的同时可酌情考虑剂量。

第十六章

中成药

## 🧍 药师分析

王氏保赤丸主要成分为黄连、大黄等药经加工制成的小丸。可用于祛滞、健脾、祛痰。用于小儿乳滞疳积、痰厥惊风、喘咳痰鸣、乳食减少、吐泻发热、大便秘结、四时感冒以及脾胃虚弱、发育不良等症；成人肠胃不清、痰食阻滞者亦有疗效。王氏保赤丸作为清代王胪卿儿科秘方，方中大黄苦寒，攻积导滞，泻火通便；黄连苦寒，清化胃肠积滞之湿热，两药入胃、大肠经。天南星苦辛性温，入肺肝脾经，化痰息风定惊；川贝母苦寒入肺经，化痰清热，生姜、淀粉、荸荠粉等健运脾胃。全方组方严谨，寒温并调，补中兼消。研究表明该药有双向胃肠调节作用，既能提高松弛的胃肠道平滑肌紧张度，又能松弛处于紧张状态的胃肠道平滑肌；对胃排空速度的影响与西沙比利无明显差异，推进肠道内容物的速度超过西沙比利，并激活胃蛋白酶。现代药理学研究表明，王氏保赤丸还具有较强的抑菌、消炎、镇静、排毒等作用，在小儿消化系统和呼吸疾病的治疗中效果理想，且患儿不需要长期用药，治疗后并发症较少。王氏保赤丸寒热并调，使滞可行、逆可降，恢复脾胃气机升降协调，明显改善功能性消化不良（functional dyspepsia，FD）患儿餐后饱胀、早饱、上腹痛、胃纳减少、嗳气等症状，与治疗前比较差异有统计学意义（$P<0.05$），但对上腹灼热症状改善不明显。组间比较发现王氏保赤丸在恢复胃肠动力方面与吗丁啉相当，在改善食欲方面明显优于吗丁啉组。王氏保赤丸组总有效率为83%，吗丁啉组总有效率为68%，两组比较有统计学差异（$P<0.05$）。

黄连含有多种活性成分，主要有小檗碱、黄连碱、甲基黄连碱、掌叶防己碱、非洲防己碱等生物碱及黄柏酮、黄柏内酯等，故有较强的抗菌作用，所以应用比较广泛。黄连的主要毒性物质基础可能是小檗碱。研究表明，人体对小檗碱的治疗剂量（0.5g）有较好的耐受性，服用小檗碱后引起恶心、呕吐、腹泻等胃肠道反应和轻度的肾脏炎症等可能与其使用剂量过大（4g以上）有关。利用高效液相色谱（High Performance Liquid Chromatography，HPLC）测定结果表面，王氏保赤丸中盐酸小檗碱的含量为0.232%~0.278%（表16-8），按正常剂量服用王氏保赤丸不会导致小檗碱引起的不良反应[1]。现代研究表明大黄可导致机体胃、肠、肝、肾的一定损害，其不良反应的产生与大黄所含蒽醌、鞣质等成分有密切的关系。此药中的巴豆为有毒成分，不可长期或者过量服用。

表 16-8　王氏保赤丸样品中盐酸小檗碱的含量测定结果（$n=3$）

| 批号 | 盐酸小檗碱含量（%） |
| --- | --- |
| 010301 | 0.255 |
| 020502 | 0.274 |
| 020506 | 0.278 |
| 020602 | 0.262 |
| 020905-1 | 0.232 |

表 16-9　王氏保赤丸样品中大黄素的含量测定结果（$n=3$）

| 批号 | 大黄素含量（%） |
| --- | --- |
| 010601 | 0.093 |
| 020502 | 0.102 |
| 020506 | 0.111 |
| 020602 | 0.114 |
| 020905-1 | 0.115 |

从中医的角度来说，王氏保赤丸的各味药物的作用如下：①大黄：味苦，性寒，主要功效为攻积滞、清湿热、泻火、凉血、祛瘀、解毒，因其苦寒，易伤胃气，脾胃虚弱者慎用；②干姜：味辛，性热，主要功效为温中散寒、回阳通脉、燥湿消痰，阴虚内热、血热妄行者忌服；③巴豆：辛，热，有大毒，主要功效为泻寒积、通关窍、逐痰、行水、杀虫，无寒实积滞、体虚及孕妇忌用；④黄连：味苦，性寒，清热燥湿，本品大苦大寒，过服久服易伤脾胃，脾胃虚寒者忌用，因其苦燥伤津，阴虚津伤者慎用；⑤红氧化铁：作为辅料代替朱砂，其可避免朱砂汞元素蓄积危害，但同时也消减了朱砂的药效功效；⑥天南星：味苦、辛，性温，有毒，主要功效为温燥化痰，祛风定惊，消肿散结，适于风痰诸证及顽痰咳喘，但本品为温燥性烈之品。⑦川贝：味甘，性凉，主要功效为清热润肺，因其清润恋邪，感冒初期不适合使用；⑧荸荠：味甘，性寒，主要功效为清热生津，利尿通便，本品无毒，为保健食品。纵观本方，除了川贝和荸荠，均为大寒大热或有毒之品，虽然药味之间可以相互制约，但不可过量或者长期服用，在达到治疗目的同时可酌情调整剂量。临床上对于体质比较好，存在饮食积滞、痰热内盛小儿，用后可有明显效果，但是对于脾胃虚弱，虚实夹杂的小儿，大多用后效果不明显，特别是用量不合适，用药后腹

痛不适的不在少数。该患儿8岁，建议按照说明书服用，不宜服用过大
剂量。

参考文献

[1] 夏玉凤，杨勤，王强.HPLC测定王氏保赤丸中大黄素和盐酸小檗碱的含量
[J].中成药，2004，26（3）：198-201.

[2] 朱葛馨.以黄连为例的中药饮片安全性研究[D].中国中医科学院，2015.

[3] 李果，肖小河，金城，等.大黄不良反应古今论[J].中华中医药杂志，
2007，22（7）：439-442.

[4] 张宪印，安丽华，邵智.黄连及其制品的不良反应和治疗[J].时珍国医国
药，2003，14（11）：714.

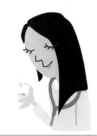

第十七章

# 医院自制制剂

Clinical Practice in
Pediatric Medication
Consultation

## 案例 141　水合氯醛口服液是否可用于灌肠

### ✒ 问题描述

水合氯醛灌肠液暂无，是否可以用水合氯醛口服液代替？

### ❓ 问题来源

□患儿　　□家长　　☑医师　　□药师　　□护士　　□其他

### 📦 问题种类

药品对比与选用

### ✉ 药物信息

【主要药名】水合氯醛　　　　　　　【用药途径】口服

【剂型 / 规格】口服液 /10%　　　　【其他联用药物】无

### ◀) 药师建议

　　水合氯醛口服液可用于儿童灌肠使用，而且在婴幼儿中灌肠效果比口服效果好。

　　灌肠给药可有效避免水合氯醛腐蚀性苦味及穿透性臭气导致给药时婴幼儿哭闹和抵抗，而且婴幼儿直肠中的血流供应量充足，能加快药物吸收。临床使用中应注意保持用药温度控制在 38℃，减少药物对肠道的冷刺激，避免排便反射。虽然该用法在指南中有推荐，但是口服液灌肠使用仍旧属于超说明书用药，临床使用前应该先通过医院伦理委员会审核备案后才能广泛使用，避免发生相关法律风险。

### 👤 药师分析及药师建议

　　水合氯醛（chloralhydrate）具有镇静、催眠和抗惊厥作用，临床常用作儿童催眠剂，安全性较高。服后 15~30 分钟产生作用，催眠作用温和，不缩短快动眼睡眠（rapid eye movement sleep，REMS）时间。水合氯醛服用后 1 小时达高峰，持续 6~8 小时，治疗剂量时对呼吸、血压影响轻微，体内消除快，较少产生延续效应。另外，水合氯醛催眠机制可能与巴比妥类相似，引起近似生理性睡眠，无明显后遗效应。水合氯醛使用较大剂量有抗惊厥作用，可用于小儿高热、破伤风及子痫引起的惊厥，大剂量可引起昏迷和麻醉，抑制延髓呼吸及血管运动中枢，导致死亡。该药在CFDA说明书上的适应证有：用于治疗失眠，适用于入睡困难的患儿；用于麻醉前、手术前和睡眠脑电图检查前，可镇静和解除焦虑；用于癫痫持续状态的治疗，也可用于小儿高热、破伤风及子痫引起的惊厥；曾作为基础麻醉的辅助用药，现已极少应用。FDA批准的其他临床适应证有：用于治疗和预防酒精戒断症状；用于术后痛的辅助治疗。

　　水合氯醛在消化道或直肠给药均能迅速吸收，1小时达高峰，维持4~8小时。脂溶性高，易通过血-脑脊液屏障，分布全身各组织。血浆半衰期为7~10小时。在肝脏迅速代谢成为具有活性的三氯乙醇。三氯乙醇的蛋白结合率为35%~40%，三氯乙醇半衰期为4~6小时。口服水合氯醛30分钟内即能入睡，持续时间为4~8小时。三氯乙醇进一步与葡萄糖醛酸结合而失活，经肾脏排出，无滞后作用与蓄积性。另外，水合氯醛可通过胎盘和分泌入乳汁。

　　水合氯醛在国内儿科各项临床指南里均有使用说明、用法用量。其中，2009年发布的《实用临床诊疗规范——儿科：营养及营养障碍疾病（二）》中指出：针对维生素D缺乏性手足抽搐症的急救处理中，可用10%水合氯醛，每次40~50mg/kg灌肠。2013版的《儿童重症监护治疗病房（PICU）镇痛和镇静治疗专家共识》提到：水合氯醛胃肠刺激轻，镇静效果良好，可以口服和直肠给药，不干扰睡眠状态和睡眠周期，故常用于非创伤性操作和影像学检查之前。2016年《热性惊厥诊断治疗与管理专家共识》药师建议：在惊厥发作急性期如难以立即建立静脉通路，咪达唑仑肌内注射或水合氯醛灌肠（10%水合氯醛溶液0.5ml/kg灌肠）也可满意发挥止惊效果；在间歇性预防治疗中，在发热性疾病初期间断足剂量口服地西泮、氯硝西泮或水合氯醛灌肠（水合氯醛灌肠：<3岁患儿每次250mg，>3岁患儿每次500mg），大多可有效防止惊厥发生。

表17-1　常用镇静和肌松药参考剂量

| 药名 | 首剂量 | 维持量 |
|---|---|---|
| 地西泮 | 每次0.1~0.3mg/kg静脉滴注 | |
| 咪达唑仑 | 每次0.1~0.3mg/kg静脉滴注 | 1~5μg/（kg·min）静脉滴注 |
| 水合氯醛 | 每次20~75mg/kg口服 | |
| 维库溴铵 | 每次0.08~0.1mg/kg静脉滴注 | 0.5~1μg/（kg·min）静脉滴注 |

直肠给药是临床常用的给药方法，尤其用于婴幼儿。水合氯醛刺激性较强，味苦，特臭，口服给药极易引起哭闹、呕吐，甚至呛咳、窒息，不易被家长接受。据报道，当药液在直肠内积聚 150~200ml，直肠内压力 >7.3kPa 时，直肠壁感受器即产生强烈兴奋，通过神经反射产生便意引起排便反射。一次性头皮针胶管细软，插入肛门时刺激轻微，注入药液量较少，一般不超 5ml，同时药液温度与直肠温度相当，而且给药后直肠内压增高缓慢，故不易诱发排便反射，利于药物保留及吸收。由于齿状线以上的黏膜和直肠黏膜下均有丰富的静脉丛，加之小儿肠壁薄，通透性强，注入药物后可直接吸收入血，不被肝脏破坏，可迅速发挥作用。因此，水合氯醛灌肠法在临床值得推广使用。本次药物咨询的水合氯醛口服液组分如下：每 1000ml 含水合氯醛 100g，羧甲基纤维素钠（CMC-Na）5g，甘油 50ml，单糖浆 200ml，薄荷水适量。水合氯醛口服液组分中甘油为正常人体渗透压 2.5 倍，单糖浆约 2 倍，总体为正常人体渗透压 2~3 倍。应注意可导致渗透性腹泻及其他可能药物不良反应（ADR）。

另外水合氯醛灌肠时用药温度对灌肠效果会产生影响，相关研究表明将水合氯醛灌肠时用药温度控制在 38℃ 左右效果最佳，由于该温度值和人体肠腔温度接近，所以可以防止药物对机体肠道带来冷刺激感，使肠腔内局部的血液循环速度加快，从而促进药物吸收，避免排便反射的发生。

参考文献
[1] Ronchera-Oms CL，Casillas C，Martí-Bonmatí L，et al. Oral chloralhydrate provides effective and safe sedation in paediatric magnetic resonance imaging[J]. J Clin Pharm Ther，1994，19（4）: 239-243.

## 案例 142　水合氯醛催眠效果不佳是否可加大剂量

✎ **问题描述**

10% 水合氯醛按 1ml/ 岁或 0.5ml/kg 用，有的小儿催眠效果不佳，是否可加大用量？

❓ **问题来源**

☐患儿　　☐家长　　☑医师　　☐药师　　☐护士　　☐其他

📦 **问题种类**

用法用量

## ✉ 药物信息

【主要药名】水合氯醛　　　　【用药途径】口服

【剂型/规格】合剂/10%　　　【其他联用药物】无

## ◀》 药师建议

水合氯醛催眠效果不佳时可根据用药情况适当加大剂量，但不可过量用药，否则会引起中毒反应。

值得注意的是水合氯醛儿童单次最大限量为1g（无论口服还是灌肠）；如剂量达到单日最大限量仍旧无效，可以换用其他药物隔日再行催眠检查。

## 👥 药师分析

水合氯醛（chloralhydrate）具有镇静、催眠和抗惊厥作用，用作催眠剂，服后15~30分钟产生作用，催眠作用温和，不缩短快动眼睡眠（rapid eye movement sleep，REMS）时间。水合氯醛服用后1小时达高峰，持续6~8小时，治疗剂量时对呼吸、血压影响轻微，体内消除快，较少产生延续效应。另外，水合氯醛催眠机制可能与巴比妥类相似，引起近似生理性睡眠，无明显后遗效应。水合氯醛使用较大剂量有抗惊厥作用，可用于小儿高热、破伤风及子痫引起的惊厥，大剂量可引起昏迷和麻醉，抑制延髓呼吸及血管运动中枢，导致死亡。该药在CFDA说明书上的适应证有：用于治疗失眠，适用于入睡困难的患儿；用于麻醉前、手术前和睡眠脑电图检查前，可镇静和解除焦虑；用于癫痫持续状态的治疗，也可用于小儿高热、破伤风及子痫引起的惊厥；曾作为基础麻醉的辅助用药，现已极少应用。FDA批准的其他临床适应证有：用于治疗和预防酒精戒断症状；用于术后痛的辅助治疗。

消化道或直肠给药均能迅速吸收，1小时达高峰，维持4~8小时。脂溶性高，易通过血–脑脊液屏障，分布全身各组织。血浆半衰期为7~10小时。在肝脏迅速代谢成为具有活性的三氯乙醇。三氯乙醇的蛋白结合率为35%~40%，三氯乙醇半衰期为4~6小时。口服水合氯醛30分钟内即能入睡，持续时间为4~8小时。三氯乙醇进一步与葡萄糖醛酸结合而失活，经肾脏排出，无滞后作用与蓄积性。另外，水合氯醛可通过胎盘，可分泌入乳汁。

儿童催眠的常规剂量：口服给药一次50mg/kg（10%的水合氯醛0.5ml/kg）或$1.5g/m^2$，睡前服用；亦可一次16.7mg/kg或$500mg/m^2$，一日3次。

一次最大剂量 1g。口服水合氯醛简便易行，常被临床用于儿童检查和治疗中。在静脉穿刺前 20 分钟，10% 水合氯醛口服液按 40~60mg/kg（体重）（总剂量不得超过 2g），入睡后行静脉穿刺。用药后 10~20 分钟，患儿呈嗜睡状态，20~30 分钟进入睡眠状态，维持 4~5 小时。儿童眼科检查，常因患儿不能很好合作，操作上有一定危险性，为了完成眼部检查常用水合氯醛。体质好健康的足月 4 周以上的婴儿用量为 100mg/kg，如体质差不健康不足 4 周或 4kg 体重以下用量为 50mg/kg，浓度为 100mg/ml。服药后入睡时间最短为 15 分钟，最长为 60 分钟，平均为 35 分钟，入睡到清醒的时间最长为 3 小时，最短为 30 分钟，平均为 2 小时。如给药后 30 分钟仍未睡或睡眠不深、受检不合作可重复用原剂量的一半，效果满意。

表 17-2 常用镇静和肌松药参考剂量

| 药名 | 首剂量 | 维持量 |
|---|---|---|
| 地西泮 | 0.1~0.3mg/（kg·次）静脉滴注 | |
| 咪达唑仑 | 0.1~0.3mg/（kg·次）静脉滴注 | 1~5μg/（kg·min）静脉滴注 |
| 水合氯醛 | 20~75mg/（kg·次）口服 | |
| 维库溴铵 | 0.08~0.1mg/（kg·次）静脉滴注 | 0.5~1μg/（kg·min）静脉滴注 |

对于儿童而言，水合氯醛单次最大限量为 1g（无论口服还是灌肠）；对于成人而言，镇静催眠：口服，每次 0.5~1.5g，极量 3g/d；抗惊厥：灌肠，每次 1.5~2g，极量每次 2g，4g/d。

水合氯醛不可过量用药。本药 4~5g 可引起急性中毒，致死量约为 10g。用药过量可产生持续的精神错乱、癫痫发作、严重嗜睡、心率过慢、心律失常、严重乏力、体温低、吞咽困难、顽固性恶心、呕吐、胃痛、呼吸短促或困难，并可能有肝、肾功能损害，在恢复时可产生短暂的黄疸或（和）蛋白尿。若不慎用药过量，应考虑洗胃，维持呼吸和循环功能，维持体温正常，按需给氧或做人工呼吸，气管插管，心电图监测，保持水电解质平衡。血液透析有助于清除本药及三氯乙醇，平均透析清除率为 120ml/min，总清除量为 5.79g。给予氟马西尼可改善清醒程度、扩瞳、恢复呼吸频率和血压。

参考文献

[1] Ronchera-Oms CL，CasillasC，Martí-Bonmatí L，et al. Oral chloralhydrate provides effective and safe sedation in paediatric magnetic resonance imaging[J]. J Clin Pharm Ther，1994，19（4）：239-243.

第十八章

# 药物浓度监测

Clinical Practice in
Pediatric Medication
Consultation

## 案例 143  合并用药对丙戊酸血药浓度的影响

### ✎ 问题描述

患儿男，1岁，体重10kg，重症手足口病、脑干脑炎。丙戊酸钠（VPA）血药浓度监测。

### ❓ 问题来源

☐ 患儿　　☐ 家长　　☐ 医师　　☐ 药师　　☐ 护士　　☑ 其他

### 📦 问题种类

其他

### ✉ 药物信息

【主要药名】丙戊酸钠　　　　　　　【用药途径】口服

【剂型/规格】口服液/300ml：12g　　【其他联用药物】多种

### 🔊 药师建议

碳青霉烯类抗菌药物可显著降低丙戊酸血药浓度，且增加丙戊酸给药剂量不能有效增加其血药浓度，停用碳青霉烯类抗菌药物后丙戊酸血药浓度仍需要一段时间才能恢复。临床应谨慎合用碳青霉烯类抗菌药物与丙戊酸，必须合用时密切监测丙戊酸血药浓度。苯巴比妥可通过肝酶诱导作用降低丙戊酸血药浓度，因其半衰期较长，其诱导作用在停药后仍可持续一段时间。

### 👤 药师分析

丙戊酸钠（sodium valproate，VPA），化学名为二丙基醋酸钠。1882年作为有机酶被合成，1963年发现它对多种惊厥动物模型均有效，1964年用于治疗癫痫获得成功。口服胃肠吸收迅速而完全，1~4小时血药浓度达峰值，生物利用度近100%，有效血药浓度为50~100μg/ml。血药浓度约为50μg/ml时，血浆蛋白结合率约94%；血药浓度约为100μg/ml时，血浆蛋白结合率约为80%~85%。血药浓度超过120μg/ml时可出现明显不良反应。随着血药浓度增高，游离部分增加，从而增加进入脑组织的梯度

（脑液内的浓度为血浆中浓度的 10%~20% ），$t_{1/2}$ 为 7~10 小时。主要分布在细胞外液和肝、肾、肠及脑组织等。大部分由肝脏代谢，包括与葡萄糖醛酸结合和某些氧化过程，主要由肾排出，少量随粪便排出及经肺呼出。丙戊酸钠能通过胎盘，能分泌入乳汁。

丙戊酸钠治疗癫痫时应根据个体反应调整药量，以取得对癫痫发作的有效控制。血药浓度并不能很好反应药效，因此常规监测血药浓度意义不大。但是抗癫痫药之间有复杂的相互作用，这种药物相互作用变数大，不容易预测，因此联合用药时做血浆药物浓度监测不失为一个好方法[1]。

该患儿因重症手足口病服用丙戊酸钠口服溶液控制症状，合并使用多种药物，给药期间多次监测 VPA 血药浓度。首次测得 VPA 血药稳态谷浓度29.64μg/ml（参考值 50~100μg/ml），而患儿的给药剂量已达每日 28mg/kg。查询其合并用药情况发现，该患儿合并使用苯巴比妥钠针，该药为肝酶诱导剂，可加快丙戊酸代谢，降低其血药浓度。曹伟等[2]综述指出苯巴比妥可使丙戊酸血药浓度降低约 20%。马丁代尔药物大典也指出苯巴比妥可通过诱导代谢而降低丙戊酸盐的血药浓度，但由于丙戊酸盐同时也抑制苯巴比妥的代谢，使苯巴比妥的血药浓度增高，因此总体抗癫痫效果并未受到明显影响[1]。此时应注意调整苯巴比妥的给药剂量，以免不良反应的发生。

经上调丙戊酸钠剂量，约 1 周后复测 VPA 血药谷浓度，但仅测得1.72μg/ml。查询其合并用药发现，上调剂量期间先后加用了美罗培南针和帕尼培南倍他米隆针静滴，两者均属于碳青霉烯类抗菌药物，可显著降低丙戊酸血药浓度。李爽等[3]综述指出不同种类的碳青霉烯类抗菌药物对丙戊酸血药浓度具有不同程度的影响，其中美罗培南降低 80%~90%，帕尼培南降低 70%；合并用药期间增加丙戊酸的剂量并不能增加丙戊酸血药浓度，即二者间不存在剂量依赖性；停用碳青霉烯类抗菌药物后，其血药浓度在 8~14 天缓慢回升。该患儿停用碳青霉烯类 6 天后 VPA 血药谷浓度已回升至 20.39μg/ml，之后继续回升，期间苯巴比妥改为口服并逐渐减量，停用碳青霉烯类约 1 个月后测得 VPA 血药谷浓度为 32.67μg/ml，1 周后再测 VPA 血药谷浓度为 26.44μg/ml，此时苯巴比妥已停药 3 天。有报道指出停用苯巴比妥后约 2 周 VPA 血药浓度才能回升至正常，药师建议医师继续监测 VPA 血药浓度。

该患儿在原有丙戊酸钠剂量不变的情况下继续监测血药浓度，血药浓度逐渐回升，1 周后升至 38.68μg/ml，2 周后升至 46.51μg/ml。

参考文献

[1] S.C. 斯威曼主编. 李大魁, 金有豫, 汤光, 等译. 马丁代尔药物大典: 原著第 37 版 [M]. 北京: 化学工业出版社, 2013: 487, 488.

[2] 曹伟，郭歆，曹亚杰，等．与抗癫痫药物相关的药物动力学相互作用 [J]. 中南药学，2005，3（3）：181~185.

[3] 李爽，李新林，周敬凯，等．不同碳青霉烯类抗生素对丙戊酸血浆药物浓度的影响 [J]. 中国感染与化疗杂志，2015，15（4）：387~390.

## 案例 144　癫痫患儿丙戊酸钠血药浓度监测及临床意义

### 📝 问题描述

患儿男，3 岁，体重 10kg，脑瘫，癫痫。丙戊酸钠（VPA）血药浓度监测。

### ❓ 问题来源

☐ 患儿　　☐ 家长　　☐ 医师　　☐ 药师　　☐ 护士　　☑ 其他

### 📦 问题种类

其他

### ✉ 药物信息

【主要药名】丙戊酸钠　　　　　　　【用药途径】口服

【剂型 / 规格】口服液 /300ml：12g　　【其他联用药物】多种

### 🔊 药师建议

癫痫患儿 VPA 给药方案的制订应从小剂量开始，在患儿能耐受的前提下缓慢加量直至有效控制，停药时也应缓慢减量并低剂量维持一段时间。应以临床实际疗效为依据，并借助血药浓度监测的手段来寻求个体所需要的有效血药浓度，同时避免不良反应的发生。另外，在药物剂量的决定和调整过程中，还应考虑到可能影响 VPA 血药浓度的各种因素，结合患儿年龄、体重等具体情况，这样才能制订出最佳的 VPA 个体化给药方案。

### 👥 药师分析

目前，国内主要用于治疗儿童癫痫的药物有丙戊酸钠（sodium valproate，VPA）、卡马西平、苯巴比妥、奥卡西平、托吡酯等。丙戊酸钠是一种对多种发作类型有效的一线广谱抗癫痫药，是治疗癫痫大发作、失神性发作、肌阵挛性发作的首选，还可用于各型小发作、局限性发作、混合型癫痫等，因此在临床上应用广泛。

丙戊酸钠有效血药浓度参考范围为 50~100mg/L，其不良反应与血药浓度密切相关，因此对用药儿童进行血药浓度监测可以为癫痫患儿的个体化用药提供参考。

患儿连续规律服用 VPA，待血药浓度达稳态（5~7 个半衰期）后，可于末次晚服药后，次日晨服药前采静脉血 3ml，测定稳态谷浓度。

虽然高于治疗窗组的疗效与治疗窗内组不存在显著性差异，但是由于 VPA 与血浆蛋白高度结合，与蛋白结合的量呈剂量低赖性，且有饱和现象，即血药总浓度较高时，游离药物浓度不成比例地增高，可达 30%，易致中毒。尤其是当血药浓度超过 120mg/L 时不良反应进一步增多，而且会出现明显的嗜睡、易激惹等神经系统不良反应，因此，为了避免不良反应的发生，有必要将 VPA 血药浓度控制在治疗窗之内。

影响患儿 VPA 血药浓度主要因素包括：给药剂量、药物剂型、联合用药情况、采血时间、患儿个体差异（包括身高、年龄、体重、血浆白蛋白含量等）。给药剂量越大，血药浓度越高，总体呈正相关，但是关联度不高。在服用同等剂量的 VPA，吸收的总量相等的情况下，缓释片优于糖浆剂，缓释片可以让患儿维持较高的稳态谷浓度，避免 1 天内血药浓度的波动过大，利于癫痫的控制。单独用药优于联合用药，联合用药虽然给药剂量符合常规要求，但是由于多种药物间的相互作用，特别是联用肝酶诱导剂可能导致 VPA 血药浓度严重偏低，癫痫控制不佳。

VPA 的代谢与性别差异无明显相关性。VPA 的药动学有年龄和体重的依赖性，清除率随年龄和体重的增加有下降的趋势，在 6 岁以下的小儿体内消除速率最快，半衰期最短，而随着年龄的增长其药动学参数逐渐与成人相似。

参考文献

[1] 黄成坷，王增寿，周伶俐.丙戊酸钠血药浓度监测对治疗儿童癫痫的临床意义 [J].中国医院药学杂志，2012，32（9）：710-712.

[2] 梅艳，汪洋，宋新文，等.癫痫患儿丙戊酸钠血药浓度监测结果回顾分析 [J].中国现代应用药学，2011，28（2）：174-177.

## 案例 145 美罗培南使用中患儿的丙戊酸钠血药浓度监测

### ✎ 问题描述

用美罗培南抗感染的患儿的丙戊酸钠血药浓度监测。

### ❓ 问题来源

☐ 患儿　　☐ 家长　　☐ 医师　　☐ 药师　　☐ 护士　　☑ 其他

### 📦 问题种类

相互作用（联合用药、配伍禁忌）

### ✉ 药物信息

【主要药名】丙戊酸钠　　　　　　　【用药途径】口服

【剂型 / 规格】常释片剂 /200mg；缓释片 /0.5g；口服溶液 /300ml∶12g

【其他联用药物】美罗培南

### 🔊 药师建议

　　针对美罗培南与丙戊酸之间存在的相互作用，当碳青霉烯类药物（如帕尼培南、美罗培南、亚胺培南等）与丙戊酸共同应用时，可导致丙戊酸在血液中的浓度降低，在 2 天内减少 60%~100%，有时可能引发惊厥。由于发生迅速和下降的程度严重，应当避免对丙戊酸水平稳定的患儿联合使用碳青霉烯类药物。如果避免不了或者已经两药合用时：①尽量减少两药同时应用的时间；②改变抗感染治疗方案；③频繁监测 VPA 的血药浓度；④癫痫控制效果欠佳时，加用其他抗癫痫药物。

### 👥 药师分析

　　丙戊酸钠（sodium valproate，VPA），为儿童常用的广谱抗癫痫药物之一，其抗癫痫机制尚未阐明，可能与增加脑内抑制性神经递质 γ–氨基丁酸（GABA）的浓度有关，因丙戊酸类药物及其代谢物既抑制 GABA 降解，又增加 GABA 合成。此外，本药作用于突触后感受器部位，模拟或加强 GABA 的抑制作用。因其抗癫痫谱广、临床效果好、起效快、复发率低、单药治疗即可很好控制病情等优点而被临床广泛应用。

　　VPA 口服经胃肠道吸收，进食可延缓其吸收。口服后约 1~4 小时达血药浓度峰值，本药各种剂型的生物利用度都接近 100%，主要分布在细胞外液、肝、肾、肠及脑组织，在血中大部分与血浆蛋白结合，其结合率为 80%~85%，脑脊液中药物浓度为血浆浓度的 10%~20%，本药主要在肝脏代谢，经肾脏由尿液排泄，少量随粪便排出及经肺呼出，能通过胎盘屏障，可分泌入乳汁。半衰期为 7~10 小时。

　　VPA 推荐的有效稳态血药浓度范围是 50~100mg/L。影响该药血药浓度的因素有很多，其中合并用药是重要影响因素之一，如肝药酶诱导剂苯巴比妥、高蛋白结合率药物地西泮等。

美罗培南（meropenem，MEM）为碳青霉烯类药物，因其抗菌谱广、抗菌活性强、对β-内酰胺酶稳定及毒性低等特点，已经成为治疗严重细菌感染最主要的抗菌药物之一。同时，美罗培南说明书明确指出，美罗培南与丙戊酸钠合用会导致丙戊酸钠血药浓度降低。近来也不断有研究报道显示，碳青霉烯类药物和VPA可能存在相互作用，可引起VPA血药浓度降低到治疗浓度范围以下，导致VPA抗癫痫效果不佳。

表18-1　美罗培南降低丙戊酸钠血药浓度作用的可能机制

| 案例 | 可能机制 |
| --- | --- |
| 1 | 碳青霉烯类抗菌药物可以杀灭肠道产酶细菌，阻止葡萄糖苷酸化的丙戊酸（VPA-G）水解为丙戊酸，减缓丙戊酸的肝肠循环 |
| 2 | 碳青霉烯类抗菌药物增加肝内葡萄糖醛酰转移酶活性，加速了丙戊酸的葡萄糖苷酸化 |
| 3 | 碳青霉烯类抗菌药物直接抑制丙戊酸在肠道吸收 |
| 4 | 碳青霉烯类抗菌药物改变丙戊酸血浆蛋白结合率，增加丙戊酸在红细胞内分布 |
| 5 | 碳青霉烯类抗菌药物抑制红细胞向血浆泵出丙戊酸从而降低血浆内丙戊酸浓度 |

唐莲等[1]报道了31例因使用碳青霉烯类药物而降低VPA血药浓度的患儿，研究结果表明：碳青霉烯类药物降低VPA血药浓度与个体差异和剂量因素无明显相关性；两药合用24小时内VPA血药浓度已明显降至最低点。美罗培南血浆清除半衰期约1小时，经过12小时的代谢约70%的药物以原形从尿中排泄。也有文献报道一般需要停用美罗培南8~21小时后丙戊酸钠血药浓度才能达到联用前水平。Spriet等[2]有报道提示美罗培南与丙戊酸钠存在严重的非剂量依赖性的药物相互作用，增加剂量并不是解决联用后丙戊酸钠血药浓度低的有效办法，临床药师建议调整治疗方案。

美罗培南降低丙戊酸钠血药浓度的作用机制仍未明确，目前有关碳青霉烯类抗菌药物与丙戊酸相互作用可能的机制主要有五种，如表18-1所示。

参考文献

[1] Taha FA, Hammond DN, Sheth RD. Seizures from valproate-carbapenem interaction[J]. Pediatr Neurol, 2013, 49（4）: 279-281.

[2] Spriet I，Goyens J，Meersseman W，et al. Interaction be–tween valproate and meropenem: a retrospective study [J]. Ann Pharmacother，2007，41（7）: 1130–1136.

[3] 周黎，徐芝秀 . 影响小儿癫痫丙戊酸钠血药浓度监测的相关因素 [J]. 现代实用医学，2016，28（12）: 1616–1618.

[4] 唐莲，周黎，虞燕霞，等. 126 例丙戊酸钠血药浓度未达标病例的临床分析 [J]. 中国药学杂志，2012，47（24）: 2040–2042.

[5] 王金平，钱文璟，张秀贤 . 美罗培南降低丙戊酸钠稳态血药浓度的临床分析 [J]. 中国药物评价，2017，34（1）: 40–43.

[6] 邱志宏，白万军，崔伟曦，等 . 美罗培南对癫痫患儿丙戊酸钠血药浓度的影响分析及药学监护 [J]. 中国药物应用与监测，2015，12（3）: 155–157.

## 案例 146　大剂量甲氨蝶呤是否可与复方磺胺甲噁唑联合使用？

### ✎ 问题描述

患儿女，4 岁，急性淋巴细胞白血病（ALL）。甲氨蝶呤（MTX）血药浓度监测。静脉滴注大剂量甲氨蝶呤（MTX），同时口服复方磺胺甲噁唑片（SMZCo）。

### ❓ 问题来源

□患儿　　□家长　　□医师　　□药师　　□护士　　☑其他

### 📦 问题种类

其他

### ✉ 药物信息

【主要药名】甲氨蝶呤　　　　　　【用药途径】静脉滴注

【剂型 / 规格】注射剂 /20ml : 500mg；10ml : 1000mg

【其他联用药物】复方磺胺甲噁唑片

### 📢 药师建议

尽可能避免合用甲氨蝶呤和复方磺胺甲恶唑，因为磺胺类药物可将甲氨蝶呤从其血浆蛋白结合位点上置换出来，竞争性抑制肾小管对甲氨蝶呤的排泄，并产生相加的抗叶酸活性。若确需合用，密切监测患者的血液学指标，需减少甲氨蝶呤的剂量或提高叶酸的解救剂量，监测甲氨蝶呤的血浆浓度以便调整剂量。如怀疑有严重的相互作用，应停用两药。

## 🔬 药师分析及药师建议

　　甲氨蝶呤（methotrexate，MTX）为叶酸拮抗剂。大剂量MTX与亚叶酸钙（CF）解救疗法是预防和治疗儿童急性淋巴细胞白血病和非霍奇金淋巴瘤联合化疗方案的重要组成部分，甲氨蝶呤的疗效、毒性均与其血药浓度的高低及持续时间有密切的关系，为保证患者的用药安全，对使用大剂量MTX患者进行血药浓度监测并根据结果决定解救药物CF的使用尤为重要[1]。复方磺胺甲噁唑片（compound sulfamethoxazole tablets, SMZCo）为复方制剂，每片0.48g含磺胺甲噁唑（SMZ）0.4g和甲氧苄啶（TMP）0.08g，临床上可用于化疗患者肺孢子虫病的预防。

　　MTX的作用机制是抑制二氢叶酸还原酶，干扰二氢叶酸合成四氢叶酸，阻碍细胞DNA合成。SMZCo中组分SMZ作为抗菌药物作用于二氢叶酸合成酶，干扰合成叶酸的第一步；TMP作为抗菌增效剂作用于叶酸合成代谢的第二步，选择性抑制二氢叶酸还原酶，两者组方可使细菌的叶酸代谢受到双重阻断。可见MTX与SMZCo合用可产生相加的抗叶酸活性。PASS药物信息系统指出，MTX与SMZCo应谨慎合用，除了可产生相加的抗叶酸活性，磺胺类还可将MTX从其血浆蛋白结合位点上置换出来，竞争性抑制肾小管对MTX的排泄。并建议：监测血液学指标，当同时给予MTX和磺胺类时，需减少MTX的剂量或提高叶酸的解救剂量，监测MTX的血浆浓度以便调整剂量。如怀疑有相互作用，应停用两药。

　　马丁代尔药物大典[2]亦指出，磺胺类药物如磺胺异噁唑和磺胺甲恶唑可能取代甲氨蝶呤的结合位点，降低肾清除率。MTX和SMZCo或甲氧苄啶同时使用有一些巨幼细胞贫血的报道，可能涉及的机制除了SMZCo中SMZ成分的作用外，还包括抗叶酸作用的累加。查询micromedex数据库，合用SMZCo和MTX可能导致MTX毒性风险上升（骨髓毒性、全血细胞减少、巨幼细胞贫血），并建议：如果可能，避免同时给予这两种药物。若临床上确需合用，密切监测患者的血液学异常情况。叶酸被用于治疗所致的巨幼细胞贫血。

参考文献

[1] 吴先阔，宋晓勇，张永州. HPLC法与EMIT法检测血样中甲氨蝶呤浓度的比较研究 [J]. 中国药师，2012, 15（11）: 1598 - 1600.
[2] S.C.斯威曼主编. 李大魁，金有豫，汤光，等译. 马丁代尔药物大典：原著

第 37 版 [M]. 北京：化学工业出版社，2013：715.

## 案例 147　非霍奇金淋巴瘤患儿甲氨蝶呤血药浓度监测

### ✐ 问题描述

患儿男，5 岁，体重 30kg，临床诊断非霍奇金淋巴瘤（NHL）。甲氨蝶呤（MTX）血药浓度监测。

### ❓ 问题来源
☐ 患儿　　☐ 家长　　☐ 医师　　☐ 药师　　☐ 护士　　☑ 其他

### 📦 问题种类
其他

### ✉ 药物信息
【主要药名】甲氨蝶呤　　　　　　　【用药途径】口服

【剂型 / 规格】片剂 /2.5mg　　　　　【其他联用药物】复方锌布颗粒剂

### 🔊 药师建议

> 由于可能导致甲氨蝶呤毒性风险上升，在应用大剂量甲氨蝶呤给药的 10 天内应避免合用布洛芬等非甾体抗炎药。若必需合用，则在服用过程中应减少甲氨蝶呤的剂量，加强临床及血浆甲氨蝶呤浓度监测可能有助于用药安全。

### 👤 药师分析

甲氨蝶呤（methotrexate, MTX）是叶酸拮抗药，是抗代谢类抗肿瘤药。极高剂量的 MTX，随后亚叶酸解救的治疗适用于一些恶性肿瘤。甲氨蝶呤可用于伯基特淋巴瘤和其他非霍奇金淋巴瘤。MTX 在体内的分布、生物转化和排泄存在很大的个体差异，大剂量 MTX 化疗中存在约 10% 消除异常的患儿。根据 MTX 血药浓度监测结果来调整亚叶酸钙（CF）解救的剂量和解救的次数已成为临床的共识。复方锌布颗粒为复方制剂，每包含葡萄糖酸锌 0.1g、布洛芬 0.15g、马来酸氯苯那敏 2mg。用于缓解感冒引起的发热、头痛、四肢酸痛、鼻塞、流涕、打喷嚏等症状。

查询 micromedex 数据库，合用 MTX 和布洛芬可能导致 MTX 毒性风险上升（白细胞减少，血小板减少，贫血，肾毒性，黏膜溃疡）。其可能的机制是合用降低了 MTX 的清除。临床处理：一般而言，不要在大剂量 MTX（如用于抗肿瘤治疗的剂量）给药的 10 天内使用非甾体抗炎药（NSAIDs）。若合用是必需的，密切监测毒性，特别是骨髓抑制和胃肠道毒性。合用低剂量 MTX（如治疗关节炎的剂量，每周 7.5mg 到 15mg）和 NSAIDs 在很多患者中可以良好耐受；然而，也应谨慎。较大剂量的 MTX，如用于银屑病时，与 NSAIDs 合用的安全性未进行充分评价。

合理用药软件 PASS 显示，由于可能导致严重的后果，应尽量避免联用 NSAIDs 和 MTX。若联用，则在服用 NSAIDs 的过程中应减少 MTX 的剂量，加强临床及血浆 MTX 浓度监测可能有助于用药安全。

马丁代尔药物大典 37 版指出，MTX 和不同的 NSAIDs 包括阿司匹林和其他水杨酸盐类，如阿扎丙宗、双氯芬酸、吲哚美辛和酮洛芬，同时使用时，MTX 的毒性严重恶化，甚至可能导致死亡。机制尚不清楚，可能包括了对 MTX 蛋白结合位点的取代，或 NSAIDs 对肾的作用导致 MTX 排泄下降。有报道，萘普生对 MTX 的药代动力学没有影响，但仍有致命的相互作用的报道。尽管有风险，但一些评论仍指出，MTX 和 NSAIDs 经常同时用于类风湿关节炎的治疗，只要谨慎使用低剂量，对患者适当监护，并告诫患者避免使用另外的非处方类镇痛药，这样的联合用药不必禁用。MTX 的厂商普遍指出，禁止高剂量 MTX 和 NSAIDs 联合使用。

参考文献

[1] Panetta JC, Sparreboom A, Pui CH, et al. Modeling mechanisms of in vivo variability in methotrexate accumulation and folate pathway inhibition in acute lymphoblastic leukemia cells[J]. PLoS Comput Biol, 2010, 6（12）: e1001019.

[2] 陈闻萍. 非霍奇金淋巴瘤患儿甲氨蝶呤血药浓度影响因素及毒不良反应相关性研究 [D]. 河北医科大学, 2017.

[3] 姚中强, 于孟学, 韩淑玲. 非甾体抗炎药 [J]. 北京医学, 2005（5）: 295-300.

[4] S.C. 斯威曼主编. 李大魁, 金有豫, 汤光, 等译. 马丁代尔药物大典: 原著第 37 版 [M]. 北京: 化学工业出版社, 2013: 1244-1246.

## 案例 148　脑室—腹腔分流术后患儿地高辛血药浓度监测

### ✎ 问题描述

患儿男，4 个月，体重 3kg，脑室 – 腹腔分流术（ventriculo peritoneal shunt，VPS）后，先天性心脏病术后，地高辛（digoxin，DIG）血药浓度监测。

### ❓ 问题来源

☐ 患儿　　☐ 家长　　☐ 医师　　☐ 药师　　☐ 护士　　☑ 其他

### 📦 问题种类

其他（合并用药）

### 🖥 药物信息

【主要药名】地高辛　　　　　　　　【用药途径】口服

【剂型 / 规格】酏剂 /30ml : 1.5mg　　【其他联用药物】利福平

### 🔊 药师建议

脑室 – 腹腔分流术建立的是脑脊液循环通路，脑脊液中药物分布较少，对药代动力学可能影响较小。根据相关研究，患儿地高辛血药浓度的变化可能与合用利福平胶囊有关。因此，为维持地高辛的疗效，需适当增加其剂量，但当利福平停用后，也应立即减少地高辛的剂量，同时密切监测血药浓度的变化。

### 👤 药师分析

脑室 – 腹腔分流术（ventriculo peritoneal shunt，VPS）是目前治疗脑积水的主要方法。该手术通过重建脑脊液循环通路，对脑脊液进行分流改道，将超过正常脑室量的脑脊液经引流至腹腔内，以降低颅内压、防止脑萎缩。该手术具有操作简单、创伤小、并发症少、疗效好等优点。该手术建立的是脑脊液循环通路，地高辛分布容积较大，在脑脊液中可被检出，但药物在脑脊液中通常分布较少，对其药代动力学可能影响较小。地高辛属于洋地黄类药物，洋地黄类药物作为正性肌力药物的代表，用于治疗心力衰竭已有 200 余年的历史，但直到近 20 年才有较大系列前瞻性的、有对照的临床研究报道。因为临床用药安全范围较窄、个体差异较大、治疗量与中毒量相互重叠的药代动力学特性，成为临床治疗过程中需要做血药浓度监测的重要品种之一。地高辛中毒最重要的反应是各类心律失常，最常见者为室性期前收缩，多表现为二联律、非阵发性交界区心动过速、房性期前收缩、心房颤动及房室传导阻滞。地高辛中毒还可表现为胃肠道反应如恶心、呕吐等，中枢神经系统症状如视物模糊、黄视、绿视、倦怠、头痛、眩晕、失眠等。

　　由于地高辛用药的安全范围较窄，同时个体差异较大，容易发生不同程度的地高辛中毒性反应。医师用药慎重，地高辛的初始给药剂量都比较低，往往达不到应有的临床治疗效果。合用可抑制体内的细菌繁殖、胃酸分泌、减弱或增强胃肠蠕动或肾脏功能的药物，可以导致地高辛血药浓度升高或降低。如奥美拉唑可抑制地高辛被胃酸破坏，使其生物利用度增加。又如苯巴比妥、苯妥英钠等肝药酶诱导剂，可加快肝脏对地高辛的代谢，缩短其半衰期。血液采集时间的正确选择，能够准确反映患儿体内地高辛血药浓度，若药物在体内尚处于分布相，则过高的测定结果会对临床治疗造成影响。对地高辛而言，血样应至少在负荷剂量6小时采取。

表 18-2　地高辛每日服用剂量、血清药物浓度、不同年龄段毒性发生率 [1]

| 指标 | 年龄 | | |
| --- | --- | --- | --- |
| | 小于 1 个月 | 1~3 个月 | 3 个月至 1 岁 |
| 案例数 | 10 | 6 | 10 |
| 地高辛剂量 [mg/（kg·d），$\bar{x} \pm s$] | 0.02±0.005 | 0.016±0.006 | 0.015±0.005 |
| 血清地高辛浓度（ng/ml，$\bar{x} \pm s$） | 3.4±0.9 | 2.0±0.8 | 1.0±0.3 |
| 血清尿素浓度（mg/100ml，M） | 24.4 | 26.6 | 29.2 |
| 血清肌酐浓度（mg/100ml，M） | 0.6 | 0.6 | 0.7 |
| 肌酐清除率 [ml/（min·1.73m²），$\bar{x} \pm s$] | 32.7±6.5 | 49.3±27.5 | 59.7±42.6 |
| 中毒案例数 | 3 | 0 | 1 |

该患儿既往监测 DIG 血药浓度见表 18-3：

表 18-3    DIG 血药浓度监测

| 日期 | 浓度（ng/ml） | 用法用量 |
| --- | --- | --- |
| 第 1 天 | 0.8 | 12.5μg q12h po |
| 第 12 天 | 1.0 | 15μg q12h po |
| 第 49 天 | 0.04 | 15μg q12h po |

此次监测（第 54 天），剂量仍为 15μg q12h po，血药浓度仍很低，仅 0.13ng/ml。查询患儿所有用药记录，患儿从第 34 天起口服利福平胶囊至今，查询 PASS 以及文献显示：地高辛和利福平两药同服，地高辛的药理作用可能减弱，可能出现地高辛血药浓度下降，疗效不佳。有文献报道利福平能够诱导肠 P- 糖蛋白（P-gp）的功能和表达，使地高辛的生物利用度下降，因而两药同服，为维持地高辛的疗效，需调整其剂量，但当利福平停用后，也应立即减少地高辛的剂量。对肾功能减退或老年患者联用上述两药时应密切观察病情变化，药师建议依据血药浓度监测调整剂量。

表 18-4    静脉注射和口服 1mg 地高辛后合用利福平（600mg）前后的药代动力学参数[2]

| 检测指标 | 口服 1mg 地高辛 | | 静脉注射 1mg 地高辛 | |
| --- | --- | --- | --- | --- |
| | 对照组 | 合用利福平 | 对照组 | 合用利福平 |
| AUC（0~3h）[ng/（mL·h）] | 8.8±2.9 | 5.0±1.1[a] | 22.1±1.7 | 20.0±2.2 |
| AUC（0~144h）[ng/（mL·h）] | 54.8±11.6 | 38.2±12.4[b] | 87.3±8.3 | 74.5±10.5[b] |
| F（%） | 63±11 | 44±14[b] | | |
| $T_{max}$（min） | 42±12 | 52±18[b] | | |
| $C_{max}$（ng/ml） | 5.4±1.9 | 2.6±0.7[a] | 24.7±5.2 | 20.9±1.8 |
| CLR（ml/min） | 159±30 | 159±38 | 151±25 | 147±18 |
| CLNR（ml/min） | | | 17±17 | 54±29 A |
| Half-life（h） | 56±13 | 54±13 | 58±12 | 53±11 |

注：AUC，3 或 144 小时血浆浓度时间曲线下面积；$C_{max}$，最大血浆浓度；CLR，肾清除率；CLNR，非肾清除率；F，生物利用度；$T_{max}$，最大血浆浓度时间。[a]$P<0.01$，[b]$P<0.05$

参考文献

[1] Halkin H，Radomsky M，Blieden L，et al. Steady state serum digoxin concentration in relation to digitalis toxicity in neonates and infants[J]. Pediatrics，1978，61（2）：184.

[2] Greiner B，Eichelbaum M，Fritz P，et al. The role of intestinal P-glycoprotein in the interaction of digoxin and rifampin[J]. J Clin Invest，1999，104（2）：147-153.

[3] 朱季子，周幽心，孙春明，等 . 脑室 – 腹腔分流术临床分析 [J]. 海南医学，2008，19（12）：7-8.

[4] 徐传和，徐嘉晨，李琳，等 . 地高辛血药浓度监测的临床应用 [J]. 中国实验诊断学，2016，20（10）：1704-1706.

## 案例 149　先天性心脏病患儿地高辛血药浓度监测（一）

### 问题描述

患儿男，2 个月余，体重 2.36kg，肺炎，先天性心脏病。地高辛（DIG）血药浓度监测。

### 问题来源

□患儿　　□家长　　□医师　　□药师　　□护士　　☑其他

### 问题种类

其他

### 药物信息

【主要药名】地高辛　　　　　　【用药途径】口服

【剂型 / 规格】酊剂 /30ml：1.5mg　　【其他联用药物】多种

### 药师建议

患儿口服地高辛 10μg q12h [ 约 8μg/（kg·d）]，合用多潘立酮口服液（吗丁啉）及美罗培南注射液（美平）、盐酸氨溴索注射液（沐舒坦）等。查询 PASS，吗丁啉可减少地高辛吸收。但进一步查阅吗丁啉说明书发现，理论上可影响地高辛吸收，但若后者血药浓度已达稳定状态则不影响。患儿地高辛血药浓度仅 0.12ng/ml，完全为吗丁啉所致可能性不大。该患儿 1 天前曾输血，且其喂养吸收不佳。有研究显示吸收不良可影响地高辛血药浓度。考虑吸收的影响可能较大。另医师咨询输血是否有影响，认为可再次测量血药浓度来排除输血影响。

第
十
八
章

药
物
浓
度
监
测

## 药师分析

地高辛（digoxin，DIG）为强心苷类药物，是临床治疗心力衰竭，控制心房颤动、心房扑动引起的快速心室率等的常用药物。由于其药代动力学的个体差异大，治疗窗窄，安全范围窄，具有治疗浓度与中毒浓度在一定程度上相互重叠的药代动力学特性，所以导致患儿易发生中毒反应，因此在用药期间必须对地高辛血药浓度进行监测，以调整给药方案。

相关资料表明，婴儿及儿童对地高辛的敏感度比成人低，按单位体重计算的耐受量比成人大，小儿有效治疗血药浓度往往高于成人，而不出现中毒反应。随着年龄的增长对其敏感度才会增加。

患儿骨骼肌重量的大小，也影响着药物的分布。骨骼肌内的药物浓度是心肌浓度的一半，但由于骨骼肌的重量大于心脏，因此从数量上讲地高辛主要储存于骨骼肌内，肌肉比例减少，药物分布容积减少，血药浓度增高。故肌肉萎缩或消瘦的患儿应减少地高辛用量。

地高辛清除率与肌酐清除率呈线性相关，当肾功能受损时，本品表观分布容积减少 35%~50%，血药浓度相对增高，应及时调整地高辛用量。未成熟儿及新生儿肾清除率低，用药量亦偏小。

地高辛与某些消化系统的药物的联合应用可以影响其在体内的代谢过程，如患儿联合用药中的多潘立酮（吗丁啉）。根据药品说明书显示，由于多潘立酮具有胃动力作用，因此理论上会影响合并使用的口服药品，可使地高辛加速通过十二指肠和小肠而减少吸收。然而，如果服用地高辛的血药浓度已处于稳定水平，合用多潘立酮不影响其血药浓度。

另外，地高辛口服应用主要经小肠上部吸收，在服用该制剂时，应注意胃肠道内食物的存在、胃排空的延迟及肠道吸收功能不良等可延缓地高辛的吸收。比如地高辛酊剂，口感好，服用方便，给药剂量准确，吸收良好，血药浓度稳定，克服了片剂的种种缺点，但小儿的胃肠功能发育还不完善，对药物的吸收程度也就有明显个体差异，特别是婴幼儿喂药后胃液反流、呕吐、腹泻都会导致药物吸收减少，此种情况可使患儿服用地高辛后不能达到有效的血药浓度，需注意监测。

参考文献

[1] EHLE M，PATEL C，GIUGLIANO RP. Digoxin：clinicalhigh-lights：a review of digoxin and its use in contemporary medicine[J]. Crit Pathw Cardiol, 2011，10（2）：93-98.

[2] 徐传和，徐嘉晨，李琳，等.地高辛血药浓度监测的临床应用 [J]. 中国实验诊断学，2016，20（10）：1704-1706.

[3] 陈舒晴，王梓坤，吴凡，等. 北京大学第一医院地高辛血药浓度监测与影响因素分析 [J]. 中国临床药理学杂志，2016，32（4）：360-362.

[4] 米瑞民. 地高辛血药浓度监测临床意义的分析 [J]. 中国医药指南，2013，11（23）：117.

## 案例 150　先天性心脏病患儿地高辛血药浓度监测（二）

### ✎ 问题描述

患儿男，13 个月，肺炎，先天性心脏病。地高辛（DIG）血药浓度监测。

### ❓ 问题来源

☐ 患儿　　☐ 家长　　☐ 医师　　☐ 药师　　☐ 护士　　☑ 其他

### 📦 问题种类

其他

### ✉ 药物信息

【主要药名】地高辛　　　　　　　【用药途径】口服

【剂型 / 规格】酏剂 /30ml：1.5mg　　【其他联用药物】多种

### 🔊 药师建议

使用雅培 Axsym 分析仪测定地高辛血药浓度时，合并使用的螺内酯和氢化可的松琥珀酸钠（琥珀氢考）可干扰测定，使结果比真实值低。建议早上服用地高辛前取血测定，以尽可能降低合并用药对测定的干扰。螺内酯可能增加地高辛的暴露，应适当下调或根据血药浓度监测结果调整地高辛的剂量。

### 🙍 药师分析

地高辛是强心苷类药物，用于室上性心律失常，特别是心房颤动和心力衰竭的治疗。其治疗窗窄，在怀疑顺应性差、反应差、没有明确原因的反应恶化、肾功能波动、在药物相互作用期间及证实临床毒性时，监测血药浓度是有益的。

　　该患儿除了服用地高辛酏剂，还合用螺内酯片、氢化可的松琥珀酸钠等药物。雅培 Axsym 分析仪地高辛试剂盒说明书显示，某些药物可干扰该方法测定地高辛血药浓度。如螺内酯，当其口服剂量为每天 100~200mg，血浓度为 506ng/ml 时，干扰达 –33%；氢化可的松血浓度为 5000ng/ml 时，干扰达 –38%。即合用上述两种药物并达到一定的血药浓度，可对地高辛的检测造成明显的负干扰，导致地高辛检测值比实际值低。

　　查询 micromedex 数据库，地高辛和螺内酯合用可发生相互作用，螺内酯可能增加地高辛的暴露，增加地高辛的毒性风险。推荐接受地高辛治疗的患者合用螺内酯时，地高辛的剂量减少 15%~30% 或调整地高辛的给药频率。

　　可见，当地高辛与螺内酯、氢化可的松琥珀酸钠合用，一方面螺内酯可能增加地高辛暴露导致后者的血药浓度上升；另一方面，螺内酯以及氢化可的松可干扰雅培 Axsym 分析仪对地高辛的测定，造成其测定值比真实值低，掩盖了地高辛可能的血药浓度上升情况。

　　该患儿地高辛为 7am、7pm 给药，螺内酯为 9am、9pm 给药，氢化可的松琥珀酸钠为 9am 静滴给药，通常的地高辛取血点为给药 6 小时后，该患儿为 1:30pm 取血，此时体内氢化可的松琥珀酸钠的血浓度仍可能较高。因此可选择早上地高辛服药前取血（地高辛半衰期较长 32~48 小时，因此服药后 6 小时的浓度与服药后 12 小时的浓度差异较小，参考书亦建议可服用 6 小时以后或 12 小时取血测定），以尽可能减少药物对地高辛测定的干扰。

参考文献

[1] Dasgupta A. Endogenous and exogenous digoxin–like immunoreactive substances：impact on therapeutic drug monitoring of digoxin[J]. Am J ClinPathol, 2002，118：132–140.

[2] 刘泽辉，胡欣，张亚同，等 .1996-2015 年我院地高辛血药浓度监测情况及其影响因素分析 [J]. 中国药房，2016，27（14）：1921–1925.

[3] 孙文武 .404 例地高辛血药浓度监测结果分析 [J]. 中国医院药学杂志，2013，33（20）：1732–1734.

[4] 林红 . 儿童地高辛血药浓度监测及影响因素分析 [J]. 儿科药学杂志，2010，16（03）：31–32.

## 案例 151　新生儿窒息后同时使用螺内酯和地高辛的血药浓度监测

### ✎ 问题描述

患儿女，51 天，新生儿窒息。地高辛（digoxin，DIG）血药浓度监测。

### ❓ 问题来源

☐ 患儿　　☐ 家长　　☐ 医师　　☐ 药师　　☐ 护士　　☑ 其他

### 🗄 问题种类

其他

### ✉ 药物信息

【主要药名】地高辛　　　　　　　【用药途径】口服

【剂型 / 规格】片剂 /50mg　　　　【其他联用药物】螺内酯等多种药物

### 🔊 药师建议

螺内酯可能增加地高辛的暴露，应适当下调地高辛的剂量或根据血药浓度监测结果调整地高辛剂量。使用雅培 Axsym 分析仪测定地高辛血药浓度时，合并使用的螺内酯达到一定的血浓度时可干扰测定，使结果比真实值低。建议早上服用地高辛前取血测定，以尽可能降低合并用药对测定的干扰。

### 👥 药师分析

查询 micromedex 数据库，地高辛和螺内酯合用可发生相互作用，螺内酯可能增加地高辛的暴露，增加地高辛的毒性风险。推荐接受地高辛治疗的患者合用螺内酯时，地高辛的剂量减少 15%~30% 或调整地高辛的给药频率。相关研究证明，螺内酯抑制了肾小管分泌地高辛，从而降低了地高辛的肾脏清除率。由于螺内酯的影响，地高辛总的血浆清除率可降低大约 1/4，在血浆中浓度相应地升高 1/3。见图 18-1 和 18-2。

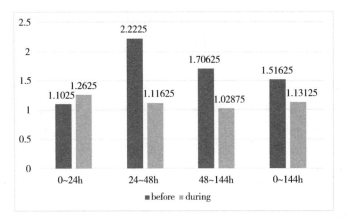

图 18-1　服用螺内酯前后，地高辛的肾清除率 [1]

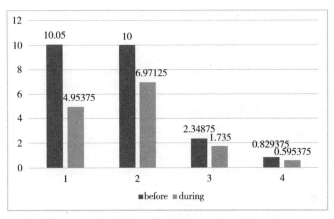

图 18-2　服用螺内酯前后地高辛药代动力学的变化 [1]

说明：1-V3（L/kg）

2-VDss（L/kg）

3-Total plasma clearance of digoxin [ml/（min·kg）]

4-Extrarenal clearance of digoxin [ml/（min·kg）]

参考文献

[1] Waldorff S，Andersen JD，heebøll–Nielsen N，et al. Spironolactone - induced changes in digoxin kinetics[J]. Clin Pharmacol Ther，1978，24（2）：162–167.

# 案例 152　环孢素血药浓度监测

## ✎ 问题描述

患儿男，2 岁，体重 16kg，肾病综合征。环孢素血药浓度监测案例分析。

## ❓ 问题来源

☐ 患儿　　☐ 家长　　☐ 医师　　☐ 药师　　☐ 护士　　☑ 其他

## 📦 问题种类

其他

## ✉ 药物信息

【主要药名】环孢素（CsA）　　　　【用药途径】口服

【剂型 / 规格】口服液 /50ml：5g　　【其他联用药物】盐酸地尔硫䓬片

## 🔊 药师建议

　　合用地尔硫䓬后应密切监测 CsA 血药浓度，但合用 1 天即复测时间过短，参考文献中的方法，至少应合用 1~2 周后再测。此外，与监测血药浓度同等重要的是密切监测肾功能以及观察环孢素的不良反应，若有异常情况应及时处理，并及时取血测定 CsA 血药浓度。

## 👤 药师分析

　　环孢素（cyclosporine A，CsA）为特异性作用于淋巴细胞的强效免疫抑制药，主要作用于辅助性 T 细胞。环孢素通常与皮质激素合用（亦常与其他免疫抑制药合用），用于预防器官、组织移植术后的移植物排斥反应，或用于控制先前接受其他免疫抑制药治疗的患儿的移植物排斥反应，亦用于治疗肾病综合征[1]。儿童激素敏感、复发 / 依赖肾病综合征诊治循证指南（2016）[2] 建议，环孢素初次服药后 1 周查血药浓度，根据血药浓度调整剂量。用药期间需监测血药浓度。CsA 用法：4 ~ 6mg/（kg·d），每 12 小时口服 1 次，维持血药谷浓度 80~120ng/ml，疗程为 12~24 个月。激素耐药型肾病综合征诊治循证指南（2016）[3] 建议，CsA 在诱导缓解阶段：初始剂量 4 ~ 6mg/（kg·d），每 12 小时 1 次，空腹，于服药后 1 周查 CsA 血药浓度，维持谷浓度 100~200μg/L。

　　马丁代尔药物大典[1]指出钙通道阻滞药中的地尔硫草、乐卡地平、尼卡地平和维拉帕米均可升高环孢素血药浓度。提示可利用这样的药物间相互作用，在给予 CsA 较低的剂量时即可获得有效的血药浓度。地尔硫草的作用可能主要在于增加 CsA 的生物利用度而非减少其清除率，推测这是由于其抑制了 CsA 吸收时在肠道壁和肝脏的 CYP3A4 和 P- 糖蛋白水平的首过代谢[4]。此外，有证据表明，给予钙通道阻滞药可减轻 CsA 所致肾毒性，常用于 CsA 所致高血压。然而，有研究报道指出地尔硫草并不增加所有病例中的 CsA 浓度，需加以警惕；亦有研究发现与这些药物合用后改变了 CsA 的代谢方式，其药动学在女性中的改变大于男性患者[1]。因此，与钙通道阻滞药合用后再次监测 CsA 的血药浓度十分必要。

　　该患儿合并使用地尔硫草 1 天后复测 CsA 谷浓度。由于地尔硫草的半衰期较短（3~4.5 小时），单独服用该药 1 天后可以认为在体内达到稳态水平（5 个半衰期后），但两种药物的相互作用可能尚未达到稳态状态。叶丽卡等[5]研究了红霉素对稳态时氨茶碱的药代动力学影响，发现红霉素片合并用药 5 天对茶碱药代动力学参数有影响，合并用药 10 天对茶碱药代动力学参数影响显著。而红霉素口服的消除半衰期仅 1~1.5 小时，可见药物相互作用要达到稳定状态，不仅仅与合并用药的半衰期有关。马玉杰等[6]研究了肾移植患儿体内地尔硫草对 CsA 的药代动力学影响，其中合并用药组为 CsA 加服地尔硫草稳定 1 周后，再取血测定 CsA 血药浓度。Jones 等[7]研究了不同剂量水平地尔硫草和 CsA 的相互作用，建议 CsA 加用地尔硫草或每次增减地尔硫草剂量时，给予 2 周的稳定期再监测 CsA 血药浓度。因此该患儿宜合用地尔硫草 1~2 周后再次监测 CsA 血药浓度，并密切监测肾功能以及不良反应。

　　马丁代尔药物大典[1]指出给药后 2 小时的血药浓度被广为看作是预测 CsA 服药最初 4 小时内环孢素暴露量的最佳采样时间点（研究数据来源于成人肾、肝、心、肺移植受者以及儿童肾、肝移植患儿；患儿均服用环孢素微乳剂型）。儿童治疗性药物监测专家共识[8]亦认为 CsA 用药前谷浓度（C0）和 AUC 之间的相关性差，不能反映 CsA 暴露量。CsA 治疗肾小球疾病的应用共识[9]指出，CsA 餐前服用峰浓度较餐后服用稳定，服药后 2 小时血药浓度较服药前血药浓度对监测药物浓度更可靠。在合用地尔硫草的情况下，有研究认为这对环孢素 C2 和 AUC 之间的相关性影响不大[10]，也有报道发现两者的相关性更佳[11-12]。但儿童激素敏感、复发/依赖肾病综合征诊治循证指南（2016）[2]和激素耐药型肾病综合征诊治循证指南（2016）[3]仅建议了 CsA C0 的参考范围。有研究[7]提示合用地尔硫草后，CsA C0 较 AUC 的提升更大，因此仅依据 C0 结果调整 CsA 剂量时应谨慎。

参考文献

[1] S.C. 斯威曼主编 . 李大魁，金有豫，汤光，等译 . 马丁代尔药物大典：原著第 37 版 [M]. 北京：化学工业出版社，2013：1746，1744.

[2] 中华医学会儿科学分会肾脏学组 . 儿童激素敏感、复发 / 依赖肾病综合征诊治循证指南（2016）[J]. 中华儿科杂志，2017，55（10）：729-734.

[3] 中华医学会儿科学分会肾脏学组 . 激素耐药型肾病综合征诊治循证指南（2016）[J]. 中华儿科杂志，2017，55（11）：805-809.

[4] Morris RG, Ilett KF, Tett SE, et al. Cyclosporin monitoring in Australasia：2002 update of consensusguidelines[J]. Ther Drug Monit, 2002, 24（6）：677-688.

[5] 叶丽卡，李国秀，韩广轩，等 . 慢性阻塞性肺疾病患儿服用红霉素对稳态时氨茶碱药代动力学的影响 [J]. 中国临床药理学杂志，1991，7（4）：221-224.

[6] 马玉杰，陈强，邵元福，等 . 地尔硫卓在肾移植患儿体内对环孢素 A 的药代动力学影响 [J]. 第二军医大学学报，2000，21（4）：398-399.

[7] Jones TE, Morris RG, Mathew TH. Diltiazem-cyclosporin pharmacokinetic interaction-dose-response relationship[J]. Br J Clin Pharmacol, 1997, 44（5）：499-504.

[8] 中华医学会儿科学分会临床药理学组 . 儿童治疗性药物监测专家共识 [J]. 中华儿科杂志，2015，53（9）：650-659.

[9] 环孢素 A 在肾内科应用专家协作组 . 环孢素 A 治疗肾小球疾病的应用共识 [J]. 中国血液净化，2007，6（7）：393-395.

[10] Morris RG, Russg R, Cervelli MJ, et al. Comparison of trough, 2-hour, and limited AUC blood sampling for monitoring cyclosporin（Neoral）at day 7 post-renal transplantation and incidence of rejection in the first month[J]. Ther Drug Monit, 2002, 24（4）：479-486.

[11] Aros CA, Schneider HO, Flores CA, et al. Correlation Between C2 and AUC（0-4）in Renal Transplant Patients Treated With Diltiazem[J]. Transplant Proc, 2005, 37（3）：1580-1582.

[12] Bunnag S, Vareesangthip K, Ong-ajyooth L. Effect of diltiazem on the pharmacokinetics of microemulsion cyclosporine A in renal transplantation[J]. J Med Assoc Thai, 2006, 89 Suppl 2：S228-234.

## 案例 153 霉酚酸血药浓度监测

### 问题描述

患儿女，15 岁，体重 41kg，身高 160cm，幼年型皮肌炎。霉酚酸血药浓度监测案例分析。

**？问题来源**

☐ 患儿　　☐ 家长　　☐ 医师　　☐ 药师　　☐ 护士　　☑ 其他

**问题种类**

其他

**✉ 药物信息**

【主要药名】霉酚酸　　　　　　　　【用药途径】口服

【剂型 / 规格】片剂 /250mg　　　　　【其他联用药物】盐酸地尔硫䓬片

**🔊 药师建议**

　　霉酚酸（mycophenolic acid，MPA）是免疫抑制剂吗替麦考酚酯（mycophenolate mofetil，MMF）的活性成分。MPA 类药物是高效、选择性、非竞争性的、可逆性的次黄嘌呤单核苷酸脱氢酶的抑制剂，通过抑制鸟嘌呤核苷酸的经典合成途径抑制细胞增生。MPA 类药物对于淋巴细胞具有高度选择的抑制作用，以其低不良反应的优点作为临床一线的抗增殖类免疫抑制剂，已经在实体器官移植中得到广泛应用 [1]，亦适用于治疗自身免疫性疾病或免疫介导炎症因素所致的疾病 [2]。

　　MMF 的免疫抑制效果明显，但药物过量时其药物不良反应（adverse drug reaction，ADR）同样不可忽视。MPA 的蛋白结合率为 97%~99%，药动学个体差异大，有效治疗窗窄，且临床疗效与血药浓度相关性大，因此，开展 MMF 治疗药物监测（therapeutic drug monitoring，TDM）有一定的临床意义。使用 TDM 指导 MMF 临床用药，其目标是通过 TDM 使 MMF 达到最佳治疗效果且 ADR 发生率降至最低，从而使 MMF 的临床用药真正做到个体化。

**👤 药师分析**

　　患儿女，15 岁，体重 41kg，身高 160cm，使用糖皮质激素治疗皮肌炎效果不佳，予以加用吗替麦考酚酯分散片（MMF）500mg q12h po，用药半个月后采血，监测 MPA 药物浓度（MMF 为前药，口服后在体内快速代谢为其活性成分 MPA）。第一次 TDM，血药浓度结果如下（表 18-5）：

表 18-5 首次监测 MPA 血药浓度

| 药物 | 口服时间 | 采血时间 | 血药浓度（MPA, mg/L） |
|---|---|---|---|
| MMF | 8:00am、8:00pm | 7:30am | 0.55 |
| | | 8:20am | 1.47 |
| | | 9:00am | 2.29 |
| | | 11:00am | 2.4 |

图 18-3 为拟合的血药浓度 – 时间曲线，结果显示 MPA–AUC$_{0\sim12h}$ 为 18.23 mg/（L·h），未达到 MMF 有效治疗暴露量 [MMF 有效治疗的 MPA–AUC$_{0\sim12h}$ 值为 30~60mg/（L·h）]。

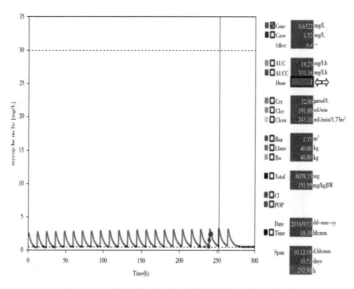

图 18-3 首次监测拟合的药物浓度 – 时间曲线

药师干预：分析 MPA 的 AUC 较低的原因。合并用药地尔硫䓬对 MMF 的血药浓度无显著影响。血浆白蛋白水平一般在 30g/L 以下可对 MMF 浓度和 AUC 产生影响，该患儿血浆白蛋白水平为 33.6g/L，比正常范围稍低，影响不大。患儿此次口服药物前 2 小时内有进餐，非空腹用药对 MMF 采样方案估算 AUC 的准确度有影响。临床药师根据此次血药浓度和 AUC 结果，为患儿设计新的给药方案：MMF 625mg q12h po，预测该用药方案 MPA 的 $AUC_{0-12h}$ 可达到 28.86mg/（L·h）（图 18-4），并叮嘱患儿在服用 MMF 前、后 2 小时内保持空腹、不要进食。

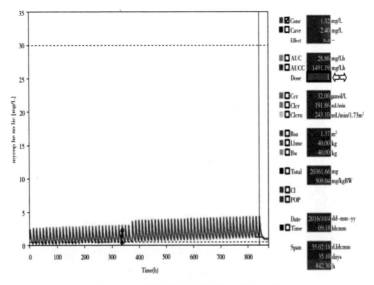

图 18-4　预测的药物浓度－时间曲线

第二次 TDM 为患儿采用药师推荐的 MMF 用药方案半个月后，再次监测 MPA 血药浓度和 AUC，结果如下（表 18-6）：

表 18-6　再次监测 MPA 血药浓度

| 药物 | 口服时间 | 采血时间 | 血药浓度（MPA, mg/L） |
|---|---|---|---|
| MMF | 8:00am、8:00pm | 7:30am | 0.72 |
| | | 8:20am | 0.96 |
| | | 9:00am | 8.0 |

图 18-5 药物浓度－时间曲线显示，患儿在使用药师推荐的用药方案后，MPA $AUC_{0-12h}$ 上升为 35.29 mg/（L·h），达到有效治疗范围。医师反馈，该患儿临床治疗效果较前改善，皮肌炎症状得到控制。

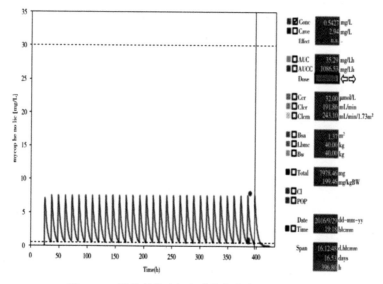

图 18-5　调整剂量后拟合的药物浓度－时间曲线

参考文献

[1] 周鑫，胡正斌，王彦峰，等．霉酚酸血药浓度监测的研究进展 [J]. 武汉大学学报（医学版），2016，37（4）：647-650.

[2] S.C. 斯威曼主编．李大魁，金有豫，汤光，等译．马丁代尔药物大典：原著第 37 版 [M]. 北京：化学工业出版社，2013：1755.

# 主要缩略词表

| 英文缩写 | 中文全称 | 英文缩写 | 中文全称 |
|---|---|---|---|
| ACTH | 促肾上腺皮质激素 | GPS | 谷胱甘肽过氧化物酶 |
| AFP | 甲胎蛋白 | GS | 葡萄糖溶液 |
| ALT | 谷丙转氨酶 | h | 小时 |
| AST | 谷草转氨酶 | $H_1$ | $H_1$ 受体 |
| AUC | 曲线下面积 | HAP | 医院获得性肺炎 |
| BDZ | 二苯二氮杂卓 | Hp | 幽门螺旋杆菌 |
| bid | 每天 2 次 | HT2A | 5- 羟色胺 2A |
| BUN | 尿素氮 | IU | 国际单位 |
| ℃ | 摄氏度 | kg | 千克 |
| CAP | 医院获得性肺炎 | L | 升 |
| CBZ | 卡马西平 | $LD_{50}$ | 半数致死量 |
| CFDA | 中国食品药品监督管理局 | LPO | 脂质过氧化物 |
| CL | 清除率 | $M_1$ | $M_1$ 受体 |
| $C_{max}$ | 浓度峰值 | $m^2$ | 平方米 |
| Cr | 尿肌酐 | mg | 毫克 |
| d | 天 | min | 分钟 |
| DA | 多巴胺 | MRSA | 耐甲氧西林金黄色葡萄球菌 |
| DNA | 脱氧核糖核酸 | $n$ | 例数 |
| g | 克 | NS | 生理盐水 |
| $G^-$ | 革兰阴性菌 | NSAIDs | 非甾体类抗炎药 |
| $G^+$ | 革兰阳性菌 | OTC | 非处方药 |
| G6PD | 葡萄糖 -6- 磷酸脱氢酶 | PABA | 对氨基苯甲酸 |
| GNS | 葡萄糖氯化钠注射液 | $PGE_2$ | 前列腺素 $E_2$ |

| 英文缩写 | 中文全称 | 英文缩写 | 中文全称 |
|---|---|---|---|
| pH | 酸碱值 | T4 | 甲状腺素 |
| PS | 肺表面活性物 | tid | 每天 3 次 |
| q4h | 每隔 4 小时 | TPM | 托吡酯 |
| qd | 每天 1 次 | tRNA | 转移核糖核酸 |
| RNA | 核糖核酸 | TSH | 促甲状腺素 |
| RR | 相对危险度 | μg | 微克 |
| SGPT | 血清谷丙转氨酶 | $V_d$ | 表观分布容积 |
| SOD | 超氧化物歧化酶 | VPA | 丙戊酸 |
| $t_{1/2}$ | 半衰期 | | |

附　录

主要缩略词表

# 药品名称索引（汉英对照）

附

录

药品名称索引（汉英对照）

NOTES

**NOTES**

NOTES

**NOTES**